临床常见病综合护理

王 玲 高 娜 李斯博◎编著

U0241684

中国纺织出版社有限公司

图书在版编目（CIP）数据

临床常见病综合护理 / 王玲，高娜，李斯博编著
. --北京：中国纺织出版社有限公司，2023.8
ISBN 978-7-5229-0888-5

Ⅰ. ①临… Ⅱ. ①王…②高…③李… Ⅲ. ①常见病
—护理学 Ⅳ. ①R47

中国国家版本馆CIP数据核字（2023）第161871号

责任编辑：舒文慧 责任校对：高 涵 责任印制：王艳丽

中国纺织出版社有限公司出版发行
地址：北京市朝阳区百子湾东里A407号楼 邮政编码：100124
销售电话：010—67004422 传真：010—87155801
http://www.c-textilep.com
中国纺织出版社天猫旗舰店
官方微博 http://weibo.com/2119887771
三河市宏盛印务有限公司印刷 各地新华书店经销
2023年8月第1版第1次印刷
开本：787×1092 1/16 印张：16.75
字数：394千字 定价：88.00元

前　言

随着科学技术的飞速发展和医学的不断进步，护理学科发生了根本性的变化。特别是医药卫生体制改革方案中提出，护理工作要坚持"以患者为中心"，以患者安全为重点，护理服务让患者满意、让社会满意。为了实现这一目标，护理人员要掌握扎实的医学护理基础知识、熟练的专业技能、规范的技术操作，做到默契的医护配合，这是保证患者安全和医疗护理质量的关键。

本书即在此背景下编写而成，讲述了呼吸系统疾病的护理，如慢性阻塞性肺疾病的护理、肺炎的护理等；消化系统疾病的护理，如消化系统疾病的常见症状与体征的护理、贲门失弛缓症的护理等临床常见疾病的综合护理措施。根据丰富的临床经验，结合国内外医疗技术的新进展、现代医院发展要求，精心总结编写而成。全书既注重了基本理论的讲述，又密切联系当前临床护理工作的实际。资料新颖，内容丰富，覆盖面广，科学实用，具有较强的科学性、指导性和可操作性。可供全国广大护理人员、护理教育工作者、在校学生及其他医药卫生人员参考。

本书编写过程中，参阅了大量相关专业文献书记，再次对作者的辛勤劳作表示感谢。

由于作者的临床经验及编书风格有所差异，加之时间仓促，故各章衔接尚有不足之处，错误与欠缺在所难免，希望诸位同道不惜指正和批评。

编著者

2023 年 5 月

目　　录

第一章　呼吸系统疾病的护理

第一节　慢性阻塞性肺疾病的护理

慢性阻塞性肺疾病简称慢阻肺,是以气流受限为特征的肺部疾病,其气流受限多呈进行性发展。慢阻肺主要累及肺部,与肺对有害气体或有害颗粒的异常炎症反应有关。一些已知病因或具有特征性病理表现的气流受限疾病,如支气管扩张症、肺结核、弥散性泛细支气管炎和闭塞性细支气管炎等均不属于慢阻肺。

慢阻肺是一种严重危害人类健康的常见病、多发病,严重影响患者的生命质量,病死率较高,给患者、家庭以及社会带来沉重的经济负担。据"全球疾病负担研究项目"估计,2020年慢阻肺将位居全球死亡原因的第3位,我国对7个地区20245名成年人进行调查,结果显示:40岁以上人群中慢阻肺的患病率高达8.2%。

一、病因

慢阻肺确切的病因不清楚。

(一)吸烟

吸烟是慢阻肺最常见危险因素。烟草中含尼古丁、焦油和氢氰酸等化学物质,可以损伤气道上皮细胞,使纤毛运动减退和巨噬细胞吞噬功能降低;支气管黏液腺肥大,杯状细胞增生,黏液分泌增多,使气道净化能力下降;支气管黏膜充血水肿,黏液积聚,容易继发感染,慢性炎症及吸烟刺激黏膜下感受器,使副交感神经功能亢进,引起支气管平滑肌收缩,气流受限,烟草、烟雾还可使氧自由基产生增多,诱导中性粒细胞释放蛋白酶,抑制抗蛋白酶系统,破坏肺弹力纤维,诱发肺气肿形成。国外较多流行病学研究结果表明,吸烟人群肺功能异常的发生率与不吸烟人群相比明显升高。吸烟年龄越早,吸烟量越大,则发病率越高。

(二)职业性粉尘和化学物质

当职业性粉尘(二氧化硅、煤尘、棉尘等)及化学物质(烟雾、过敏原、工业废气和室内空气污染等)的浓度过大或接触时间过久,均可导致慢阻肺的发生。接触某些特殊物质、刺激性物质、有机粉尘及过敏原也可使气道反应性增加。

(三)空气污染

空气中的二氧化硫、二氧化氮、氯及臭氧等,为细菌感染创造条件。氯、氧化氮和二氧化硫等化学气体对气管黏膜有刺激和细胞毒性作用。空气中的烟尘或二氧化硫明显增加时,慢阻肺急性发作显著增多。其他粉尘也刺激支气管黏膜,使气道清除功能遭受损害,为细菌入侵创造了条件。

(四)生物燃料烟雾

生物燃料是指柴草、木头、木炭、秸秆和动物粪便等,其烟雾的主要有害成分包括碳氧化物、氮氧化物、硫氧化物和未完全燃烧的碳氢化合物颗粒与多环有机化合物等。生物燃料烹饪时产生的大量烟雾是不吸烟妇女发生慢阻肺的重要原因。生物燃料所产生的室内空气污染与吸烟具有协同作用。

(五)感染

呼吸道感染是慢阻肺发病和加剧的另一个重要因素,病毒和(或)细菌感染是慢阻肺急性加重的常见原因。儿童期重度下呼吸道感染与成年时肺功能降低、呼吸系统症状的发生有关。

(六)蛋白酶-抗蛋白酶失衡

蛋白水解酶对组织有损伤、破坏作用;抗蛋白酶对弹性蛋白酶等多种蛋白酶具有抑制功能,其中 α_1 抗胰蛋白酶(α_1-AT)是活性最强的一种,蛋白酶和抗蛋白酶维持平衡是保证肺组织正常结构免受损伤和破坏的主要因素,蛋白酶增多或抗蛋白酶不足均可导致组织结构破坏产生肺气肿。

(七)氧化应激

慢阻肺患者肺部氧化剂来源主要分内源性和外源性两种。内源性主要为巨噬细胞和中性粒细胞等炎症细胞释放的氧自由基,外源性主要是烟雾和空气污染。氧化物可持续损害细胞膜,引起抗蛋白酶失活、黏液过度分泌,促进炎症反应等。

(八)社会经济地位

慢阻肺的发病与患者的社会经济地位相关,室内外空气污染程度不同、营养状况等与社会经济地位的差异也有一定内在联系。低体重指数也与慢阻肺的发病有关,体重指数越低,慢阻肺的患病率越高。吸烟和体重指数对慢阻肺存在具有交互作用。

(九)其他

如自主神经功能失调、呼吸道防御功能及免疫力降低、气温变化、营养不良等都可能加剧慢阻肺的发生和发展。

二、病理生理

慢阻肺的病理改变主要表现为慢性支气管炎及肺气肿的病理变化。支气管黏膜上皮细胞变性、坏死、溃疡形成,纤毛倒伏、变短、不齐、粘连、部分脱落,缓解期黏膜上皮修复、增生,鳞状上皮化生、肉芽肿形成,杯状细胞数目增多、肥大、分泌亢进,腔内分泌物潴留,基底膜变厚、坏死,支气管腺体增生、肥大,腺体肥厚与支气管壁厚度比值常大于 $0.55\sim0.79$(正常值为 0.4以下)。

各级支气管壁有各类炎症细胞浸润,以浆细胞、淋巴细胞为主,急性发作期可见到大量中性粒细胞,严重者为化脓性炎症,黏膜充血、水肿、变性坏死和溃疡形成,基底部肉芽组织和机化纤维组织增生导致管腔狭窄,炎症导致气道壁的损伤和修复过程反复循环发生,修复过程导致气道壁的结构重塑,胶原含量增加及瘢痕形成,这些病理改变是慢阻肺气流受限的主要病理基础之一。

肺气肿的病理改变可见肺过度膨胀,弹性减退,外观灰白或苍白,表面可见多个大小不一的大泡,镜检见肺泡壁变薄,肺泡腔扩大,破裂或形成大泡,血液供应减少,弹力纤维网破坏,细支气管壁有炎症细胞浸润,管壁黏液腺及杯状细胞增生、肥大,纤毛上皮破损,纤毛减少,有的管腔纤细狭窄或扭曲扩张,管腔内有痰液存留,细支气管的血管内膜可增厚或管腔闭塞,按累及肺小叶的部位,可将阻塞性肺气肿分为小叶中央型、全小叶型及介于两者之间的混合型三类,其中以小叶中央型为多见,小叶中央型是由于终末细支气管或一级呼吸性细支气管炎症导致管腔狭窄,其远端的二级呼吸性细支气管呈囊状扩张,其特点是囊状扩张的呼吸性细支气管位于二级小叶的中央区,全小叶型是呼吸性细支气管狭窄引起所属终末肺组织,即肺泡管肺泡囊及肺泡的扩张。其特点是气肿囊腔较小,遍布于肺小叶内,有时两种类型同时存在于一个肺内,称为混合型肺气肿,多在小叶中央型基础上,并发小叶周边区肺组织膨胀。

在慢阻肺的肺部病理学改变基础上,出现相应的慢阻肺特征性病理生理学改变,包括黏液高分泌、纤毛功能失调、小气道炎症、纤维化及管腔内渗出、气流受限和气体陷闭引起的肺过度充气、气体交换异常、肺动脉高压和肺心病,以及全身的不良反应。黏液高分泌和纤毛功能失调导致慢性咳嗽和痰液增多,这些症状可出现在其他症状和病理生理异常发生之前。肺泡附着的破坏使小气道维持开放能力受损,这在气流受限的发生中也有一定的作用。

随着慢阻肺的进展,外周气道阻塞、肺实质破坏和肺血管异常等降低了肺气体交换能力,产生低氧血症,并可出现高碳酸血症。长期慢性缺氧可导致肺血管广泛收缩和肺动脉高压,常伴有血管内膜增生,某些血管发生纤维化和闭塞,导致肺循环的结构重组。慢阻肺晚期出现肺动脉高压,进而产生慢性肺源性心脏病及心力衰竭,提示预后不良。

慢阻肺可以导致全身不良反应,包括全身炎症反应和骨骼肌功能不良,并促进或加重并发症的发生等,全身炎症表现有全身氧化负荷异常增高、循环血液中促炎症细胞因子浓度异常增高及炎症细胞异常活化等,骨骼肌功能不良表现为骨骼肌重量逐渐减轻等。慢阻肺的全身不良反应可使患者的活动能力受限加剧,生命质量下降,预后变差,因此它具有重要的临床意义。

三、临床表现

(一)症状

1.慢性咳嗽

通常为首发症状,初起咳嗽呈间歇性,晨间起床时咳嗽明显。以后早晚或整日均有咳嗽,但夜间咳嗽并不显著,少数病例咳嗽不伴有咳痰,也有少数病例虽有明显气流受限但无咳嗽症状。

2.咳痰

一般为白色黏液或浆液性泡沫样痰,偶可带血丝,清晨排痰较多,急性发作期痰量增多,可有脓性痰。

3.气短或呼吸困难

早期仅在劳动、上楼或爬坡时出现,后逐渐加重,晚期在穿衣、洗漱、进食等日常活动甚至休息时也感到气短,是慢阻肺的标志性症状。

4.喘息和胸闷

部分患者特别是重度患者或急性加重时出现喘息。

5.其他

晚期患者常见体重下降、营养不良、食欲减退等。

(二)体征

早期可无异常体征,随疾病进展出现以下体征。

1. 视诊

桶状胸,呼吸变浅,频率增快,严重者可有缩唇呼吸等。

2. 触诊

双侧语颤减弱或消失。

3. 叩诊

过清音,心浊音界缩小,肺肝界降低。

4. 听诊

双肺呼吸音可减低,呼气延长,可闻及干啰音,双肺底或其他肺野可闻及湿啰音,心音遥远,剑突部心音较清晰、响亮。

(三)病史

1. 危险因素

吸烟史、职业性或环境有害物质接触史。

2. 既往史

包括哮喘史、过敏史、儿童时期呼吸道感染及其他呼吸系统疾病。

3. 家族史

慢阻肺有家族聚集倾向。

4. 发病年龄和好发季节

多于中年以后发病,症状好发于秋冬、寒冷季节,常有反复呼吸道感染及急性加重史,随着病情进展,急性加重愈渐频繁。

5. 并发症

心脏病、骨质疏松、骨骼肌肉疾病和肺癌等。

6. 慢阻肺对患者生命质量的影响

多为活动能力受限,劳动力丧失、抑郁和焦虑等。

7. 慢性肺源性心脏病史

慢阻肺后期出现低氧血症和(或)高碳酸血症,可合并慢性肺源性心脏病和右心衰竭。

(四)慢阻肺的病程分期

1. 急性加重期

呼吸道症状超过日常变异范围的持续恶化,需改变药物治疗方案,在疾病过程中,常有短期内咳嗽、咳痰、气短和(或)喘息加重,痰量增多,分泌脓性或黏液脓性痰,可伴有发热等炎症明显加重的表现。

2. 稳定期

咳嗽、咳痰和气短等症状稳定或症状轻微,病情基本恢复到急性加重前的状态。

(五)并发症

(1)慢性呼吸衰竭:常在慢阻肺急性加重时发生,其症状明显加重,发生低氧血症和(或)高碳酸血症,可具有缺氧和二氧化碳潴留的临床表现。

(2)自发性气胸:如有突然加重的呼吸困难,并伴有明显的发绀,患侧肺部叩诊为鼓音,听诊呼吸音减弱或消失,应考虑并发自发性气胸,通过 X 线检查可以确诊。

（3）慢性肺源性心脏病：由于慢阻肺病变引起肺血管减少及缺氧致肺动脉痉挛，血管重塑，导致肺动脉高压，右心室肥厚扩大，最终发生右心功能不全。

（4）胃溃疡。

（5）睡眠呼吸障碍。

（6）继发性红细胞增多症。

四、辅助检查

（一）肺功能检查

判断有无气流受限，是诊断慢阻肺的"金标准"，对其严重程度评价、疾病进展、评估预后和治疗反应有重要意义。第一秒用力呼气容积占用力肺活量百分比（FEV1/FVC）是评价气流受限的一项敏感指标，吸入支气管舒张剂后，FEV1/FVC＜70％并排除其他疾病引起的气流受限即可确诊。肺总量（TLC）、功能残气量（FRC）和残气量（RV）增高，肺活量（VC）降低，表明肺过度充气。

（二）胸部 X 线检查

X 线检查对确定肺部并发症及其与其他疾病（如肺间质纤维化、肺结核等）的鉴别具有重要意义。慢阻肺早期 X 线胸片可无明显变化，以后出现肺纹理增多和紊乱等非特征性改变。慢阻肺主要 X 线征象为肺过度充气，表现为肺容积增大，胸腔前后径增长，肋骨走向变平，肺野透亮度增高，横膈位置低平，心脏悬垂狭长，肺门血管纹理呈残根状，肺野外周血管纹理纤细、稀少等，有时可见肺大疱形成。慢阻肺并发肺动脉高压和肺源性心脏病时，除右心增大的 X 线特征外，还可有肺动脉圆锥膨隆，肺门血管影扩大及右下肺动脉增宽等。

（三）胸部 CT 检查

CT 检查不作为慢阻肺的常规检查，高分辨率 CT 对有疑问病例的鉴别诊断有一定意义。

（四）动脉血气分析

早期无异常，晚期可出现低氧血症、高碳酸血症，酸碱平衡失调以及呼吸衰竭等改变。

（五）其他

慢阻肺的急性加重常因微生物感染诱发，当合并细菌感染时，血白细胞计数增高，中性粒细胞核左移，痰细菌培养可检出病原菌；常见病原菌为肺炎链球菌、流感嗜血杆菌、卡他莫拉菌等，病程较长，而且出现肺结构损伤者，易合并铜绿假单胞菌感染，长期吸入糖皮质激素者易合并真菌感染。

五、诊断

慢阻肺的诊断应根据临床表现、危险因素接触史、体征及实验室检查等资料，综合分析确定。任何有呼吸困难、慢性咳嗽或咳痰，且有暴露于危险因素病史的患者，临床上都需要考虑慢阻肺的发生。诊断慢阻肺需要进行肺功能检查，吸入支气管舒张剂后 FEV1/FVC＜70％即可明确存在持续的气流受限，在排除了其他疾病后可确诊为慢阻肺。因此，持续存在的气流受限是诊断慢阻肺的必备条件。肺功能检查是诊断慢阻肺的"金标准"。凡具有吸烟史和（或）环境职业污染及生物燃料接触史，临床上有呼吸困难或咳嗽、咳痰病史者，均应进行肺功能检查。慢阻肺患者早期轻度气流受限时可有或无临床症状。胸部 X 线检查有助于确定肺过度充气的程度及其与其他肺部疾病的鉴别。

六、治疗

(一)稳定期治疗

1.教育与管理

劝导患者戒烟,这是减缓肺功能损害最有效的措施。对吸烟患者采取多种宣教措施,有条件者可以考虑使用辅助药物。减少职业性粉尘和化学物质吸入,对于从事接触职业粉尘的人群,如煤矿、金属矿、棉纺织业、化工行业及某些机械加工等工作人员应做好劳动保护。

2.支气管舒张药

这是现有控制慢阻肺症状的主要措施。

(1)抗胆碱能药:这是慢阻肺常用的药物,主要品种为异丙托溴铵气雾剂,雾化吸入,起效较沙丁胺醇慢,持续 6～8h,每次 40～80μg(每喷 20μg),每天 3～4 次。

(2)β_2肾上腺素受体激动剂:主要有沙丁胺醇气雾剂,每次 100～200μg(1～2 喷),雾化吸入,疗效持续 4～5h,每 24h 不超过 8～12 喷。特布他林气雾剂也有同样的作用。

(3)茶碱类:茶碱缓释或控释片,0.2g,早、晚各一次;氨茶碱,0.1g,每日 3 次。

3.去痰药

对痰不易咳出者常用药物有盐酸氨溴索,30mg,每日 3 次,或羧甲司坦 0.5g,每日 3 次。

4.长期家庭氧疗(LTOT)

对慢阻肺慢性呼吸衰竭者可提高生活质量和生存率。LTOT 指征:①$PaO_2 \leqslant 55mmHg$ 或 $SaO_2 \leqslant 88\%$,有或没有高碳酸血症。②PaO_2 55～60mmHg,或 $SaO_2 < 89\%$,并有肺动脉高压、心力衰竭水肿或红细胞增多症(血细胞比容>0.55)。一般用鼻导管吸氧,氧流量为 1～2L/min,吸氧时间每天>15h。目的是使患者在静息状态下,达到 $PaO_2 \geqslant 60mmHg$ 和(或)使 SaO_2 升至 90%。

5.通气支持

无创通气已广泛用于极重度慢阻肺稳定期患者。无创通气联合长期氧疗对某些患者,尤其是在日间有明显高碳酸血症的患者或许有一定益处。无创通气可以改善生存率但不能改善生命质量。慢阻肺合并阻塞性睡眠呼吸暂停综合征的患者,应用持续正压通气在改善生存率和住院率方面有明确益处。

6.康复治疗

康复治疗对进行性气流受限、严重呼吸困难而很少活动的慢阻肺患者,可以改善其活动能力,提高生命质量,这是慢阻肺患者一项重要的治疗措施。康复治疗包括呼吸生理治疗、肌肉训练、营养支持、精神治疗和教育等多方面措施。呼吸生理治疗包括帮助患者咳嗽,用力呼气以促进分泌物排出;使患者放松,进行缩唇呼吸及避免快速浅表呼吸,可帮助患者克服急性呼吸困难。肌肉训练有全身性运动和呼吸肌锻炼,前者包括步行、登楼梯、踏车等,后者有腹式呼吸锻炼等。营养支持的要求应达到理想体重,同时避免摄入高糖类和高热量饮食,以免产生过多二氧化碳。

(二)急性加重期治疗

(1)确定急性加重期的原因及病情严重程度,最多见的是细菌或病毒感染。

（2）根据病情严重程度决定门诊或住院治疗。病情严重的慢阻肺急性加重患者需要住院治疗。①症状明显加重，如静息状况下突然出现呼吸困难。②重度慢阻肺。③出现新的体征或原有体征加重如发绀、意识改变和外周水肿。④有严重的伴随疾病（如心力衰竭或新近发生的心律失常）。⑤初始治疗方案失败。⑥高龄。⑦诊断不明确。⑧院外治疗无效或条件欠佳。

（3）支气管舒张药：药物同稳定期。有严重喘息症状者可给予较大剂量雾化吸入治疗，如应用沙丁胺醇 $500\mu g$ 或异丙托溴铵 $500\mu g$，或沙丁胺醇 $1000\mu g$ 加异丙托溴铵 $250\sim500\mu g$ 通过小型雾化吸入器给患者吸入治疗，以缓解症状。

（4）控制性吸氧：发生低氧血症者可鼻导管吸氧，或通过文丘里面罩吸氧。鼻导管给氧时，吸入的氧浓度与给氧流量有关，估算公式为吸入氧浓度（％）＝21＋4×氧流量（L/min）。一般吸入氧浓度为28％～30％，应避免吸入氧浓度过高而引起二氧化碳潴留。

（5）抗生素：当患者呼吸困难加重、咳嗽伴痰量增加、有脓性痰时，应根据患者所在地常见病原菌类型及药物敏感情况积极选用抗生素治疗。如给予 β 内酰胺类/β 内酰胺酶抑制剂，或给予第二代头孢菌素、大环内酯类或喹诺酮类。如门诊可用阿莫西林/克拉维酸、头孢唑肟 $0.25g$，每日 3 次，头孢呋辛 $0.5g$，每日 2 次，左氧氟沙星 $0.2g$，每日 2 次，莫西沙星或加替沙星 $0.4g$，每日 1 次；较重者可应用头孢曲松钠 $2.0g$ 加于生理盐水中静脉滴注，每日 1 次。住院患者可根据疾病严重程度和预计的病原菌更积极地给予抗生素，一般多静脉滴注给药。

（6）糖皮质激素：对需住院治疗的急性加重期患者可考虑口服泼尼松龙 $30\sim40mg/d$，也可静脉给予甲泼尼龙，连续 5～7 天。

（7）辅助治疗：在监测出入量和血电解质的情况下适当补充液体和电解质，注意维持液体和电解质平衡，注意补充营养，对不能进食者需经胃肠补充要素饮食或给予静脉高营养；对卧床、红细胞增多症或脱水的患者，无论是否有血栓栓塞性疾病史，均需考虑使用肝素或低分子肝素进行抗凝治疗。此外，还应注意痰液引流，积极排痰治疗（如刺激咳嗽、叩击胸部、体位引流和湿化气道等），识别及治疗并发症（如冠心病、糖尿病和高血压等）及其并发症（如休克、弥散性血管内凝血和上消化道出血等）。

（8）机械通气：可通过无创或有创方式实施机械通气，无论何种方式都只是生命支持的一种手段，在此条件下，通过药物治疗消除慢阻肺急性加重的原因，使急性呼吸衰竭得到控制。进行机械通气的患者应同时进行动脉血气监测。

1）无创通气：根据病情需要可首选此方法，慢阻肺急性加重期患者应用无创通气可降低 $PaCO_2$，降低呼吸频率、呼吸困难程度，减少呼吸机相关肺炎等并发症和住院时间，更重要的是降低病死率和插管率。使用无创通气要掌握合理的操作方法，提高患者的依从性，避免漏气，通气压力应从低水平开始逐渐升至适当水平，还应采取其他有利于降低 $PaCO_2$ 的方法，提高无创通气效果。

2）有创通气：在积极的药物和无创通气治疗后，患者的呼吸衰竭仍进行性恶化，出现危及生命的酸碱失衡和（或）意识改变时，宜用有创机械通气治疗，待病情好转后，可根据情况采用无创通气进行序贯治疗。

在决定终末期慢阻肺患者是否使用机械通气时，还需充分考虑到病情好转的可能性，患者本人及家属的意愿，以及强化治疗条件是否许可。使用最广泛的 3 种通气模式包括同步间歇指令通气(SIMV)、压力支持通气(PSV)和 SIMV 与 PSV 联合模式。由于慢阻肺患者广泛存在内源性呼气末正压,导致吸气功耗增加和人机不协调,因此,可常规加用适度的外源性呼气末正压,压力为内源性呼气末正压的 70%～80%。慢阻肺患者的撤机过程可能会遇到困难,需设计和实施周密的撤机方案。无创通气也被用于帮助早期撤机,并取得初步的良好效果。

七、护理诊断/问题

(一)气体交换受损

与呼吸道阻塞、肺组织弹性降低、通气和换气功能障碍、分泌物过多有关。

(二)活动无耐力

与疲劳、呼吸困难、肺功能下降引起慢性缺氧及活动时供氧不足有关。

(三)清理呼吸道无效

与呼吸道分泌物增多且黏稠、支气管痉挛、气道湿度降低有关。

(四)营养失调:低于机体需要量

与呼吸道感染致消耗增加、摄入减少、食欲降低、痰液增多、呼吸困难有关。

(五)焦虑

与疾病呈慢性过程、病情逐渐加重、经济状况有关。

(六)潜在并发症

肺部感染、自发性气胸、呼吸衰竭。

八、护理措施

(一)病情观察

观察患者咳嗽、咳痰,呼吸困难的程度,密切观察痰液的颜色、性状、量,以及咳痰是否顺畅。监测水、电解质及酸碱平衡状况,进行动脉血气分析。

(二)休息与活动

病情缓解期间,根据患者活动能力,进行适当的锻炼,以患者不感到疲劳,不加重症状为宜。可进行床上运动、打太极、慢跑、散步等。保持室内合适的温湿度。

(三)氧疗护理

对呼吸困难伴低氧血症者,采用鼻导管低流量持续给氧,1～2L/min,每天氧疗时间不少于 15h。氧疗有效的指标:患者呼吸频率减慢、呼吸困难减轻、心率减慢、发绀减轻、活动耐力增加。

(四)用药护理

遵医嘱给予抗感染治疗,应用支气管舒张药物和祛痰药,观察药物疗效和不良反应。

(五)保持呼吸道通畅

1.体位引流

目的:借重力作用使痰液顺体位引出,保持气道通畅。技巧:患者可取前倾或头低位,以5～15min 为宜,引流时护士协助叩击背部有助于排痰,极度衰弱、严重高血压、心力衰竭及意识不清等禁忌体位引流。

2.有效咳嗽和排痰

目的:避免无效咳嗽,减少体力消耗。技巧:患者取坐位或侧卧位,叩击者手背隆起,手掌中空,手指弯曲,由下向上,由外向内轻轻叩击背部以助排痰。不可在乳房、脊柱、裸露的皮肤等部位叩打。

(六)呼吸功能锻炼

1.腹式或膈式呼吸法

腹式呼吸法指呼吸时让腹部凸起,吐气时腹部凹入的呼吸法。患者可以选择立位、半卧或平卧位。两膝半屈或在膝下垫一个小枕头,使腹肌放松,两手分别放在前胸和上腹部,用鼻子缓慢吸气时,膈肌松弛,腹部的手有向上抬起的感觉,而胸部的手原位不动。呼气时腹肌收缩,腹部的手有下降感。患者可每天进行练习,每次做8~10次,每天训练3~4次为宜,逐渐养成平稳而缓慢的腹式呼吸习惯。需要注意的是,呼吸要深长而缓慢,尽量用鼻而不用口。训练腹式呼吸有助于增加通气量,降低呼吸频率,还可增加咳嗽、咳痰能力,缓解呼吸困难。

2.缩唇呼气法

缩唇呼气法就是以鼻吸气,缩唇呼气,即在呼气时,胸部前倾,口唇缩成吹口哨状,使气体通过缩窄的口缓缓呼出。吸气与呼气时间比例为1：2或1：3。要尽量做到深吸慢呼,缩唇程度以不感到费力为适度。每分钟7~8次,每天锻炼两次,每次10~20min。目的是避免气道过早关闭,改善肺泡有效通气量。

3.呼吸体操

(1)单举呼吸:单手握拳并举起,举起时深吸气,放下时缓慢呼气(吸气：呼气＝1：2或1：3)或做缩唇呼吸。

(2)托天呼吸:双手握拳,有节奏地缓慢举起并放下,举起时吸气或呼气,放下时呼气或吸气。

(3)蹲站呼吸:双手自然放松,做下蹲动作同时吸气,站立时缓慢呼气。

4.深呼吸训练

深呼吸,就是胸腹式呼吸联合进行,可以排出肺内残气及其他代谢产物,从而吸入更多的新鲜空气,以供给各脏器所需的氧分,提高或改善脏器功能。深呼吸训练具体方法是,选择空气新鲜的地方,每日进行2~3次。胸腹式联合的深呼吸类似瑜伽运动中的呼吸操,深吸气时,先使腹部膨胀,然后使胸部膨胀,达到极限后,屏气几秒钟,逐渐呼出气体。呼气时,先收缩胸部,再收缩腹部,尽量排出肺内气体。反复进行吸气、呼气,每次3~5min。

(七)饮食护理

指导患者进高热量、高蛋白质、高维生素的软食,避免食用产气食物如豆类、土豆、胡萝卜、汽水等,避免食用易引起便秘的食物,如油煎食物、干果、坚果等,少量多餐;指导患者餐后不要平卧,有利于消化。患者便秘时,嘱其多饮水,多食纤维素多的食物和水果。提供良好的进餐环境,进食时半卧位,餐前、餐后漱口,以促进食欲。必要时静脉输液补充营养。

(八)心理护理

护理人员应主动与患者沟通,倾听患者的诉说、抱怨,关注患者心理状况,确认患者的焦虑程度。进行疾病相关知识的讲解,与患者及家属共同制订康复计划,增强患者战胜疾病的信心。指导患者缓解焦虑、分散注意力的方法,如外出散步、听轻音乐、做游戏、按摩,或培养1~2种兴趣、爱好等。

九、健康教育

(一)疾病知识指导

向患者及家属讲解慢阻肺相关知识,慢阻肺虽是不可逆的病变,但积极预防和治疗可减少急性发作,延缓病情,提高生命质量。指导患者避免各种可使病情加重的因素,劝导患者戒烟,避免粉尘和刺激性气体吸入,避免在通风不良的空间燃烧生物燃料,秋冬季节注射流感疫苗,避免到人群密集的地方,保持居室空气新鲜,发生上呼吸道感染时应积极治疗。

(二)饮食指导

向患者及家属宣传饮食治疗的意义和原则,鼓励患者进食,与患者及家属共同制订患者乐意接受的高维生素、高蛋白质、高热量的饮食计划。避免进食产气食物,以免腹部胀气,使膈肌上抬而影响肺部换气功能。做到少量多餐,避免进食易引起便秘的食物。

(三)家庭氧疗

指导患者及家属家庭氧疗的方法,氧疗装置的清洁、消毒、更换等;注意用氧安全,做到四防,即防火、防油、防热、防震;了解氧疗的目的、必要性和注意事项。

(四)加强锻炼

根据自身情况选择适合自己的锻炼方式,如散步、慢跑、游泳、爬楼梯、爬山、打太极拳、跳舞,可通过做呼吸瑜伽、唱歌、吹口哨、吹笛子等进行肺功能锻炼。

(五)心理指导

指导患者保持心情舒畅,以积极的心态对待疾病,多进行有益身心愉悦的活动,以分散注意力,缓解焦虑。

(六)其他

教会患者自我监测病情的方法,告知患者出现气促、咳嗽、咳痰等症状明显或加重时,应及时就医,以防病情恶化。告知常用药物的正确使用方法,避免滥用药物。

第二节　肺炎的护理

肺炎是指终末气道、肺泡和肺间质的炎症,可由病原微生物(细菌病毒、真菌、寄生虫等)、理化因素(放射性损伤、化学物质、过敏反应等)等引起。

一、流行病学

尽管新的强效抗生素不断投入应用,但肺炎的发病率和病死率仍然很高,其原因可能有如下几点:病原体变迁;病原学诊断困难;不合理应用抗生素引起细菌耐药性增高;易感人群结构改变,如社会人口老龄化、吸烟人群的低龄化、医院获得性肺炎发病率增高、部分人群贫困化加剧等。老年人、伴有基础疾病或免疫功能低下者,如慢阻肺、应用免疫抑制剂、久病体衰、糖尿病、尿毒症、艾滋病等并发肺炎时病死率高。

二、病因与分类

以感染为最常见病因,如细菌、病毒、真菌、寄生虫等。还有理化因素、免疫损伤、过敏及药物等。

（一）按病因分类

病因学分类对于肺炎的资料收集有决定性的意义。

1.细菌性肺炎

肺炎链球菌、金黄色葡萄球菌、甲型溶血性链球菌等需氧革兰阳性球菌；肺炎克雷伯杆菌、流感嗜血杆菌、铜绿假单胞菌等需氧革兰阴性杆菌；棒状杆菌、梭形杆菌等厌氧杆菌。

2.非典型病原体所致肺炎

支原体，军团菌和衣原体等。

3.病毒性肺炎

甲型和乙型流感病毒、腺病毒、呼吸道合胞病毒、冠状病毒等。病毒侵入细支气管上皮引起细支气管炎，波及肺间质与肺泡可导致肺炎。病变吸收后可留有肺纤维化。

4.真菌性肺炎

白念珠菌、曲菌、放射菌等。

5.其他病原体所致肺炎

立克次体（如 Q 热立克次体）、弓形虫（如鼠弓形虫）、原虫（如卡氏肺囊虫）、寄生虫（如肺包虫。肺吸虫、肺血吸虫）等。

6.理化因素所致的肺炎

放射性损伤引起的放射性肺炎，重者可发展为肺广泛纤维化。胃酸吸入引起的化学性肺炎；吸入刺激性气体、液体等化学物质，也可引起化学性肺炎，重者出现呼吸衰竭。过敏原引起机体的变态反应或异常免疫反应时，也可出现轻重不一的呼吸系统症状。

（二）按患病环境和宿主状态分类

由于病因学分类在技术及实施上有困难，而在不同环境和不同宿主所发生的肺炎病原体分布和临床表现有不同的特点，处理和预后也有差异。因此，按患病环境分类可协助肺炎的诊治，已广泛应用于临床。可以将肺炎分为以下几种。

1.社区获得性肺炎

这种肺炎也称院外肺炎，是指在医院外罹患的感染性肺实质炎症，包括有明确潜伏期的病原体感染而在入院后平均潜伏期内发病的肺炎。传播途径为飞沫、空气或血源传播。致病菌中肺炎链球菌比例虽在下降，但仍为最主要的病原体；非典型病原体所占的比例在增加；耐药菌普遍。

2.医院获得性肺炎

这种肺炎简称医院内肺炎，是指患者在入院时既不存在，也不处于潜伏期，而是在住院48h 后发生的感染，也包括出院后 48h 内发生的肺炎。其中以呼吸机相关肺炎最为多见，治疗和预防较困难。误吸口咽部定植菌是 HAP 最主要的发病机制。常见病原体为肺炎链球菌、流感嗜血杆菌、金黄色葡萄球菌、铜绿假单胞菌、大肠埃希菌、肺炎克雷伯杆菌。除了医院，在老年护理院和慢性病护理院生活的人群肺炎易感性也高，临床特征和病因学分布介于 CAP 和HAP 之间，可按 HAP 处理。

（三）按解剖分类

1.大叶性肺炎（肺泡性肺炎）

病原体先在肺泡引起炎症，经肺泡间孔（Cohn孔）向其他肺泡扩散，致使病变累及单个、多个肺叶或整个肺段。主要表现为肺实质炎症,通常不累及支气管,最常见的致病菌为肺炎链球菌。

2.小叶性肺炎(支气管肺炎)

病变起于支气管或细支气管,继而累及终末细支气管和肺泡。病灶可融合成片状或大片状,密度深浅不一,且不受肺叶和肺段限制,区别于大叶性肺炎。致病菌多为肺炎链球菌、葡萄球菌、病毒、肺炎支原体以及军团菌等。

3.间质性肺炎

以肺间质炎症为主,包括支气管壁、支气管周围间质组织及肺泡壁。由于病变在肺间质。所以呼吸道症状较轻,异常体征较少。致病菌多为细菌、支原体、衣原体、病毒或卡氏肺囊虫等引起。X线检查通常表现为肺下部的不规则条索状阴影。

三、诊断

(一)肺炎的诊断

根据症状、体征、实验室及胸部 X 线等检查可确定肺炎诊断。

1.症状和体征

一般急性起病,典型表现为突然畏寒、发热,或先有短暂"上呼吸道感染"史,咳嗽、咳痰或原有呼吸道症状加重,并出现脓性痰或血痰,伴或不伴胸痛。触觉语颤增强,胸部病变区叩诊呈浊音或实音,听诊有肺泡呼吸音减弱,或管样呼吸音,消散期可听到湿啰音。

2.实验室及其他检查

(1)胸部 X 线。以肺泡浸润为主。呈肺叶、段分布的炎性浸润影,或呈片状或条索状影,密度不均匀,沿支气管分布。另外,也可见两肺弥散性浸润影,伴空洞或大疱者。病变吸收与年龄、免疫状态和病原体有关。如超过 1 个月未完全吸收者,多与伴有慢性支气管炎、肺气肿等基础疾病有关。

(2)实验室检查。①细菌性肺炎可见血白细胞计数和中性粒细胞增高,并有核左移,或细胞内见中毒颗粒。年老体弱、酗酒、免疫功能低下者白细胞计数可不增高,但中性粒细胞比例仍高。②病原学检查:痰涂片革兰染色有助于初步诊断,但易受咽喉部寄殖菌污染。为避免上呼吸道污染,应在漱口后取深部咳出的痰液送检,或经纤支镜取标本检查,结合细菌培养,诊断敏感性较高。必要时做血液、胸腔积液细菌培养,以明确诊断。

(3)血清学检查。补体结合试验适用于衣原体感染。间接免疫荧光抗体检查多用于军团菌肺炎等。

(二)评估严重程度

如果肺炎诊断成立,评估病情的严重程度对于决定是在门诊还是入院甚至重症监护室治疗至关重要。肺炎的严重性取决于三个主要因素:局部炎症程度、肺部炎症的播散和全身炎症反应程度。此外,患者有以下危险因素会增加肺炎的严重程度和死亡危险:

1.病史

年龄 65 岁以上;存在基础疾病或相关因素,如慢阻肺、糖尿病。慢性心脏病、肾衰竭、慢性肝病、一年内住过院、疑有误吸、神智异常、脾切除术。长期酗酒或营养不良。

2.体征

呼吸频率＞30 次/分；脉搏≥120 次/分；血压＜90/60mmHg；体温≥40℃或体温≤35℃；意识障碍；存在肺外感染病灶如脑膜炎，甚至败血症。

3.实验室和影像学

血白细胞计数＞$20×10^9$/L 或血白细胞计数＜$4×10^9$/L，或中性粒细胞计数＜$1×10^9$/L；呼吸空气时 PaO_2＜60mmHg、氧合指数（PaO_2/FiO_2）＜300，或 $PaCO_2$＞50mmHg；血肌酐＞106μmol/L 或血尿素氮＞7.1mmol/L；血红蛋白＜90g/L 或血细胞比容＜0.30；血浆蛋白＜25g/L；感染中毒症或有弥散性血管内凝血的证据，如血培养阳性、代谢性酸中毒、凝血酶原时间和部分活动的凝血活酶时间延长、血小板减少；X 线胸片病变累及一个肺叶以上、出现空洞、病灶迅速扩散或出现胸腔积液。

许多国家制订了重症肺炎的诊断标准，虽有所不同，但均注重肺部病变的范围、器官灌注和氧合状态。我国制订的重症肺炎标准如下。

（1）意识障碍。

（2）呼吸频率＞30 次/分。

（3）PaO_2＜60mmHg、PaO_2/FiO_2＜300，需行机械通气治疗。

（4）血压＜90/60mmHg。

（5）胸片显示双侧或多肺叶受累，或入院 48h 内病变扩大 50% 以上。

（6）少尿，尿量＜20mL/h，或尿量＜80mL/4h 或急性肾功能衰竭需要透析治疗。

（三）确定病原体

明确病原体有助于临床治疗。最常见检测方法是痰标本涂片镜检和细菌培养，可帮助确定致病菌。但由于口咽部存在大量定植菌，经口咳痰的标本易受污染，必要时可经人工气道吸引或经纤维支气管镜通过防污染样本毛刷获取标本。有胸腔积液时应做培养。疑有菌血症时应采血做血培养。此外还可以通过血清学方法检测抗体以得出病原学诊断。

四、治疗

（一）抗感染治疗

抗感染治疗是肺炎治疗的最主要环节。选用抗生素应遵循抗菌药物治疗原则，即对病原体给予针对性治疗；根据本地区肺炎病原体的流行病学资料，按社区获得性肺炎或医院感染肺炎选择抗生素进行经验性治疗，再根据病情变化和病原学检查结果进行调整。抗生素治疗后48～72h 应对病情进行评价，治疗有效表现为体温下降、症状改善、白细胞逐渐降低或恢复正常，而 X 线胸片病灶吸收较迟。

（二）对症和支持治疗

包括祛痰、降温、吸氧、维持水和电解质平衡、改善营养及加强机体免疫功能等治疗。

（三）预防并及时处理并发症

肺炎球菌肺炎、葡萄球菌肺炎、革兰阴性杆菌肺炎等出现严重败血症或毒血症可并发感染性休克，应及时给予抗休克治疗。

五、鉴别诊断

(一)肺结核

浸润性肺结核与轻型肺炎相似,但前者发病缓慢,中毒症状相对较轻,可反复咯血,病灶常位于肺尖,X线检查其病灶有特征性。干酪性肺炎多有长期发热、乏力和消瘦症状,X线呈大片密度增高阴影,其中有多个不规则的薄壁空洞,对侧肺常有播散病灶。痰结核菌阳性,病程长,抗结核治疗有效。

(二)其他病原菌引起的肺炎

1.金黄色葡萄球菌肺炎

常发生于儿童或年老体弱者,中毒症状严重,身体其他部位有化脓性病灶,如疖、痈等;咳粉红色乳样或脓性痰;肺部X线检查具有特征性,常为多发性病灶,且在短期内变化很大,常迅速扩展,多并发气胸、脓胸;痰培养可发现凝固酶阳性的金黄色葡萄球菌。

2.克雷伯杆菌肺炎

多见于年老体弱者,起病急骤,中毒症状重,咳棕色胶冻样痰;严重者可有谵妄、黄疸、肺水肿、休克、呼吸衰竭等、X线表现为肺叶实变,其中有蜂窝状透亮区,叶间隙下坠,痰涂片或培养可找到克雷伯杆菌。

3.其他

革兰阴性杆菌肺炎多发生于年老体弱、慢性心肺疾病或免疫缺陷患者,常为院内获得性感染。通过临床观察和细菌学检查,鉴别诊断一般不难。

4.病毒、支原体等引起的肺炎

病情较轻,白细胞常无明显增加。痰液病原体分离和血清免疫学试验有助于诊断。

(三)肺癌

患者年龄多较大,起病缓慢,常有刺激性咳嗽和少量咯血,无明显全身中毒症状,血白细胞计数不高,若痰中发现癌细胞可以确诊。肺癌可伴发阻塞性肺炎,若经抗生素治疗后肺部炎症迟迟不消散,或暂时消散后又出现者,应密切随访,必要时进一步做CT、MRI、纤维支气管镜、痰脱落细胞等检查,以免耽误诊断。

(四)急性肺脓肿

早期临床表现与肺炎球菌肺炎相似。但随病程进展,咳出大量脓臭痰为肺脓肿的特征,X线显示脓腔及液平面。

(五)其他肺炎

伴剧烈的胸痛时,应与渗出性胸膜炎、肺梗死鉴别。相关的体征及X线影像有助于鉴别。肺梗死常有静脉血栓形成的基础,咯血较多见,很少出现口角疱疹。下叶肺炎可能出现腹部症状,应通过X线、B超等检查确诊,应与急性胆囊炎、膈下脓肿、阑尾炎等进行鉴别。

六、护理

(一)护理评估

1.健康史

(1)患病及治疗经过:询问本病的有关病因,如有无着凉、淋雨、劳累等诱因,有无上呼吸道感染史;有无慢性阻塞性肺疾病、糖尿病等慢性基础疾病;是否使用过抗生素、激素、免疫抑制剂等;是否吸烟、吸烟量多少。

(2)目前病情与一般状况:确定患者现存的主要症状,有无寒战、高热、咳嗽、咳痰、胸痛等。日常活动与休息、饮食、排便是否规律,是否有食欲减退、恶心、呕吐、腹泻等表现。

2.身体评估

(1)一般状态:判断患者意识是否清楚,有无烦躁、嗜睡、反复惊厥、表情淡漠等意识障碍;有无急性病容,面颊绯红,鼻翼扇动等表现;有无生命体征异常,如呼吸频率加快和节律异常、血压下降、体温升高或下降等。

(2)皮肤、淋巴结:有无面颊绯红、口唇发绀、皮肤黏膜出血、浅表淋巴结肿大。

(3)胸部:患者呼吸时有无三凹征;有无呼吸频率、节律异常、胸部压痛。有无叩诊实音或浊音;有无肺泡呼吸音减弱或消失、异常支气管呼吸音、干湿啰音、胸膜摩擦音等。

3.实验室及其他检查

(1)血常规:有无白细胞计数升高、中性粒细胞增高及核左移、淋巴细胞升高。

(2)胸部 X 线检查:有无肺纹理增粗、炎性浸润影等。

(3)痰培养:有无细菌生长,药敏试验结果如何。

(4)血气分析:病变范围较大时,是否有 PaO_2 减低和(或)$PaCO_2$ 升高。

4.心理—社会状况

(1)评估患者对健康的认识和对生活的态度。

(2)评估患者和家属对疾病的认识,了解自我护理的态度和能力。

(3)评估家庭的关系、照顾能力、禁忌及对收入、支付医疗费用的能力的评估。

(4)个人应对状况。

(二)护理措施

1.体温过高

(1)休息与环境:发热患者应卧床休息,以减少耗氧量,缓解头痛、肌肉酸痛等症状。室内应阳光充足、空气新鲜,室内通风每日 2 次,每次 15~30min,但要注意避免患者受凉。病房环境保持整齐、清洁、安静和舒适并适当限制探视。室温为 18~20℃,湿度 50%~60%,以防止因空气过于干燥,降低气管纤毛运动的功能,导致排痰不畅。

(2)口腔护理:由于水分消耗过多及胃肠道消化吸收障碍,导致体液不足,唾液分泌减少,引起口腔黏膜干燥、口唇干裂、炎症,甚至口腔溃疡,应定时清洁口腔,做好口腔护理,鼓励患者在清晨、餐后及睡前漱口,或协助患者漱口。口唇疱疹者局部涂抗病毒软膏,防止继发感染。

(3)饮食与补充水分:提供高热量、高蛋白质、高维生素、易消化的流质或半流质食物,以补充高热引起的营养物质消耗。鼓励患者多饮水,1~2L/d,以保证足够的入量并有利于痰液稀释。轻症者无须静脉补液,失水明显者可遵医嘱静脉补液,保持血钠<145mmol/L,尿比重<1.020,补充丢失的水和盐,加快毒素排泄和热量散发,尤其是食欲差或不能进食者。心脏病或老年人应注意补液速度,避免过快导致急性肺水肿。

(4)降温护理:监测体温,体温在 37.2℃ 以上者,每日测 4 次体温;体温在 39℃ 以上者,应每 4h 测体温一次,遵医嘱给予药物降温,或采用酒精擦浴、冰袋、冰帽等物理降温措施,30~60min 后复测体温。有谵妄、意识障碍时应加床挡,防止坠床。儿童要预防高热惊厥,不宜用阿司匹林或其他解热药,以免大汗、脱水和干扰热型观察。患者出汗时,及时协助擦汗。更换衣服和被褥,保持皮肤的清洁和干燥,避免受凉。

(5)病情观察:监测并记录生命体征,以便观察热型,协助医生明确诊断。了解血常规、红细胞比容、电解质等变化。在患者大量出汗、食欲缺乏及呕吐时,应密切观察有无脱水现象。观察患者末梢循环情况,高热而四肢厥冷、发绀等提示病情加重。重症肺炎者不一定有高热,重点观察儿童、老年人、久病体弱者的病情变化。

(6)用药护理:遵医嘱使用抗生素,观察疗效和不良反应。应用头孢唑啉钠(先锋 V 号):可出现发热、皮疹、胃肠道不适等不良反应,偶见白细胞减少和丙氨酸氨基转移酶增高;喹诺酮类药(氧氟沙星、环丙沙星)偶见皮疹、恶心等;氨基糖苷类抗生素有肾、耳毒性,老年人或肾功能减退者,应特别注意观察是否有耳鸣、头昏、唇舌发麻等不良反应的出现。

2.保持呼吸道通畅

(1)环境:为患者提供安静、整洁、舒适的病房,保持室内空气新鲜、洁净,注意通风。维持合适的室温(18～20℃)和湿度(50%～60%),以充分发挥呼吸道的自然防御功能。

(2)饮食护理:慢性咳嗽者,能量消耗增加,应给予高蛋白质、高维生素、足够热量的饮食。注意患者的饮食习惯,避免油腻、辛辣刺激性食物,影响呼吸道防御能力。每天饮水 1500mL以上,足够的水分可保证呼吸道黏膜的湿润和病变黏膜的修复,有利于痰液稀释和排出。

(3)病情观察:密切观察咳嗽、咳痰情况,详细记录痰液的颜色,性质、气味和量,如肺炎球菌肺炎呈铁锈色痰,克雷伯杆菌肺炎典型痰液为砖红色胶冻状,厌氧菌感染者痰液多有恶臭味等。最好在用抗生素前留取痰标本,痰液采集后应在 10min 内接种培养。

(4)促进有效排痰。①深呼吸和有效咳嗽:指导患者掌握有效咳嗽的正确方法:使患者尽可能采用坐位,先进行深而慢的呼吸 5～6 次,后深吸气至膈肌完全下降,屏气 3～5s,继而缩唇(噘嘴),缓慢地通过口腔将肺内气体呼出,再深吸一口气后屏气 3～5s,身体前倾进行 2～3次短促有力的咳嗽,咳嗽同时收缩腹肌,或用手按压上腹部,帮助痰液咳出。也可让患者取俯卧屈膝位,借助膈肌、腹肌收缩,增加腹压,咳出痰液。②吸入疗法:雾化治疗,可在雾化液中加入痰溶解剂、抗生素、平喘药等,达到祛痰、消炎、止咳、平喘的作用,一般以 10～20min 为宜。

(5)对症护理:患者胸痛时,常随呼吸、咳嗽而加重,可采取侧卧位,或用宽胶布固定胸廓,指导其在咳嗽以及深呼吸时用手按压患侧胸部缓解疼痛;必要时可用少量可待因。有低氧血症(PaO_2<60mmHg)或发绀者予以鼻导管或面罩给氧。

3.潜在并发症:感染性休克

(1)病情监测。①生命体征:有无心率加快、脉搏细速、血压下降、脉压变小、体温不升或高热呼吸困难等,必要时进行心电监护。②精神和意识状态:有无精神萎靡、表情淡漠、烦躁不安、神志模糊等。③皮肤、黏膜:有无发绀、肢端湿冷。④出入量:有无尿量减少,疑有休克应测每小时尿量及尿比重。⑤实验室检查:有无血气分析等指标的改变。

(2)感染性休克抢救配合:发现异常情况,立即通知医生,并备好物品,积极配合抢救。①体位:患者取仰卧中凹位,抬高头胸部约 20°,抬高下肢约 30°,有利于呼吸和静脉血回流。②吸氧:给予中、高流量吸氧,维持 PaO_2>60mmHg,改善缺氧状况。③补充血容量:快速建立两条静脉通道,遵医嘱给予低分子右旋糖酐或平衡盐液以维持有效血容量,降低血液黏滞度,防止弥散性血管内凝血(DIC);随时监测患者一般情况、血压、尿量、尿比重、血细胞比容等;监测中心静脉压,作为调整补液速度的指标,中心静脉压<5cmH$_2$O 可放心输液,达到 10cmH$_2$O应慎重,输液不宜过快,以免诱发急性心力衰竭。提示血容量已补足的依据:口唇红润、肢端温暖、收缩压>90mmHg、尿量>30mL/h 以上。如血容量已补足,尿量<400mL/d,比重<1.018,应及时报告医生,注意有无急性肾功能衰竭。④纠正水、电解质和酸碱失衡:监测和纠正钾、钠、氯和酸碱失衡。常用 5%的碳酸氢钠静脉滴注,输液不宜过多过快,以免引起血管内碱中毒。碱性药物配伍禁忌较多,一般应单独输入。⑤用药护理:遵医嘱输入多巴胺,间羟胺(阿拉明)等血管活性药物。应根据血压随时调节滴速,以维持收缩压在 90~100mmHg为宜,保证重要器官的血液供应,改善微循环,注意防止液体溢出血管外引起局部组织坏死;联合使用广谱抗生素控制感染时,应注意药物疗效和不良反应;糖皮质激素有抗感染抗休克作用,增强人体对有害刺激的耐受力,有利于缓解症状,改善病情,可在有效抗生素使用的情况下短期应用,如氢化可的松 100~200mg 或地塞米松 5~10mg 静脉滴注,重症休克可加大剂量。

4.睡眠形态紊乱

(1)评估导致患者睡眠形态紊乱的具体原因(属于病理生理、心理或情境哪一方面的因素)。患者睡眠形态,如早醒、入睡困难、易醒、多梦等。及时与医生沟通,遵医嘱用药。

(2)尽量减少或消除影响患者睡眠形态的相关因素,如躯体、精神不适;及时妥善处理好患者的排泄问题。协助医生调整影响睡眠的药物种类、剂量或给药时间。为患者安排合理的运动、活动及减少白天卧床、睡眠时间。帮助患者适应生活方式或环境的改变。夜间患者睡眠时,除必要的观察和操作外,不宜干扰患者。

5.活动

(1)鼓励患者充分卧床休息。

(2)将患者经常使用的日常生活用品(如卫生纸、茶杯等)放在患者容易拿取的地方。

(3)指导陪护协助其日常生活,以减少能量消耗。

(4)帮助患者树立信心,提高生活自理能力。

(5)指导患者使用床栏、扶手等辅助设施,以节省体力和避免摔伤。

(6)鼓励患者尽量进行能耐受的身体活动。

6.保护皮肤完整性

(1)定期对患者进行压疮风险评估。

(2)病情允许者,鼓励其下床活动。

(3)按时翻身拍背,避免局部长期受压,更换体位时应观察受压部位的皮肤情况。

(4)避免托、拉、拽等动作,防止皮肤擦伤。

(5)持续使用气垫床,骨隆突部位可垫气圈或海绵垫。

(6)保持床铺平整、清洁、干燥、无皱褶、无渣屑,避免局部刺激。

(7)长期卧床者要保持肢体处于功能位。

(8)鼓励摄入充足的营养物质和水分。

7.心理护理

护士应主动询问患者的需求,鼓励患者说出内心感受。以通俗易懂的语言耐心地给患者讲解疾病的相关知识,解释各种症状和不适的原因,各项检查、护理操作的目的,程序和配合要点,告知患者大部分肺炎球菌肺炎预后良好,消除患者焦虑,紧张情绪,树立战胜疾病的信心。运用良好的护理沟通技巧,耐心倾听患者的主诉,允许其有适量的情绪宣泄,以防恶劣情绪爆发而影响身体健康。严重焦虑时,条件允许可将其安置在安静舒适的房间,避免干扰,周围的设施要简单、安全,专人陪护。

8.营养失调:低于机体需要量

(1)监测并记录患者的进食量。

(2)按医嘱使用能够增加患者食欲的药物。

(3)必要时请营养科会诊,制订患者饮食计划。

(4)根据患者的病因制订相应的护理措施。

(5)鼓励适当活动以增加营养物质的代谢和作用,从而增加食欲。

(6)防止餐前发生不愉快或痛苦的事件,提供良好的就餐环境。

9.知识缺乏

(1)通过交谈了解患者对疾病和未来生活方式的顾虑,给予耐心解释或指导。

(2)鼓励患者有规律地进行锻炼。

(3)用通俗易懂的语言向患者讲解疾病相关知识,直至理解和掌握。

(4)鼓励患者提出问题,耐心给予解答。

七、健康教育

(一)疾病预防指导

指导患者及家属了解肺炎的病因和诱因。避免受凉、淋雨、吸烟、酗酒,防止过度疲劳。参加体育锻炼,防止感冒,增强体质。有皮肤痛、伤口感染、毛囊炎、蜂窝织炎时应及时治疗,尤其是免疫功能低下者(糖尿病、血液病、HIV感染、肝硬化、营养不良、儿童等)和慢阻肺、支气管扩张者。

慢性病、长期卧床、年老体弱者,应注意经常改变体位、翻身、拍背,咳出痰液,必要时可注射肺炎疫苗。

(二)疾病知识指导

向患者介绍肺炎的发病原因、诱发因素、简单的发病机制、典型的表现、主要的治疗方法、该病的发展方向和可能发生的并发症。建议患者进行自我监测,早期发现,早期治疗;指导患者遵医嘱按时服药,了解药物的疗效、用法、疗程和不良反应,防止自行停药或减量,定期随访。出现发热、心率增快、咳嗽、咳痰、胸痛等症状时,应及时就诊。

(三)休息与活动指导

发热者要卧床休息,注意保暖,保持室内空气清新,鼓励患者每隔1h进行深呼吸和有效咳嗽。卧床患者应注意翻身,每4h为患者叩背排痰一次。恢复期应增加休息时间,适当活动,坚持深呼吸锻炼至少4周,这样可以减少肺不张的发生;还要避免呼吸道的刺激,如吸烟、灰尘、化学飞沫等;避免去人群拥挤的地方或接触已有呼吸道感染的患者。

(四)心理指导

肺炎患者发病时出现发热、胸痛、咳嗽、咳痰等不适感,常因疼痛而害怕咳嗽,而影响愈后,应积极鼓励并给予帮助,并告诉患者肺炎经积极治疗后一般可彻底治愈,以减轻患者的焦虑,取得配合。

(五)出院指导

肺炎虽可治愈,但若不注意,易复发。应坚持锻炼身体,增强体质,提高机体抵抗力。保持良好的生活规律、心情愉快,季节交换时避免受凉。避免过度疲劳,天气变化时及时增减衣服,感冒流行时少去公共场所,尽早防治上呼吸道感染。如有高热、寒战、胸痛,应立即就诊。

第三节　肺结核的护理

一、概述

肺结核是结核分枝杆菌复合群引起的肺部疾病,具有慢性传染性的特点。它目前仍是严重危害人类健康的主要传染疾病。在全球传染病中,结核病仍是成年人的首要死因,世界卫生组织(WHO)在1993年宣布结核病处于"全球紧急状态"。1995～2010年,各国采用DOTS的结核病患者为5500万人,约4400万人疾病转归为治愈,约700万人免于死亡。目前,结核病的发病率呈缓慢下降趋势,但是由于多耐药结核病的增多,结核病仍然是危害人类健康的公共卫生问题。

在我国,结核病呈"患病率高、病死率高、耐药率高、年递减率低"特点。因此,结核病的防治仍然是需要高度重视的公共卫生及社会问题。

二、病因

结核病的病原菌是结核分枝杆菌复合群,包括结核分枝杆菌、牛分枝杆菌、非洲分枝杆菌和田鼠分枝杆菌。人类肺结核90%以上是结核分枝杆菌。典型的结核分枝杆菌是细长、稍弯曲、两端圆形的杆菌,痰标本中的结核分枝杆菌可呈现T、V、Y字形以及丝状、球状、棒状等多种形态。结核分枝杆菌可以存活数月。结核分枝杆菌具有抗酸性,因此又称抗酸杆菌。它生长缓慢,是需氧菌,适宜温度为37℃左右,其增代时间为14～20h,培养时间是2～8周。结核分枝杆菌结构复杂,主要为类脂类、蛋白质和多糖。类脂类占总量的50%～60%,其中蜡质约50%,与结核病的组织坏死、干酪液化、空洞发生以及结核变态反应有关。菌体蛋白质以结核形式存在,是结核菌素的主要成分,诱发皮肤变态反应。多糖类与血清反应等免疫应答有关。

结核病在人群中传播源主要是结核病患者,即痰涂片阳性者。传播方式主要是通过咳嗽、喷嚏、大笑、大声说话等方式将含有结核分枝杆菌的微滴排到空气中进行传播。飞沫传播是结核病重要的传播途径。传染性的大小取决于患者排出结核分枝杆菌量的多少及通风、换气的情况。

三、病理

结核病的基本病理变化是炎性渗出、增生和干酪样坏死、病理过程的特点是破坏与修复同时进行,因此三种病理变化多同时存在,也可以是其中某一种变化为主,并且相互转化。是否感染取决于结核分枝杆菌的感染量,毒力大小以及机体的抵抗力和变态反应状态。炎性渗出为主的病理改变,表现为局部中性粒细胞浸润,继而由巨噬细胞及淋巴细胞代替。组织充血、水肿和白细胞浸润,其中有结核分枝杆菌,通常出现在结核炎症的早期或病灶恶化时,经及时治疗,病变可以完全消散吸收;增生为主的病理改变,表现为结核结节的形成,为结核特征性病变,结节中间可有干酪样坏死。上皮细胞互相聚集融合形成多核巨细胞称为朗格汉斯巨细胞;干酪样坏死为主的病理改变,肉眼可见病灶呈黄灰色,质松而脆,状似干酪,因此得名。干酪病灶含菌量最大,传染性强,肺组织坏死将不可逆转。

四、临床表现

(一)症状

1.呼吸系统症状

(1)咳嗽、咳痰:肺结核最常见的症状。大部分为干咳伴少量白色黏液痰。当空洞形成时,痰量增多;脓性痰出现在合并感染时;合并厌氧菌感染时为大量脓臭痰;刺激性咳嗽多合并支气管结核。

(2)咯血:多为小量咯血。咯血可分痰中带血、少量咯血(每日咯血量少于100mL)、中等量咯血(每日咯血量100~500mL)和大咯血(每日咯血量达500mL以上)。少数患者可发生失血性休克。

(3)胸痛:病变累及壁层胸膜可有胸壁刺痛,伴随咳嗽和呼吸时加重。

(4)呼吸困难:多见于大量胸腔积液患者和干酪样肺炎,也可见于纤维空洞性肺结核。

2.全身症状

最常见症状为发热,多为长期午后低热,即下午或者傍晚开始升高,次日晨降至正常。若肺部病灶进展播散时,可出现不规则高热、畏寒等。部分患者可表现为乏力,食欲减退和体重减轻。育龄女性可出现月经不调。

(二)体征

情况不一,取决于病变性质和范围。病变范围小或者位置深者多无异常体征。渗出性病变范围较大或者干酪样坏死时,可有肺实变体征,如触觉语颤增强、叩诊浊音、听诊闻及支气管呼吸音和细湿啰音。较大的空洞性病变听诊也可以闻及支气管呼吸音,当有较大范围的纤维条索形成时,气管向患侧移位,患侧胸廓塌陷、叩诊浊音、听诊呼吸音减弱并可闻及湿啰音。结核性胸膜炎可有胸腔积液体征:气管向健侧移位,患侧胸廓望诊饱满、触觉语颤减弱、叩诊实音、听诊呼吸音消失、支气管结核可有局限性哮鸣音。

少数患者可有类似风湿热样表现,称为结核性风湿症。多见于女性青少年。常累及四肢大关节,在受累关节附近可见结节性红斑或者环形红斑,间歇出现。

五、辅助检查

(一)结核菌素试验

结核菌素试验用于检出结核分枝杆菌感染,不能检出结核病。WHO和国际防痨和肺病联合会推荐使用的结核菌素为纯蛋白衍化物,便于国际间结核感染率的比较。通常在左前臂屈侧中部皮内注射0.1mL(5IU),48~72h后测量皮肤硬结直径,而不是红晕的直径。硬结是特异性变态反应,红晕是非特异性变态反应。硬结直径≤4mm为阴性,5~9mm为弱阳性,硬结直径≥20mm或局部有水泡和淋巴管炎为强阳性。

结核菌素试验阳性仅表示曾经有结核分枝杆菌感染,并不一定是现症患者,若呈强阳性,常提示活动性结核病。结核菌素试验对婴幼儿的诊断价值大于成人,因年龄越小,自然感染率越低。3 岁以下强阳性反应者,应视为有新近感染的活动性结核病,应进行治疗。如果 2 年内结核菌素反应从 10mm 以下增加至 10mm 以上,并且增加量达 6mm 以上时,可认为有新近感染。

结核菌素试验阴性除见于未感染结核分枝杆菌外,还见于:结核感染后 4~8 周以内,处于变态反应前期;免疫力下降或免疫受抑制,如应用糖皮质激素或免疫抑制剂、淋巴细胞免疫系统缺陷、麻疹、百日咳、严重结核病和危重患者。

(二)痰结核分枝杆菌检查

痰结核分枝杆菌检查是确诊肺结核、制订化学治疗方案和考核治疗效果的主要依据。痰涂片抗酸染色镜检快速简便,若抗酸杆菌阳性,肺结核诊断基本可以成立。痰培养更精确,不但能了解结核分枝杆菌生长繁殖能力,还可做药物敏感试验与菌型鉴定。

(三)胸部 X 线检查

胸部 X 线检查是诊断肺结核的常规首选方法。可以发现早期轻微的结核病变,确定病变范围、部位、形态、密度与周围组织的关系、病变阴影的伴随影像;判断病变性质、有无活动性。有无空洞、空洞大小和洞壁特点等。诊断最常用影像学方法是正、侧位胸片,常能将心影、肺门、血管、纵隔等遮掩的病变以及中叶和舌叶的病变显示清晰。

CT 能提高分辨率,对病变细微特征进行评价,减少重叠影像,易发现隐匿的胸部和气管、支气管内病变,早期发现肺内粟粒阴影和减少微小病变的漏诊;能准确显示各型肺结核病变特点和性质,与支气管的关系,空洞有无以及进展恶化和吸收好转的变化;能准确显示纵隔淋巴结有无肿大。常用于对肺结核的诊断以及与其他肺部疾病的鉴别诊断,也可用于引导穿刺、引流和介入治疗等。

(四)纤维支气管镜检查

常用于支气管结核和淋巴结支气管瘘的诊断。支气管结核表现为黏膜充血、溃疡、糜烂、组织增生、形成瘢痕和支气管狭窄,可以在病灶部位钳取活体组织进行病理学检查和结核分枝杆菌培养。对于肺内结核病灶,可以采集分泌物或冲洗液标本做病原体检查,也可以经支气管肺活检获取标本检查。

(五)γ 干扰素释放试验

通过特异性抗原 ESAT-6 和 GEP-10 与全血细胞共同孵育,然后检测 IGRAs 水平。此试验诊断结核感染的特异性明显高于 PPD 试验,但是由于成本较高等原因,目前多用于研究评价工作,未广泛推行。

六、治疗

合理的化学治疗可以使病灶内细菌消失,最终达到痊愈。传统的休息和营养疗法可起到辅助作用。

(一)化学治疗

1.治疗原则

治疗原则是早期、规律、全程、适量、联合。治疗方案分为强化和巩固阶段。化学治疗的主要作用:杀菌作用,临床上表现为痰菌迅速转阴;防止耐药菌的产生;灭菌。

2.常用抗结核药物

异烟肼(INH)和利福平(RFP)在细胞内、外均能达到杀菌作用。吡嗪酰胺能杀灭巨噬细胞内酸性环境中的结核分枝杆菌,是半杀菌剂。

(二)对症治疗

肺结核的一般症状在合理化疗下很快减轻或消失,无须特殊处理。咯血是肺结核常见症状,一般少量咯血时多以安慰患者、消除紧张、卧床休息为主,可给予氨甲苯酸等药物止血。大咯血时用垂体后叶素加入葡萄糖溶液中缓慢静脉注射。高血压、冠状动脉粥样硬化性心脏病、心力衰竭患者和孕妇禁用。对支气管动脉破坏造成的大咯血采用支气管动脉栓塞法。

(三)糖皮质激素治疗

糖皮质激素治疗肺结核主要是抗感染、抗毒作用。仅用于结核毒性症状严重者。必须确保在有效抗结核药物治疗的情况下使用。使用剂量依病情而定,一般用泼尼松口服,20mg,顿服("顿服"是指一次性服用)1～2周,以后逐量递减,用药时间为4～8周。

(四)外科治疗

经合理化学治疗无效、多重耐药的后壁空洞、大块干酪灶、结核性脓胸、支气管胸膜瘘和大咯血保守治疗无效者可行外科手术治疗。

七、护理诊断/问题

(一)知识缺乏

结核病药物治疗相关知识的缺乏。

(二)营养失调:低于机体需要量

机体消耗增加,食欲减退,缺乏营养。

(三)体温过高

结核分枝杆菌感染致发热症状。

(四)疲劳

结核分枝杆菌感染后致毒性症状。

(五)焦虑

不明疾病预后而造成的心理焦虑。

(六)潜在并发症

咯血、窒息、胸腔积液、呼吸衰竭。

八、护理措施

(一)休息与活动

(1)肺结核患者症状明显,有咯血,高热等严重结核病毒性症状,或结核性胸膜炎伴有大量胸腔积液者,应卧床休息。

(2)恢复期可适当增加户外活动,如散步、做操。

(3)症状轻的患者在坚持化学治疗的同时,可进行正常工作,但是,应当避免劳累和重体力劳动,保证充足的睡眠和休息。

(4)痰涂片阴性和经有效抗结核治疗4周以上的患者,没有传染性或只有极低的传染性,应当鼓励患者过正常的家庭和社会生活,以减轻肺结核患者的社会隔离感和因患病带来的焦虑。

(二)药物治疗指导

(1)有计划、有目的地向患者及家属逐步介绍有关药物的相关治疗知识。

(2)强调早期、联合、适量、规律、全程化学治疗的重要性,为患者树立治愈疾病的信心,积极配合治疗。另外,需要督促患者按医嘱按时服药,建立按时服药的好习惯。

(3)解释药物不良反应时,重视强调药物的治疗效果,使患者认识到药物的积极作用,认识到发生不良反应的可能性不大。鼓励患者坚持全程化学治疗、防止治疗失败而产生耐药结核病,增加治疗的困难和经济负担。若仍然出现不良反应时,如巩膜黄染、肝区疼痛、胃肠不适、眩晕、耳鸣等,要及时与医生联系,不可自行随意停药。一般不良反应症状经过治疗可以完全消失。

(三)加强营养

(1)制订全面的饮食营养计划,为结核病患者提供高热量、高蛋白质,高维生素的食物。蛋白质可以提供热量,还可以增加机体的抗病能力及机体的修复能力,患者饮食中应当含有鱼、肉、蛋、奶、豆制品等富含动植物蛋白的食物。食物中维生素C具有减轻血管渗透性的作用,可以促进渗出病灶的吸收;B族维生素对神经系统及胃肠神经有调节作用,也可增进食欲,每天摄入一定量的新鲜蔬菜和水果,补充维生素。

(2)采用患者喜欢的烹饪方式来增进患者食欲,增加饮食品种,尽量保证患者进食时心情愉快,细嚼慢咽,促进食物的消化吸收。督促患者定期监测体重,判断营养状况。

(四)体温的护理

(1)每日定时监测患者体温,关注体温变化。

(2)为患者,更换干净床单,衣物,避免着凉。

(3)安慰患者,告知其发热和疾病相关的原因,缓解其紧张心理。

(五)其他

出现胸闷、发绀、呼吸困难等不适立即就医,积极治疗并发症。

九、健康教育

(一)控制传染源

早期发现患者并登记管理,及时给予合理治疗和良好的护理,是预防结核病的关键。肺结核病程长、易复发,具有传染性,必须长期随访。掌握患者从发病、治疗到治愈的全过程。

(二)切断传播途径

(1)痰涂片阳性患者住院期间需要进行呼吸道隔离,室内保证良好的通风,每天用紫外线消毒。

(2)注意个人卫生,严禁随地吐痰,不可面对他人打喷嚏或咳嗽,以防飞沫传播。咳嗽或打喷嚏时要用双层纸巾捂住口鼻,纸巾焚烧处理、留置于容器的痰液需经过灭菌处理才可以弃掉。接触痰液后用流水清洗双手。

(3)餐具煮沸消毒或用消毒液浸泡消毒,同桌共餐时使用公筷,以预防感染。

(4)被褥、书籍在烈日下暴晒6h以上。

(5)患者外出时戴口罩。

(三)保护易感人群

(1)给未受过结核分枝杆菌感染的新生儿、儿童及青少年接种卡介苗(活的无毒力牛型结核分枝杆菌疫苗),使人体产生对结核分枝杆菌的获得性免疫力。卡介苗不能预防感染,但可减轻感染后的发病症状和病情减缓。

(2)密切接触者应定期到医院进行有关检查,必要时给予预防性治疗。

(3)对受结核分枝杆菌感染的高危人群,如HIV感染者、硅沉着病、糖尿病等,可应用预防、化学性治疗。

(四)患者指导

1.嘱患者戒烟、戒酒

保证营养补充;合理安排休息,避免劳累;避免情绪波动及呼吸道感染;住处应尽可能保持通风、干燥,有条件者可选择空气清新、气候温和处疗养,以促进身体的康复,增加抵抗疾病的能力。

2.用药指导

强调坚持用药的重要性,坚持规律,全程、合理用药,并且取得患者和家属的主动配合。

3.定期复查

定期复查胸片和肝、肾功能,了解治疗效果和病情变化。

肺结核的病因明确,有成熟的预防和治疗手段,只要切实可行,本病大部分可获临床治愈。

第四节　气胸的护理

一、概述

胸膜腔内积气称为气胸。气胸的形成多由于肺组织、气管、支气管、食管破裂,空气逸入胸膜腔,或因胸壁伤口穿破胸膜,胸膜腔与外界沟通,空气进入所致。当胸膜腔因炎症、手术等原因发生粘连时,胸腔积气则会局限于某些区域,出现局限性气胸。

二、病因

根据气胸的性质,一般分为闭合性气胸、开放性气胸和张力性气胸三类。在胸部损伤中气胸的发生率仅次于肋骨骨折。

(一)闭合性气胸

多发生于肋骨骨折,由于肋骨的断端刺破肺,空气进入胸膜腔所致。

(二)开放性气胸

多发生于因刀刃、锐器、弹片或火器等导致的胸部穿透伤。胸膜腔通过胸壁伤口与外界大气相通,外界空气可随呼吸自由出入胸膜腔。

（三）张力性气胸

因为较大的肺泡破裂，较深较大的肺裂伤或支气管破裂所致。

三、病理生理

（一）闭合性气胸

胸膜腔内压仍低于大气压。胸膜腔积气决定伤侧肺萎陷的程度。随着胸腔内积气与肺萎陷程度增加，肺表面裂口缩小，直至吸气时也不开放，气胸则趋于稳定并可缓慢吸收。伤侧肺萎陷使肺呼吸面积减少，通气血流比率失衡，影响肺通气和换气功能。伤侧胸膜腔内压增高可引起纵隔向健侧移位。根据胸膜腔内积气的量与速度，轻者可无症状，重者有明显的呼吸困难。体检可发现伤侧胸廓饱满，呼吸活动度降低，气管向健侧移位，伤侧胸部叩诊呈鼓音，呼吸音降低。胸部 X 线检查可显示不同程度的肺萎陷和胸膜腔积气，有时可伴有少量胸腔积液。

气胸发生缓慢且积气量少的患者，不需要特殊处理，胸腔内积气一般可在 1～2 周内自行吸收。大量气胸需进行胸膜腔穿刺，或行胸腔闭式引流术，排除积气，促使肺尽早膨胀。

（二）开放性气胸

外界空气经胸壁伤口或软组织缺损处，呼吸自由进出胸膜腔。空气出入量与胸壁伤口大小有密切关系，伤口大于气管口径时，空气出入量多，胸膜腔内压几乎等于大气压，伤侧肺完全萎陷、丧失呼吸功能。伤侧胸内压力不均衡的周期性变化，可使纵隔在吸气时移向健侧，呼气时移向伤侧，为纵隔扑动。纵隔扑动和移位影响静脉回心血流，引起循环障碍。

患者出现明显呼吸困难、鼻翼扇动、口唇发绀、颈静脉怒张、伤侧胸壁可见伴有气体进出胸腔发出吸吮样声音的伤口，称为胸部吸吮伤口。气管向健侧移位，伤侧胸部叩诊呈鼓音，呼吸音消失，严重者伴有休克。胸部 X 线检查可见伤侧胸腔大量积气，肺萎陷，纵隔移向健侧。

开放性气胸急救处理要点为，将开放性气胸立即变为闭合性气胸，赢得挽救生命的时间，并迅速转至医院。使用无菌敷料如凡士林纱布、棉垫或清洁器材，如塑料袋、衣物、碗杯等制作不透气敷料或压迫物，在伤员用力呼吸末封盖吸吮伤口，并加压包扎。转运途中如伤员呼吸困难加重或有张力性气胸表现，应在伤员呼气时开放密闭敷料，排出高压气体。送达医院进一步处理措施如下：给氧，补充血容量，纠正休克；清创、缝合胸壁伤口，并做胸腔闭式引流；给予抗生素，鼓励患者咳嗽排痰，预防感染。如怀疑有胸腔内脏器损伤或进行性出血，则需要行开胸探查手术。

（三）张力性气胸

气管、支气管或肺损伤处形成活瓣，气体随每次吸气进入胸膜腔并累积增多，导致胸膜腔压力高于大气压，称为张力性气胸，又称为高压性气胸。伤侧肺萎陷，纵隔显著向健侧移位，健侧肺受压，腔静脉回流障碍。高于大气压的胸膜腔内压，驱使气体经支气管、气管周围疏松结缔组织或壁层胸膜裂伤处，进入纵隔或胸壁软组织，形成纵隔气肿或面、颈、胸部的皮下气肿。

四、临床表现

（一）症状

1.胸痛

部分患者可能因抬举重物、用力过猛、剧烈咳嗽、屏气或者大笑等诱因存在，多数患者发生在正常活动或安静休息时，偶有在睡眠中发生。患者突然感到一侧针刺样或刀割样胸痛，持续时间较短,继而出现胸闷、呼吸困难等症状。

2.呼吸困难

严重程度与有无肺基础疾病及肺功能状态、气胸发生速度、胸膜腔内积气量及压力三个因素有关。若气胸发生前肺功能良好,尤其是年轻人,即使肺压缩80%也无明显呼吸困难。如果原有肺功能减退,肺压缩20%～30%即可出现呼吸困难,患者不能平卧或必须被迫卧位,以减轻呼吸困难。大量气胸,尤其是张力性气胸时,由于胸膜腔内压力骤增、患侧肺完全压缩、纵隔移位,可迅速出现呼吸循环障碍,表现为烦躁不安、挣扎坐起、胸闷、发绀、冷汗、脉速、虚脱、心律失常,甚至出现休克、意识丧失和呼吸衰竭。

3.咳嗽

可出现不同程度的刺激性咳嗽,多是由于气体刺激胸膜腔所导致的。

(二)体征

和积气量相关,少量气胸时体征不明显。大量气胸时,出现呼吸增快,呼吸运动减弱,发绀,患侧胸膜膨隆;气管向健侧移位,肋间隙变宽,语颤减弱叩诊时呈过清音或鼓音,心浊音界缩小或消失,右侧气胸时,肝浊音界下降;患侧呼吸音减弱或消失,左侧气胸或并发纵隔气肿时可存在左心缘处听见与心脏搏动一致的气泡破裂声,称为 Hamman 征。液气胸时,可闻及胸内振水声。

(三)并发症

皮下气肿、纵隔气肿、血气胸和脓气胸。

五、检查

X 线显示,大量气胸时,肺脏向肺门回缩,呈圆球形阴影。大量气胸或张力性气胸常显示纵隔及心脏向健侧移位。合并纵隔气肿在纵隔旁和心缘旁可见透光带。

气胸时肺黏膜呈局限性包裹,有时气胸相互连通。气胸若延及下部胸腔,肋膈角变锐利。合并胸腔积液时,显示气液平面。CT 表现为胸膜腔内出现肺大疱与气胸的鉴别比 X 线胸片更敏感和准确。对气胸量大小的评价更为准确。

气胸容量的大小可依据 X 线胸片判断。由于气胸容量近似于肺直径立方和单侧胸腔直径立方的比例[(单侧胸腔直径^3－肺直径^3)/单侧胸腔直径^3],在肺门水平侧胸壁到肺边缘的距离为 1cm 时,约占单侧胸腔容量的 25%,2cm 时为 50%。

六、治疗

治疗目的是促进患侧肺复张、消除病因及减少复发。具体措施有保守治疗、胸腔闭式引流术、胸腔镜手术以及开胸手术。应根据气胸的类型和病因、发生频次、肺内压缩程度、病情状态及有无并发症等适当选择。部分轻症者可经保守治疗得到治愈,但多数需做胸腔闭式引流术帮助肺复张,少数患者(10%～20%)需手术治疗。

影响肺复张的因素包括年龄、基础肺疾病、气胸类型、肺萎陷时间长短以及治疗措施等。老年人肺复张的时间通常较长;开放性气胸较闭合性气胸恢复时间较长;有基础肺疾病、肺萎陷时间长者肺复张的时间也长;单纯卧床休息肺复张的时间显然较胸腔闭式引流术或胸腔穿刺抽气要长。有支气管胸膜瘘、脏层胸膜增厚、支气管阻塞者,均可妨碍肺复张,并易导致慢性持续性气胸。

(一)保守治疗

适用于稳定型小量气胸,首次发生症状较轻的闭合性气胸。应严格卧床休息,酌情予镇静、镇痛等药物。由于胸腔内气体分压和肺毛细血管内气体分压存在压力差,每日可自行吸收胸腔镜内气体容积(胸片的气胸面积)的1.25%～2.20%。高浓度吸氧可加快胸腔内气体吸收,经鼻导管或面罩吸入10L/min氧气,可达到比较满意的疗效。保守治疗需密切监测病情改变,尤其在气胸发生后的24～48h内。如患者年龄较大,并有肺基础疾病如慢阻肺,其胸膜破裂口愈合慢,呼吸困难等症状严重,即使气胸量较小。原则上也不主张保守治疗。

(二)以抢救生命为治疗的首要原则

治疗包括封闭胸壁开放性伤口,通过胸膜腔闭式引流及胸腔穿刺抽气排出胸腔内积气和预防感染。

1.胸腔闭式引流术的适应证

(1)中、大量气胸,开放性气胸,张力性气胸。

(2)胸腔穿刺术治疗后肺无法复张者。

(3)需使用机械通气或人工通气的气胸或血气胸者。

(4)拔除胸腔引流管后气胸或血胸复发者。

(5)剖胸手术,根据临床诊断确定安置引流管的部位,气胸引流一般在前胸壁锁骨中线第二肋间隙,血胸则在腋中线与腋后线第六或第七肋间隙。消毒后在局部胸壁全层做局部浸润麻醉,切开皮肤,钝性分离肌层,经肋骨上缘置入带侧孔的胸腔引流管。引流管的侧孔应深入胸腔内2～3cm。引流管外接闭式引流装置,保证胸腔内气体、液体克服3～4cmH_2O的压力能通畅引流出胸腔,而外界空气、液体不会吸入胸腔。术后经常挤压引流管以保持管腔通畅,记录每小时或24h的引流量。引流后肺膨胀良好,已无气体和液体排出,可在患者深吸气屏气时拔除引流管,并封闭伤口。

2.胸腔穿刺抽气

适用于小量气胸(20%以上),呼吸困难较轻,心肺功能尚好的闭合性气胸患者。抽气可加速肺复张,迅速缓解症状。通常选择患侧胸部锁骨中线第二肋间为穿刺点,局限性气胸则要选择相应的穿刺部位。皮肤消毒后气胸针或细导管直接刺入胸腔,连接于50mL或100mL,注射器或气胸机抽气并测压,直到患者呼吸困难缓解为止。一次抽气量不宜超过1000mL,每日或隔日抽气一次。张力性气胸病情危急,应迅速解除胸腔内正压以避免发生严重并发症,如无条件紧急插管引流,也需立即胸腔穿刺排气;无抽气设备时,为了抢救患者生命,可用粗针头迅速刺入胸膜腔以达到暂时减压的目的。可用粗注射针头,在其尾部扎上橡皮指套,指套末端剪一小裂缝,插入胸腔以临时排气,此时高压气体从小裂缝排出,待胸腔内压减至负压时,套囊即行塌陷,小裂缝关闭,外界空气即不能进入胸膜腔。

3.化学性胸膜固定术

由于气胸复发率高,为了预防复发,可行胸腔内注射硬化剂,产生无菌性胸膜炎症,使脏层和壁层胸膜粘连从而消灭胸膜腔间隙。此法适用于不宜手术或拒绝手术的以下患者。

(1)持续性或复发性气胸。

(2)双侧气胸。

(3)合并肺大疱。

(4)肺功能不全,不能耐受手术者。通常的硬化剂有滑石粉等,用生理盐水 60～100mL 稀释后经胸腔导管注入,夹管 1～2h 后引流,或经胸腔镜直视下喷撒粉剂。胸腔注入硬化剂前,尽可能使肺复张。为避免药物引起的局部剧痛,先注入适量利多卡因(标准剂量 200mg),让患者转动体位,充分麻醉胸膜,15～20min 后注入硬化剂。若一次无效,可重复注药。观察 1～3天,经 X 线胸片证实气胸已吸收,可拔除引流管。此法成功率高,主要不良反应为胸痛、发热,滑石粉可引起急性呼吸窘迫综合征,应用时应注意。

4.手术治疗

经内科治疗无效的气胸为手术适应证,主要适用于长期气胸、血气胸、双侧气胸、复发性气胸、张力性气胸引流失败者、胸膜增厚导致肺膨胀不全或多发性肺大疱者。手术治疗成功率高,复发率低。

(1)胸腔镜:直视下粘连带烙断术可促使受牵拉的破口关闭;对肺大疱或破裂口喷涂纤维蛋白胶或医用 ZT 胶;或用 Nd-YAG 激光或二氧化碳激光烧灼肺大疱,烧灼直径控制在 20mm 以下。电视辅助胸腔镜手术可行肺大疱结扎、肺段或肺叶切除、具有微创、安全、不易复发等优点。

(2)开胸手术:如无禁忌,也可考虑开胸修补破口,肺大疱结扎,手术过程中用纱布擦拭胸腔上部壁层胸膜,有助于促进胸膜粘连。若肺内原有明显病变,可考虑将肺叶或肺段切除。手术治疗远期效果最好,复发率最低。

5.并发症及其处理

(1)脓气胸:由金黄色葡萄球菌、肺炎克雷伯杆菌、铜绿假单胞菌、结核分枝杆菌以及多种厌氧菌引起的坏死性肺炎、肺脓肿以及干酪样肺炎并发脓气胸,脓气胸也可因胸穿或肋间插管引流所致的医源性感染引起。病情多危重,常有支气管胸膜瘘形成。脓液中查到病原菌。除积极使用抗生素外,应插管引流,胸腔内生理盐水冲洗,必要时应根据具体情况考虑手术。

(2)血气胸:气胸伴有胸膜腔内出血常与胸膜粘连带内血管断裂有关,肺完全复张后,出血多能自行停止,若出血不止,除抽气排液及适当输血外,应考虑开胸结扎出血的血管。

(3)纵隔气肿与皮下气肿:由于肺泡破裂逸出的气体进入肺间质,形成间质性肺气肿。肺间质内的气体沿着血管鞘进入纵隔,甚至进入胸部或腹部皮下组织,导致皮下气肿。张力性气胸抽气或闭式引流后,亦可沿针孔或切口出现胸壁皮下气肿,或全身皮下气肿及纵隔气肿。大多数患者并无症状,但颈部可因皮下积气而变粗。气体积聚在纵隔间隙可压迫纵隔大血管,出现干咳、呼吸困难、呕吐及胸骨后疼痛,并向双肩或双臂放射。疼痛可因呼吸运动及吞咽运动而加剧。患者发绀、颈静脉怒张、脉速、低血压、心浊音界缩小或消失、心音遥远、心尖部可听到清晰的与心跳同步的"咔嗒"声(Hamman 征)。X 线检查可见纵隔旁或心缘旁(主要为左心缘)透明带。皮下气肿及纵隔气肿随胸腔内气体排出减压而自行吸收。吸入较高浓度的氧气可增加纵隔内氧浓度,有利于气肿消散。纵隔气肿张力过高影响呼吸及循环,可做胸骨上窝切开排气。

七、护理措施

(一)休息与卧位

急性自发性气胸患者应绝对卧床休息,避免用力、屏气、咳嗽等增加胸腔内压的活动。血压平稳者取半卧位,有利于呼吸、咳嗽排痰及胸腔引流。卧床期间、协助患者每2h翻身1次,如有胸腔引流管,翻身时应注意防止引流管脱落。

(二)氧气吸入

根据患者缺氧的严重程度选择适当的吸氧方式和吸入氧流量,保证患者 $SaO_2 > 90\%$,对于选择保守治疗的患者,应给予高浓度吸氧,有利于促进胸膜腔内气体的吸收。

(三)病情观察

密切观察患者的呼吸频率、呼吸困难和缺氧的情况,治疗后患侧呼吸音的变化等;有无心率加快、血压下降等循环衰竭的征象;大量抽气或放置胸腔引流管后,如呼吸困难缓解后再次出现胸闷,并伴有顽固性咳嗽、患侧肺部出现湿啰音,应考虑复张性肺水肿的可能,立即报告主管医生进行处理。

(四)心理护理

患者由于疼痛和呼吸困难出现紧张、焦虑和恐惧等反应,导致耗氧量增加、呼吸浅快,从而加重呼吸困难和缺氧。因此当患者呼吸困难严重时需尽量在床边陪伴,解释病情及时回复患者的需求。在做各项检查、操作前向患者解释治疗目的和效果,即使在非常紧急的情况下,也应在实施操作的同时简要地进行解释,不应只顾执行治疗性护理而忽略患者的心理状态。

(五)排气患者的护理

协助医生做好胸腔抽气或胸腔闭式引流术的准备和配合工作,使肺尽早复张、减轻呼吸困难症状。

(六)胸腔闭式引流的护理

1.术前准备

向患者简要说明排气疗法的目的、意义、过程及注意事项,取得患者配合以及理解。检查引流装置的密闭性。确保患者的胸腔和引流装置之间密闭。

2.保证有效的引流

(1)确保引流装置安全:引流瓶搁置在患者胸部以下且不易踢到的地方,任何时候液面低于引流管胸腔出口平面60cm,防止瓶内液体反流进入胸腔。妥善固定引流管。

(2)观察引流管:①密切观察引流管内的水柱是否随呼吸上下波动以及有无气体自水封瓶液面逸出。必要时,请患者做深呼吸或咳嗽。如有波动,表示引流通畅。若水柱波动不明显,液面无气体逸出,患者无胸闷、呼吸困难等症状,可能肺组织已经恢复张力;若患者出现呼吸困难加重、发绀、大汗淋漓、胸闷、气管偏向健侧等症状,应立即通知医生紧急处理。②观察引流液的量、色和性状,并做好记录。

(3)防止胸腔积液或渗出物堵塞引流管,引流液黏稠或引流血液时,应根据病情定时捏挤引流管(由胸腔端向引流瓶端方向进行捏挤)。

(4)防止意外拔管,患者外出或下床活动时需要双钳夹闭引流管,防止意外脱落、漏气或引流液反流等意外情况。若胸腔引流管不慎滑出胸腔,立即嘱患者呼气或者憋气,同时迅速用凡士林纱布及胶布封闭引流口,并立即通知医生进行处理。

3.引流装置及伤口护理

严格进行无菌操作,引流瓶上的排气管外端用纱布包扎好,避免空气中脏物进入引流瓶。每日更换引流瓶,更换时应注意连接管和接头的消毒,更换前双钳夹闭引流管近心端,更换完毕检查有无漏气,再解开双钳,以防止气体进入胸腔造成人为气胸。伤口有分泌物时随时更换敷料。

4.肺功能锻炼

鼓励患者每 2h 进行一次深呼吸、咳嗽和吹气球练习,以促进受压萎陷的肺扩张,加速胸腔内气体排出,促进肺复张。但是需要避免持续性剧烈咳嗽。

5.拔管护理

拔管前做好患者和物品准备。拔管后注意观察有无胸闷、呼吸困难、切口有无漏气、出血、皮下气肿等。

八、健康教育

(一)坚持肺部基础疾病的治疗

向患者介绍:继发性自发性气胸的发生是由于肺组织有基础疾病的存在,因此遵医嘱积极治疗肺部基础疾病对于预防气胸的复发极为重要。

(二)避免气胸诱发因素

(1)避免抬举重物、剧烈咳嗽、屏气、用力排便等,并采取有效的预防便秘措施。

(2)注意劳逸结合,在气胸痊愈后的 1 个月内,不要进行剧烈运动,如打球、跑步等。

(3)保持愉快心情,避免情绪波动。

(4)吸烟者需要戒烟。

(三)气胸复发时的处理

若出现突发性胸痛,即感到胸闷、气急时,可能为气胸复发,需要立即就诊。

第五节　支气管哮喘的护理

一、概述

支气管哮喘简称哮喘,是一种以嗜酸性粒细胞和肥大细胞反应为主的气道变应性炎症和气道高反应为特征的疾病。气道阻塞不同程度的可逆性是本病的特点。临床变现为反复发作的呼气性呼吸困难伴哮鸣音,可自行或经治疗后缓解。为减少或避免哮喘发作,缓解期仍须进行病因治疗。近年来哮喘发病严重程度和病死率大致相同,约 40% 的患者有家族史。

二、病因

本病的病因较复杂,大多认为是一种多基因遗传病,受遗传因素、环境因素和神经因素等多种因素的影响。

（一）遗传因素

哮喘患者亲属患病率高于群体患病率,并且亲缘关系越近,患病率越高,患者病情越严重,其亲属患病率也越高。哮喘与遗传的关系已日益被重视。家系资料显示,早期的研究大多认为哮喘是单基因遗传病,有学者认为是常染色体显性遗传的疾病,也有认为是常染色体隐性遗传的疾病。目前认为哮喘是一种多基因遗传病,其遗传度在 $70\%\sim80\%$。多基因遗传病是位于不同染色体上多对致病基因共同作用所致,这些基因之间无明显的显隐性区别,各自对表现型的影响较弱,但有累加效应,发病受环境因素的影响较大。所以,支气管哮喘由若干作用微小但有累积效应的致病基因构成其遗传因素,这种由遗传基础决定个体患病的风险称为易感性。而由遗传因素和环境因素共同作用并决定个体是否易患哮喘的可能性则称为易患性。遗传度的大小可衡量遗传因素在其发病中的作用大小,遗传度越高则表示遗传因素在发病中所起的作用越大。许多调查资料表明,在一个家系中,患者数越多,其亲属患病率越高,患者病情越严重,其亲属患病率也越高。

（二）环境因素

哮喘的形成和反复发病,常是许多复杂因素综合作用的结果。

1.吸入物

吸入物分为特异性和非特异性两种。前者如尘螨、花粉、真菌、动物毛屑等;非特异性吸入物如硫酸、二氧化硫、氯氨等。职业性哮喘的特异性吸入物如甲苯二异氰酸酯、邻苯二甲酸酐、乙二胺、青霉素、蛋白酶、淀粉酶、蚕丝、动物皮屑或排泄物等,此外,非特异性的尚有甲醛、甲酸等。

2.感染

哮喘的形成和发作与反复发作呼吸道感染有关。在哮喘患者中,可存在有细菌、病毒、支原体等的特异性 IgE,如果吸入相应的抗原则可激发哮喘。在病毒感染后,可直接损害呼吸道上皮,致使呼吸道反应性增高。有学者认为病毒感染所产生的干扰素、IL-1 使嗜碱性粒细胞释放的组胺增多。在乳儿期,呼吸道病毒（尤其是呼吸道合胞病毒）感染后,表现哮喘症状者也甚多。此外,由于寄生虫如蛔虫、钩虫引起的哮喘,在农村仍可见到。

3.食物

由于饮食关系引起哮喘发作的现象常可见到,尤其是婴幼儿容易发生食物过敏,但随年龄的增长而逐渐减少。引起过敏最常见的食物是鱼类、虾蟹、蛋类、牛奶等。

4.气候改变

当气温、气压和（或）空气中离子等改变时可诱发哮喘,故在寒冷季节或秋冬气候转变时发病较多。

5.精神因素

患者情绪激动、紧张不安、怨怒等,都会促使哮喘发作,一般认为它是通过大脑皮层和迷走神经反射或过度换气所致。

6.运动

有 $70\%\sim80\%$ 的哮喘患者在剧烈运动后会诱发哮喘,称为运动诱发性哮喘,或称运动性哮喘。典型的病例是在运动 $6\sim10min$,停止运动后 $1\sim10min$ 内支气管痉挛最明显,许多患者在 30～60min 内自行恢复。运动后约有 1h 的不应期,在此期间 40%～50% 的患者再进行运动则不发生支气管痉挛。临床表现有咳嗽、胸闷、气急、喘鸣,听诊可闻及哮鸣音。有些患者运动后虽无典型的哮喘表现,但运动前后的肺功能测定发现有支气管痉挛。本病多见于青少年。如果预先给予色甘酸钠、酮替芬或氨茶碱等,则可减轻或防止发作。有关研究认为,剧烈运动后因过度通气致使气道黏膜的水分和热量丢失,呼吸道上皮暂时出现浓度过高,导致支气管平滑肌收缩。

7.哮喘与药物

有些药物可引起哮喘发作,如心得安等因阻断 β₂ 肾上腺素能受体而引起哮喘。2.3%～20% 的哮喘患者因服用阿司匹林类药物而诱发哮喘,称为阿司匹林哮喘。患者因伴有鼻息肉和对阿司匹林耐受低下,因而又将其称为阿司匹林三联症。其临床特点是,服用阿司匹林可诱发剧烈哮喘,症状多在用药后 2h 内出现,偶可晚至 2～4h。患者对其他解热镇痛药和非甾体抗炎药可能有交叉反应;儿童哮喘患者发病多在 2 岁以前,但大多为中年患者,以 30～40 岁者居多;女性多于男性,男女之比约为 2∶3;发作无明显季节性,病情较重又顽固,大多对激素有依赖性;半数以上有鼻息肉,伴有常年性过敏性鼻炎和(或)鼻窦炎,鼻息肉切除术后有时哮喘症状加重或促发;常见吸入物变应原皮试多呈阴性反应;血清总 IgE 多正常;家族中较少有过敏性疾病的患者。关于其发病机制尚未完全阐明,有人认为患者的支气管环氧酶可能因一种传染性介质(可能是病毒)的影响,致使环氧酶易受阿司匹林类药物的抑制,即对阿司匹林不耐受。因此当对患者使用了阿司匹林类药物后,影响了花生四烯酸的代谢,抑制前列腺素的合成,使 PGE2/PGF2α 失调,白细胞三烯生成量增多,导致支气管平滑肌出现强而持久的收缩。

哮喘的重要特征是存在气道高反应性,研究表明,一些遗传因子控制着气道对环境刺激的反应,说明哮喘患者家属中存在气道高反应性的基础,故气道高反应性遗传在哮喘的遗传中起着重要作用。

(1)变态反应:支气管哮喘的发病与变态反应有关,已被公认的主要为 I 型变态反应。患者多为特异性体质,常伴有其他过敏性疾病,当变应原进入体内刺激机体后,可合成高滴度的特异性 IgE,并结合于肥大细胞和嗜碱性粒细胞表面的高亲和性 Fcε 受体(FcεR1);也能结合于某些 B 细胞、巨噬细胞、单核细胞、嗜酸粒细胞、NK 细胞及血小板表面的低亲和性 Fcε 受体(FcεR2)。但是 FcεR2 与 IgE 的亲和力比 FcεR1 低 10～100 倍。如果过敏原再次进入体内,可与结合在 FcεR 上的 IgE 交联,合成并释放多种活性介质,致使支气管平滑肌收缩、黏液分泌增加、血管通透性增高和炎症细胞浸润等,炎症细胞在介质的作用下又可释放多种介质,使气道炎症加重。根据过敏原吸入后哮喘发生的时间,可分为速发型哮喘反应(IAR)、迟发型哮喘反应(LAR)和双相型哮喘反应(DAR)。IAR 几乎在吸入过敏原的同时立即发生反应,15～30min 达高峰,在 2h 左右逐渐恢复正常。LAR 则起病迟,6h 发生,持续时间长,可达数天。某些较严重的哮喘患者与迟发型反应有密切关系,其临床症状重,肺功能受损明显而持久,常需吸入糖皮质激素等药物治疗后恢复。近年来,LAR 的临床重要性已引起人们的高度重视。LAR 的机制较复杂,与 IgE 介导的肥大细胞脱颗粒有关,主要因气道炎症所致,可能涉及肥大细胞的再脱颗粒和白三烯(LT)前列腺素(PG)、血栓素(TX)等缓发介质的释放。有研究表明,肥大细胞脱颗粒反应不是免疫机制所特有的,非免疫性刺激例如运动、冷空气、吸入二氧化硫等都可激活肥大细胞而释放颗粒。现认为哮喘是一种涉及多种炎症细胞相互作用、许多介质和细胞因子参与的一种慢性炎症疾病,LAR 是由于气道炎症反应的结果,肥大细胞则为原发效应细胞,而嗜酸性粒细胞、中性粒细胞、单核细胞、淋巴细胞和血小板等为继发效应系统,这些细胞又可释放大量炎性介质,激活气道靶器官,引起支气管平滑肌痉挛、微血管渗漏、黏膜水肿、黏液分泌亢进的神经反应兴奋,患者的气道反应性明显增高。临床上单用一般支气管扩张剂不易缓解,而应用皮质类固醇和色甘酸钠吸入治疗可预防 LAR 的发生。

关于支气管哮喘与Ⅲ型变态反应的关系现又提出争议。传统观点认为,外源性哮喘属Ⅰ型变态反应,表现为 IAR;而内源性哮喘属Ⅲ型变态反应(Arthus 现象),表现为 LAR。但也有研究结果表明,LAR 绝大多数继发于 IAR,LAR 对 IAR 有明显的依赖性。因此,并非所有 LAR 都是Ⅲ型变态反应。

(2)气道炎症:气道炎症是近年来哮喘发病机制研究领域的重要进展。支气管哮喘患者的气道炎症是一种由多种细胞特别是肥大细胞、嗜酸性粒细胞和 T 淋巴细胞参与,并有 50 多种炎症介质和 25 种以上细胞因子相互作用的气道慢性非特异性炎症。气道炎症是哮喘患者气道可逆性阻塞和非特异性支气管高反应性的重要决定因素。哮喘的气道炎症反应过程有三个阶段,即 IgE 激活和 FcεR 启动,炎症介质和细胞因子释放,以及黏附分子表达促使白细胞跨膜移动。当变应原进入机体后,B 细胞识别抗原并活化,其活化途径如下:T、B 细胞识别抗原不同表位分别表达激活;B 细胞内吞、处理抗原并结合主要组织相容性复合体(MHCⅡ),此复合体被 Th 识别后释放 IL-4、IL-5 进一步促进 B 细胞活化。被活化的 B 细胞产生相应的特异性 IgE 抗体,后者再与肥大细胞、嗜酸性粒细胞等交联,再在变应原的作用下产生、释放炎症介质。已知肥大细胞、嗜酸性粒细胞、中性粒细胞、上皮细胞、巨噬细胞和内皮细胞都有产生炎症介质的能力,根据介质产生的先后可分为快速释放性介质(如组胺)、继发产生性介质(PG、LT、PAF 等)和颗粒衍生介质(如肝素)三类。肥大细胞是气道炎症的主要原发效应细胞,肥大细胞激活后,可释放组胺、嗜酸性粒细胞趋化因子(ECF-A)、中性粒细胞趋化因子(NCF-A)、LT 等介质。肺泡巨噬细胞在始动哮喘炎症中也可能起重要作用,它被激活后可释放 TX、PG 和血小板活因子(PAF)等介质。ECF-A 使嗜酸性粒细胞趋化,并诱发释放主要碱基蛋白(MBP)、嗜酸性粒细胞阳离子蛋白(ECP)、嗜酸性粒细胞过氧化酶(EPO)、嗜酸性粒细胞神经毒素(EDN)、PAF、LTC4 等,MBP、EPO 可使气道上皮细胞脱落,暴露感觉神经末梢,造成气道高反应性。MBP、EPO 又可激活肥大细胞释放介质。NCF-A 可使中性粒细胞趋化并释放 LT、PAF、PGS、氧自由基和溶酶体酶等,加重炎症反应。LTC4 和 LTD4 是极强的支气管收缩剂,并促使黏液分泌增多和血管通透性增加。LTB4 能使中性粒细胞、嗜酸性粒细胞的单核细胞趋化、聚集并分泌介质等。PGD2、PGF2、PGF2α、PGI2 和 TX 均是强力的气道收缩剂。PAF 可收缩支气管和趋化、激活嗜酸性粒细胞等炎症细胞,诱发微血管渗出增多,是重要的哮喘炎症介质之一。近年来发现,在气道上皮细胞及血管内皮细胞产生的内皮素(ET5)是引起气道收缩和重建的重要介质,ET1 是迄今所知最强的支气管平滑肌收缩剂,其收缩强度是 LTD4 和神经激肽的 100 倍,是乙酰胆碱的 1000 倍,ET 还有促进黏膜下腺体分泌和促进平滑肌和成纤维细胞增生的效应。炎前细胞因子 TNFα 能刺激气道平滑肌细胞分泌 ET1,这不仅加剧了平滑肌的收缩,还提高了气道平滑肌自身收缩反应性,并可导致由气道细胞异常增生引起气道重建,可能成为慢性顽固性哮喘的重要原因。黏附分子是一类能介导细胞间黏附的糖蛋白,现已有大量研究资料证实,黏附分子在哮喘发病中起重要作用,在气道炎症反应中,黏附分子介导白细胞与内皮细胞的黏附和跨内皮转移至炎症部位。

总之,哮喘的炎症反应有多种炎症细胞、炎症介质和细胞因子参与,其关系十分复杂,有待深入探讨。

(3)气道高反应性:气道反应性是指气道对各种化学、物理或药物刺激的收缩反应。气道高反应性(AHR)是指气道对正常不引起或仅引起轻度应答反应的非抗原性刺激物出现过度的气道收缩反应。气道高反应性是哮喘的重要特征之一。AHR常有家族倾向,受遗传因素影响,但外因性的作用更为重要。目前普遍认为气道炎症是导致气道高反应性最重要的机制之一。当气道受到变应原或其他刺激后,由于多种炎症细胞、炎症介质和细胞因子的参与、气道上皮和上皮内神经的损害等导致 AHR。有人认为,气道基质细胞内皮素的自分泌及旁分泌,以及细胞因子特别是 TNFα 与内皮素相互作用在 AHR 的形成上有重要作用。此外,AHR 与 β-肾上腺能受体功能低下、胆碱能神经兴奋性增强和非肾上腺素能非胆碱能(NANC)神经的抑制功能缺陷有关。在病毒性呼吸道感染、SO_2、冷空气、干燥空气、低渗和高渗溶液等理化因素刺激下均可使气道反应性增高。气道高反应性程度与气道炎症密切相关,但两者并非等同。目前已公认 AHR 为支气管哮喘患者的共同病理生理特征,然而出现 AHR 者并非都是支气管哮喘,如长期吸烟、接触臭氧、病毒性上呼吸道感染、慢性阻塞性肺疾病、过敏性鼻炎、支气管扩张、热带肺嗜酸性粒细胞增多症和过敏性肺泡炎等患者也可出现 AHR,所以应该全面地理解 AHR 的临床意义。

(三)神经因素

支气管的自主神经支配很复杂,除所了解的胆碱能神经、肾上腺素能神经外,还存在非肾上腺素能非胆碱能(NANC)神经系统。

三、病理

气道的基本病理改变为肥大细胞、肺巨噬细胞嗜酸性粒细胞、淋巴细胞与中性粒细胞浸润。气道黏膜上组织水肿,微血管通透性增加,支气管内分泌物储留,支气管平滑肌痉挛,纤毛上皮剥离,基底膜露出,杯状细胞增生及支气管分泌物增加等病理改变,称为慢性剥脱性嗜酸性细胞性支气管炎。上述的改变可随气道炎症的程度而发生变化。若哮喘长期反复发作,则可进入气道不可逆性狭窄阶段,主要表现为支气管平滑肌的肌层肥厚,气道上皮细胞下的纤维化等致气道重建,周围肺组织对气道的支持作用消失。在发病早期,因病理的可逆性,解剖学上很少发现器质性改变。随着疾病发展,病理学变化逐渐明显。肺膨胀及肺气肿较为突出,肉眼可见,肺柔软疏松有弹性,支气管及细支气管内含有黏稠痰液及黏液栓。支气管壁增厚、黏膜充血肿胀形成皱襞,黏液栓塞局部可发现肺不张。

四、临床表现

支气管哮喘典型的表现是发作性伴有哮鸣音的呼气性呼吸困难。与哮喘相关的症状有咳嗽、喘息、胸闷、咳痰等。干咳或咳大量白色泡沫痰,严重者可呈强迫坐位或端坐呼吸,甚至出现发绀。哮喘症状可在数分钟内发作,数小时至数天,用支气管扩张药可缓解或自行缓解。哮喘的发病特征如下。①发作性:当遇到诱发因素时呈发作性加重。②时间节律性:常在夜间及凌晨发作或加重。③季节性:常在冬春季节发作或加重。④可逆性:平喘药通常能缓解症状,可有明显的缓解期。认识这些特征,有利于哮喘的诊断与鉴别。

(一)护理体检

缓解期可无异常体征。发作期胸廓膨隆,叩诊呈过清音,多数患者双肺可闻及广泛的呼气相为主的哮鸣音,呼气音延长。严重哮喘发作时常有呼吸费力、大汗淋漓、发绀、胸膜反常运动、心率增快、奇脉等体征。

(二)运动性哮喘

有些青少年患者在运动时出现胸闷和呼吸困难,称为运动性哮喘。

(三)重症哮喘

严重的哮喘发作持续 24h 以上,经一般支气管舒张剂治疗不能缓解者,称为重症哮喘,又称哮喘持续状态。常因呼吸道感染未控制,持续接触大量的过敏原,失水使痰液黏稠形成痰栓阻塞细支气管,治疗不当或突然停用糖皮质激素,精神过度紧张,并发自发性气胸或肺功能不全等因素引起。患者表现为极度呼吸困难、端坐呼吸、发绀明显、大汗淋漓、心慌、焦虑不安或意识障碍,甚至出现呼吸及循环衰竭。患者颈静脉怒张,胸廓饱满,呈吸气状,呼吸幅度小,叩诊呈过清音,心浊音界缩小,呼气时两肺可闻及哮鸣音,合并感染者肺部可闻及湿啰音。如呼吸微弱或痰栓阻塞支气管,哮鸣音可不明显。

五、辅助检查

(一)血液常规检查

部分患者发作时可有嗜酸性粒细胞增高,但多数不明显,如并发感染可有白细胞数增高,中性粒细胞比例增高。

(二)痰液涂片检查

可见较多嗜酸性粒细胞,如合并呼吸道细菌感染,痰液涂片革兰染色、细胞培养及药物敏感试验有助于病原菌的诊断及指导治疗。

(三)肺功能检查

缓解期肺通气功能多数在正常范围。在哮喘发作时,由于呼气流速受限,表现为第一秒用力呼气量(FEV1)、一秒率(FEV1/FVC)、最大呼气中期流速(MMER)、呼出 50% 与 75% 肺活量时的最大呼气流量(MEF50% 与 MEF75%)以及呼气峰值流量(PEFR)均减少。可有用力肺活量减少、残气量增加、功能残气量和肺总量增加,残气占肺总量百分比增高。经过治疗后可逐渐恢复。

(四)血气分析

哮喘严重发作时可有缺氧,PaO_2 和 SaO_2 降低,由于过度通气可使 $PaCO_2$ 下降,pH 上升,表现呼吸性碱中毒。如重症哮喘,病情进一步发展,气道阻塞严重,可有缺氧及 CO_2 潴留,$PaCO_2$ 上升,表现为呼吸性酸中毒。如缺氧明显,可合并代谢性酸中毒。

六、治疗

目前尚无特效的治疗办法,但坚持长期规范化治疗可使哮喘症状得到良好控制,减少复发甚至不再发作。1994 年美国国立卫生研究院心肺血液研究所与 WHO 共同努力,首次制订了关于哮喘管理预防的全球策略,让长期使用少量或不用药物的患者活动不受限制,并能与正常人一样生活、工作和学习。治疗原则为:消除病因,控制急性发作,预防复发。

(一)消除病因

脱离过敏原,消除引起哮喘的刺激因子。

(二)控制急性发作

急性发作治疗的主要目的是尽快缓解气道阻塞,纠正低氧血症、恢复肺功能,预防进一步恶化或再次发作。治疗方案则依据病情的严重程度而定,可选择以下一种或多种药物。

1.气管扩张剂

即 β_2 受体兴奋剂。此类药物主要通过兴奋 β_2 受体,舒张支气管平滑肌。稳定细胞膜。短效的 β_2 受体兴奋剂兴奋支气管平滑肌的作用强,起效快(吸入后数分钟即发生作用),能迅速控制哮喘的急性发作。常用的 β_2 受体兴奋剂有沙丁胺醇(又名舒喘灵,喘乐宁),特布他林(博利康尼),非诺特罗(备劳特)等。舒喘灵片 $2\sim4mg$,每日 3 次,喘乐宁气雾吸入,$0.1\sim0.2mg$,每日 $2\sim3$ 次,博利康尼,$2.5mg$,每日口服 $2\sim3$ 次;缓解舒喘灵(全特宁)口服剂量,每次 $8mg$,每日 2 次,其他常用的长效 β_2 受体兴奋剂有丙特卡罗(美喘清),沙美特罗和班布特罗缓释片等。

2.茶碱类药物

主要的作用机理如下:抑制磷酸二酯酶,提高平滑肌细胞内的 cAMP 的浓度,同时具有腺苷受体的拮抗作用;刺激肾上腺分泌肾上腺素;增强呼吸肌的收缩。茶碱类药物的支气管作用低于 β_2 受体兴奋剂。常用的有氨茶碱,口服 $0.1\sim0.2g/$次。3 次/天,必要时用葡萄糖稀释后静脉推注或静脉注射,一般日剂量为 $8\sim10mg/kg$,每日总量不得超过 $1.2\sim1.5g$。由于茶碱的毒性作用以及个体间茶碱的代谢差异很大,为获得最佳有效血浓度,防止不良反应,应经常监测血液中茶碱浓度。茶碱缓释片(舒弗美)、氨茶碱控释片,每 12h 服药一片常能维持理想的血药浓度。

3.抗胆碱能药物

其作用主要是,可以阻断节后迷走神经通路,降低迷走神经兴奋性,使平滑肌松弛;异丙溴铵吸入制剂(商品名为爱喘乐)疗效好,不良反应较少。此外还有阿托品、654-2 等。

4.其他受体拮抗剂

如硝苯地平通过钙离子进入肥大细胞,以缓解支气管痉挛,息斯敏则通过拮抗 H_1 受体扩张支气管。

5.急性发作的其他处理措施

促进痰液引流、氧疗、控制感染,危重患者应注意水、电解质和酸碱平衡失调,并及时给予纠正,必要时给予机械通气。

(三)预防复发

避免接触过敏原,参加体育锻炼,增强体质,预防感冒。还可以采用以下措施。

1.色甘酸二钠

色甘酸二钠是一种肥大细胞稳定剂,能降低气道的高反应性,对预防运动或过敏原诱发的哮喘最为有效,有两种方法:一是为预防哮喘症状发作,应每天用药,每次吸入 20mg,每日 3 次;二是为预防运动或接触过敏(如动物)引起的哮喘,应在运动前(或接触前)$5\sim6min$ 用药。

此药效可持续 3～4h,其不良反应可见干咳等。酮替芬能抑制肥大细胞释放介质,对 LAR 和 IAR 均有效,主要不良反应有嗜睡、倦怠。

2.丙酸培氯米松气雾剂

$100\mu g$ 雾化吸入,每日 3～4 次,控制气道反应性炎症。

七、护理

(一)护理诊断

1.气体交换受损

与支气管痉挛、气道炎症、黏液分泌增加所致气道阻力增加有关。

2.清理呼吸道无效与气道

平滑肌痉挛、痰液增多黏稠,无效咳嗽,疲乏无力有关。

3.知识缺乏

缺乏正确使用雾化吸入器的有关知识。

4.焦虑

与哮喘反复发作,呼吸困难有关。

5.潜在并发症

自发性气胸、呼吸衰竭、肺心病。

(二)护理措施

1.气体交换受损

(1)加强观察,了解病情变化:观察患者呼吸形态,有无高碳酸血症或低氧血症的症状、体征,定时听诊肺部呼吸音,估计哮鸣音变化情况。重症哮喘应专人护理,每隔 10～20min 测量血压、脉搏和呼吸一次。检测动脉血气分析结果,肺功能指标等。

(2)环境和体位:提供安静、舒适、冷暖适宜的环境。保持空气流通,室内不宜放花草、羽毛枕,避免尘埃飞扬或吸入刺激性气体。根据病情提供舒适体位,如端坐体位者提供床旁桌以作支撑。有明确过敏原者,应尽快脱离过敏原。

(3)饮食:提供清淡、易消化、高热量、高维生素的流质、半流质饮食,保持患者营养充足。不宜食鱼、虾、蟹、蛋类、牛奶等易引起过敏的食物。多饮水,防止痰液黏稠。

(4)氧疗:遵医嘱给予氧气 2～4L/min,伴高碳酸血症者应低流量吸氧。吸氧时注意呼吸道湿化、通畅,避免干燥、寒冷气流的刺激,必要时机械通气。

(5)教会、鼓励患者缓解深呼吸或缩唇呼吸,以改善通气,缓解症状。

(6)用药护理:遵医嘱给予支气管舒张药,抗炎药等,并评估效果及不良反应。β_2受体激动剂:指导患者按需服药,因长期规律使用易出现耐受性;指导患者正确使用雾化吸入器;部分患者有头痛、头晕、心悸、手指颤抖等不良反应,停药或坚持一段时间用药后可消失。用量过大可引起心律失常甚至猝死。茶碱类:用量过大或静脉注射过快,轻者有恶心、呕吐,严重时出现心律失常、血压下降甚至死亡。安全浓度为 6～15μg/mL,总量不超过 1.5g,注射时间在 10min 以上。控释片或缓释片整片吞服。糖皮质激素:对胃肠道有刺激作用,宜饭后服用。吸入易引起咽部念珠菌感染,吸入激素后立即漱口。长期用药应注意肥胖、糖尿病、高血压、骨质疏松、消化性溃疡等不良反应。联合 β_2 受体激动剂或控释茶碱,以减少糖皮质激素用量。患者不得自行停药或减量,应遵医嘱进行阶梯式逐渐减量。

2.清理呼吸道无效

(1)评估患者痰的色、质、量及黏稠度,患者体力状况,咳嗽的能力及方法,听诊肺部呼吸音,尤其是啰音部位。评估患者液体出入量,有无脱水的表现。

(2)教会患者深呼吸和有效的咳嗽、咳嗽咳痰技巧,协助患者翻身拍背,保证痰液引流。

(3)加强营养,补充消耗,防止患者衰竭而无力排痰。鼓励患者每天饮水 2～3L,重症哮喘应静脉补液,以纠正脱水,稀释痰液。

(4)遵医嘱给予痰液稀释剂、支气管舒张剂、糖皮质激素及缓解气道炎症和水肿,促使排痰。

(5)必要时经鼻腔或口腔吸痰或气管插管、气管切开,建立人工气道以清除痰液,减少无效腔量。

3.知识缺乏

(1)评估患者使用吸入器的情况,找出使用中存在的问题及原因,然后针对患者存在的问题,结合其文化程度、学习能力,确定教育内容、方法及进度。

(2)准备有关资料(如说明书),与患者及家属讨论吸入器的主要结构、使用方法及正确使用的意义。

(3)医护人员演示吸入器的正确使用方法,指出关键步骤为吸药前先摇匀药液,缓慢吸气至不能再吸时,屏气 5～10s,使较小的雾粒在更远的外周气道沉降,然后缓慢呼气。

(4)反复练习,医护人员观察其使用过程是否正确。

(5)学会有关吸入器的清洗、保存、更换等知识与技能。

八、健康教育

(一)提高患者对疾病的正确认识,增强战胜疾病的信心

帮助患者及家人获得哮喘的有关知识,如哮喘的概念,诱因,控制发作及治疗,维持患者正常工作和学习,使患者建立战胜疾病的信心。

(二)避免哮喘的诱因

避免摄入引起哮喘发作的食物;室内不种花草,不养宠物;保持室内清洁;打扫或喷洒杀虫剂时,患者应离开现场。避免刺激性气体的吸入。戒酒,避免被动吸烟,预防上呼吸道感染。掌握正确的吸入技术。讲解常用药的用法、剂量、疗效及不良反应,与患者共同制订长期管理、防止复发的计划。

(三)自我监测病情

识别哮喘的先兆及哮喘加重的早期表现,评估哮喘发作的程度,在症状出现以前争取早期用药,避免哮喘的严重发作。

(四)嘱患者随身携带止喘气雾剂

强调一出现哮喘先兆,应立即吸入 β_2 受体激动剂,同时保持平静、放松以迅速控制症状。单纯的运动性哮喘在运动前吸入色甘酸二钠,酮替芬可预防发作。

（五）保持生活规律和乐观情绪

特别是向患者说明发病与精神紧张、生活压力有关。积极参加体育锻炼，尽可能改善肺功能，预防发展为不可逆的气道阻塞。

第六节　支气管扩张的护理

一、概述

支气管扩张简称支扩，是一种常见的慢性呼吸道化脓性疾病，多数继发于呼吸道感染和支气管阻塞。由于支气管壁的肌肉和弹性组织遭到破坏，引起支气管变形及不可逆的扩张。多见于儿童和青少年时期。其主要表现为慢性咳嗽、咳大量脓痰和（或）反复咯血。从流行病学角度看，其发病率随着人们生活的改善，免疫接种以及抗生素的应用得到了明显控制。

二、病因

支气管扩张的病因很多，临床上可引起支气管管壁防御功能减弱的疾病均可导致支气管扩张。根据支气管扩张发病机制的不同，病因主要可分为支气管—肺部感染和支气管阻塞两大类，两者相互影响，导致支气管壁的破坏引起支气管扩张。

（一）支气管—肺部感染

病毒、细菌、真菌和支原体感染均可引起支气管和肺部反复感染，气管的各层组织如平滑肌纤维和弹力纤维遭到破坏，管壁的支撑作用减弱，在吸气和咳嗽时管腔内的压力增高及胸腔内负压的牵引而扩张，呼气时不能回缩，使远端支气管引流不畅，大量分泌物长期积聚在气管腔内，加重管壁的破坏，从而导致支气管扩张。

（二）支气管阻塞

异物、肺部肿瘤、肺门淋巴结肿大、慢性阻塞性肺疾病等疾病均可造成支气管狭窄或部分阻塞，在支气管内形成活瓣，吸入空气容易而呼出困难，致使阻塞部位远端的支气管管腔内压逐渐增高，造成管腔扩张。

（三）支气管先天性发育缺损和遗传因素

巨大气管－支气管症，可能是先天性结缔组织异常、管壁薄弱所致的扩张。Kartagener综合征因软骨发育不全或弹性纤维不足，导致局部管壁薄弱或弹性较差，常伴有鼻窦炎及内脏转位（右位心），其支气管扩张的发病率为 15％～20％，明显高于一般人群。

（四）免疫缺陷

丙种球蛋白缺乏症和低球蛋白血症的患者免疫功能低下，常反复发生支气管炎，诱发支气管扩张。

三、病理

正常情况下支气管壁可分为黏膜、黏膜下层和外膜三层，在气道不同的部位，其分布各有不同。在黏膜及黏膜下层所含的黏液分泌细胞、纤毛细胞及参与免疫反应和其他防御机制的细胞，具有保护气道和肺组织免受有害物质损伤的作用。其他气道结构如弹力和肌肉纤维及软骨层具有调节气道口径的作用。血管和淋巴样组织具有气道营养和防御作用。

支气管扩张部位的管壁因慢性炎症刺激而遭到破坏,纤毛柱状上皮细胞鳞状化生或萎缩,纤毛细胞运动受损或消失,黏液分泌增多,导致慢性和急性炎症。此外,由于支气管壁丧失正常的张力,受累支气管管腔逐渐扩张,向外突出,或形成囊状。扩张的管腔内常有黏液积存、黏膜明显炎症及溃疡,造成支气管管壁出现不同程度的破坏及纤维组织增生。显微镜下可见支气管壁淋巴细胞浸润或淋巴样结节,黏液腺及淋巴细胞明显,甚至不能见到正常结构,仅见若干肌肉及软骨碎片。管壁上有中性粒细胞浸润,周围肺组织纤维化、萎陷或肺炎等病理改变。扩张的支气管周围可见新生血管,或支气管动脉和肺动脉的终末支扩张吻合,形成血管瘤,易引起咯血。

肉眼观察支气管扩张多发生于一个肺段,也可在双侧多个肺段发生,常见于两肺下叶,由于左侧支气管与气管分叉角度较右侧大,管腔比右侧细长,且受心脏血管的压迫而引流不畅,容易引起肺不张及继发感染,更容易发病。

四、临床表现

支气管扩张可发生于任何年龄,病程呈慢性经过,长期咳嗽、咳痰、反复咯血可达数年或数十年。多数患者在幼年时期患有麻疹、百日咳,或有肺炎病史,以后常有反复发作的呼吸道感染。早期支气管扩张的临床表现不明显,随着病程延长,可表现为反复咳嗽、咳大量脓痰、反复咯血。

(一)症状

1.慢性咳嗽伴大量脓痰

慢性咳嗽是最常见的症状,尤其是在改变体位时,患者侧卧位时咳嗽减轻,反之加重。咳嗽与感染严重程度密切相关,咳痰与病变部位、严重程度及支气管引流通畅程度有关。咳嗽多发生于早晨和晚上,由于体位改变,痰液在气道内流动接触到正常黏膜,引起刺激,出现咳嗽及咳大量脓痰。24h痰量可作为衡量疾病严重程度的指标:每天痰量少于10mL为轻度,10～15mL为中度,大于150mL为重度。急性呼吸道感染时,咳嗽和咳痰量明显增多,每天痰量可达100～600mL,痰液常呈黄绿色脓性,若有厌氧菌混合感染常伴有臭味。收集24h痰量并静置于玻璃瓶中,数小时后痰液可分离成四层:上层为黏液泡沫,下层为脓液,中层为混浊浆液,最下层为坏死沉淀组织。此为典型支气管扩张的痰液改变。

2.反复咯血

大多数患者反复咯血,咯血量不等,可表现为痰中带血丝,随着病情的发展,支气管表层肉芽组织创面上的小血管或管壁内扩张的小血管破裂出血,引起小量或大量咯血。有些患者平时无咳嗽、脓痰等呼吸道症状,仅以反复咯血为唯一症状,临床上称为"干性支气管扩张"。

3.继发肺部感染

支气管扩张患者由于上呼吸道感染向下蔓延,支气管感染加重,引流不畅,痰液不易咳出,炎症扩展到病变周围的肺组织引起继发性感染,可表现为高热、盗汗、消瘦、贫血、食欲减退等症状。此外,重症支气管扩张患者因支气管周围肺组织化脓性感染和大面积的肺组织纤维化,可并发阻塞性肺气肿。极其严重者,可加重心脏负荷,引起右心功能衰竭而发生下肢水肿,腹腔积液加重呼吸困难等。

(二)体征

患者的体征取决于病变范围及扩张程度,早期及轻度支气管扩张无明显阳性体征,一般在支气管扩张局部可听到大小不等、持久存在的湿啰音。此外,可伴有阻塞性肺炎、肺不张或肺气肿的体征。在慢性支气管扩张患者中可见杵状指、趾及全身营养较差的情况。

五、辅助检查

普通胸部 X 线检查对支气管扩张的敏感性不高。早期轻症患者,X 线胸片常无特殊表现,或仅有患侧肺纹理增粗。重症患者病变区肺纹理增多、增粗、排列紊乱,边缘模糊,有时可见管状透亮区,为管壁明显增厚的支气管影,称为"轨道征"呈典型的蜂窝状或卷发状阴影,其间夹有液平面的囊区。

1.胸部 CT 扫描

对支气管扩张的诊断具有一定的价值,可明确支气管扩张累及的部位、病变范围和性质,初次诊断的患者,如条件允许,应进行胸部 CT 扫描。柱状支气管扩张可表现为支气管壁增厚,管腔增宽,距胸膜下 3cm 的肺周围可见到支气管;囊状支气管扩张表现为含气或含液的囊肿,呈葡萄状;静脉曲张状支气管扩张表现为支气管管壁粗细不一,呈"念珠状"改变。

2.纤维支气管镜检查

诊断支气管扩张一般不需要进行纤维支气管镜检查。但通过纤维支气管镜可明确支气管扩张、出血和阻塞部位,还可进行局部冲洗,取冲洗液做涂片或细菌培养,明确病原菌,协助诊断和治疗。

3.其他检查

无感染时血中白细胞计数大多数正常,继发感染时则可增高,痰涂片或细菌培养可检测出致病菌。

六、治疗

支气管扩张在解剖学上的损害是不可逆的,治疗的目的是控制症状,防止疾病进展。治疗的原则是去除病因,促进痰液排出,控制呼吸道反复感染,必要时手术治疗。

(一)控制感染

控制感染是支气管扩张急性感染期的主要治疗手段,根据患者的症状、体征、痰液的性状、痰培养及药敏试验结果,合理选择抗生素。初期给予抗感染治疗,如氨苄西林、阿莫西林或头孢菌素等。如患者为铜绿假单胞菌感染时可选择喹诺酮类药物加氨基糖苷类或第三代头孢菌素。慢性咳脓痰患者可服用阿莫西林或吸入氨基糖苷类药物,间断规则使用单一抗生素或轮换使用不同种类抗生素。缓解期一般不需要使用抗生素治疗。

(二)排除痰液,保持呼吸道通畅

排除痰液和使用抗生素治疗同样重要,有利于控制炎症,减少并发症,减轻全身中毒症状。

1.物理治疗

包括体位引流、胸部叩击、振动等方法以促进支气管扩张患者痰液排出。

2.药物排痰

使用祛痰剂能稀释痰液,促进排痰,如 α-糜蛋白酶能使黏液糖蛋白裂解,对支气管扩张患者的脓痰有效。支气管痉挛影响痰液排出,加重感染,使用支气管扩张剂如氨茶碱、β_2受体激动剂,能有效解除支气管痉挛,利于痰液排出。

3.纤维支气管镜吸痰

若患者痰液黏稠,积聚在气管内导致引流不畅,可使用纤维支气管镜吸出痰液。

(三)手术治疗

经内科治疗后仍有反复急性呼吸道感染或(和)大咯血患者,其病变范围不超过两叶肺,全身情况良好,可根据病变范围行肺段或肺叶切除术。

七、护理措施

(一)生活护理

1.休息

保持病室环境清洁,安静,温湿度适宜,促进休息。严重感染伴高热及咯血等症状的患者应卧床休息,注意保暖,保证充足睡眠。

2.饮食护理

支气管扩张患者因反复感染,造成机体消耗量增加,鼓励患者多进食肉类、蛋类、豆类等高蛋白质、高热量、高维生素、易消化的饮食,少食多餐,避免生冷、辛辣食物和浓茶、咖啡等刺激性饮料,以免诱发刺激性咳嗽。高热的患者多饮水,每天1500mL以上,以稀释痰液。指导患者在饭后及排痰后用清水或漱口液漱口,保持口腔清洁湿润,增进食欲,减少呼吸道感染的发生。

(二)病情观察

密切观察患者咳嗽,咳痰的性质和时间;痰液量、气味、颜色和分层,及时留取痰标本送检。

(三)用药护理

根据病情及痰培养和药物敏感试验的结果,选用敏感的抗生素。掌握药物的常用剂量及使用方法,密切观察药物作用和不良反应,如出现异常情况及时通知医生,并配合处理。

(四)体位引流的护理

体位引流是使患者处于特殊的体位,利用重力作用促使肺部及支气管内的分泌物流入大支气管并排出体外的方法。其原则是将病变部位放在高位,使引流支气管的开口向下。其引流效果与需要引流部位所对应的体位密切相关。对大对数支气管扩张患者来说,体位引流采取坐位、半坐卧位时无特别禁忌证。但年迈及身体极度虚弱、无法耐受引流的体位、无力排出分泌物的患者,在这种情况下进行体位引流将导致低氧血症;对于脑外伤及开颅术后患者体位的改变,特别是处于头低位时,可使颅内压升高,因此上述患者禁止体位引流。

1.引流时间

因为晚间黏液纤毛的廓清作用减弱,气道分泌物容易潴留,故引流时间应选择在早晨清醒后。根据患者病情,病变的部位以及身体情况,每日引流2~3次,每一部位可引流5~15min,引流过程中及引流后可进行间断吸氧,以防低氧血症的发生。

2.引流体位

如病变涉及多个部位,应从上至下进行引流,首先引流肺上叶,然后引流肺下叶后基底部。引流时指导患者采取不同体位,使患侧肺叶或肺段抬高,引流支气管开口朝下,便于痰液流入大支气管和气管而排出。在引流前15min可使用支气管扩张剂如沙丁胺醇雾化吸入或生理盐水超声雾化吸入,使支气管扩张稀释痰液,更加有利于体位引流。抬高体位可采用枕头、斜板、三摇床等。体位安排妥当后,嘱患者行深呼吸及咳嗽。引流时,嘱患者间断进行深呼吸后用力咳嗽,术者手做杯口状,以大小鱼际及手掌根部轻拍患者胸壁,自下而上进行,直到痰液排尽,或使用机械振动器,使积聚的分泌物松动并移动,易于咳出或引流。

3.引流过程中的观察

体位引流时要密切观察患者的面色、呼吸、脉搏等变化,如出现头晕、呼吸困难、心慌、出冷汗等症状时应立即停止引流,通知医生,给予半卧位或平卧位吸氧。

4.引流后的护理体

引流结束后协助患者取合适体位,观察5～10min,记录咳出痰的颜色、量、黏稠度、性质,听诊有无异常的呼吸音。

(五)咯血的护理

咯血是指喉或喉部以下呼吸道、肺组织的出血,血液借助咳嗽经口腔排出。咯血量的多少与疾病的严重程度不完全一致,少量咯血时仅表现为痰中带血,大咯血时血液从口鼻腔涌出,造成呼吸道阻塞,甚至窒息。小量咯血:每日咯血量在100mL以内。中等量咯血:每日100～500mL。大量咯血:每日咯血量500mL以上(或一次咯血量100～500mL)。凡是经口腔排出的血液,需仔细与呕血相鉴别。

1.心理护理

患者咯血时护士应做好必要的解释,缓解患者紧张、恐惧情绪,使其有安全感。及时清理残留血迹,协助漱口,保持口腔清洁、舒适,以防口腔异味刺激,诱发咯血。对于精神极度紧张者,可适当使用小剂量镇静剂,如地西泮5～10mg肌内注射。禁用吗啡、哌替啶,以免抑制呼吸。咯血伴剧烈咳嗽者可使用镇咳剂,必要时可使用可待因口服或皮下注射,但年老体弱、肺功能不全者慎用。

2.一般护理

(1)饮食护理:大咯血者暂禁食,小量咯血或大咯血停止后,可进少量温凉的流质饮食,多饮水,多吃富含纤维素食物,保持大便通畅。便秘者可服用缓泻剂,帮助排便,避免用力排便增加腹压诱发咯血。

(2)休息与体位:小量咯血时嘱患者安静休息,中量和大量咯血者应绝对卧床休息,保持病室安静,尽量减少搬动患者。协助患者取患侧卧位,头偏向一侧,可减少患侧出血,防止病灶向健侧扩散,有利于健侧通气。若有窒息者立即采取头低脚高体位,轻叩背部,排出血块,必要时做好气管插管或气管切开的准备。

(3)保持呼吸道通畅:嘱患者轻轻将气管内存留的积血咯出,咯血时不能屏气,以免诱发喉头痉挛,血液引流不畅形成血凝块,引起呼吸道阻塞。

3.病情观察

(1)密切观察患者血压、脉搏、呼吸、瞳孔、意识等方面的变化并做好详细记录,以便随时发现和判断病情。

(2)注意观察患者咯血的量、颜色、性质及出血的速度,是否伴有发热、胸痛、呛咳、脓痰、皮肤黏膜出血等症状。

(3)密切观察有无窒息先兆,如胸闷、气憋、唇甲发绀、面色苍白、大汗淋漓、烦躁不安等,立即将患者置于头低脚高位,通知医生,做好抢救工作。

4.大咯血的抢救护理

大咯血时要安慰患者,保持镇静,配合医护人员积极治疗,防止窒息。首先要准备好各种抢救物品和药品,如吸引器、吸痰管、氧气装置、气管切开治疗包、止血药物等。保持气道通畅,必要时使用吸痰管吸引血凝块;快速建立静脉通路,给予垂体后叶素静脉滴入,收缩全身小动脉,减少回心血流和肺循环血量,制止肺的出血。静脉滴注垂体后叶素应调好速度,严密观察血压的变化,速度过快易引起恶心、呕吐、血压升高、心率增快等,因此高血压、冠心病患者禁用。

5.窒息的护理

窒息是大咯血的严重后果,也是咯血致死的主要原因,病死率为 $25\% \sim 100\%$。咯血造成窒息除与患者咯血量有关外,还与患者全身情况有着密切关系。老年体弱或者肺功能差的患者,尽管不是大咯血,也有可能导致窒息死亡。若患者大咯血突然停止,表情恐怖、张口瞪目、两手乱抓、抽搐、大汗淋漓、牙关紧闭或神志突然丧失,则提示血液阻塞呼吸道发生窒息。应取头低足高 $45°$ 俯卧位,头后仰,轻拍背部,排出血凝块。必要时撬开牙关或用吸痰器清除气道内血块。若无效,则立即配合医生行气管插管或气管镜等器械吸取血块,解除气道阻塞。气道血凝块清除后,如无自主呼吸,应行人工呼吸,给予高流量吸氧,遵医嘱使用呼吸中枢兴奋剂,密切观察病情变化,警惕再次窒息的可能。同时建立静脉通道,给予输血、补液等抗休克治疗。

八、健康教育

(一)心理指导

该病易反复发作,医务人员要多与患者沟通,做好解释工作,解除焦虑紧张情绪;帮助患者树立治疗信心,咯血时护士要保持镇静,安慰患者,以免加重患者的恐惧心理。

(二)预防呼吸道感染

向患者及家属宣传预防呼吸道感染的重要性,积极治疗百日咳、麻疹、支气管肺炎、肺结核等呼吸道感染;注意保暖,预防感冒,戒烟,避免接触烟雾及刺激性气体以预防该病的发作。

(三)帮助患者

正确认识和对待疾病,了解疾病发生、发展与治疗、护理过程,与患者及家属共同制订长期防治计划。

(四)康复指导

教会患者自我监测病情,一旦发现症状加重,应及时就医。强调清除痰液对减轻症状、预防感染的重要性,指导患者及家属学习和掌握有效咳嗽、胸部叩击、雾化吸入及体位引流的具体方法,有效排除痰液,以控制病情的发展。

(五)生活指导

讲解加强营养对机体康复的重要性,鼓励患者积极参加体育锻炼如跑步、散步、打太极拳等,建立良好的生活习惯,劳逸结合,以维护心肺功能状态。讲明加强营养对机体康复的作用,使患者能主动摄取各种营养物质,以增加机体抵抗力。

第七节 呼吸衰竭的护理

呼吸衰竭是各种原因引起的肺通气和(或)换气功能严重障碍,以致不能进行有效的气体交换,导致缺氧伴(或不伴)二氧化碳潴留,从而引起的一系列生理功能和代谢紊乱的临床综合征。

一、呼吸衰竭的分类

(一)按动脉血气分析分类

呼吸衰竭的明确诊断有赖于动脉血气分析。按动脉血气分析结果可将呼吸衰竭分为如下两种类型。

1.Ⅰ型呼衰

动脉血气分析提示 PaO_2 低于 60mmHg,而 $PaCO_2$ 正常或降低。

2.Ⅱ型呼衰

即高碳酸血症型呼吸衰竭,动脉血气分析提示 PaO_2 低于 60mmHg,且 $PaCO_2$ 高于 50mmHg。

(二)按病理生理分类

按呼吸衰竭病理生理分类,又可将呼吸衰竭分为肺衰竭和泵衰竭两类。

1.肺衰竭

直接影响气道、肺、间质、胸膜的病变引起的衰竭。

2.泵衰竭

影响呼吸中枢和呼吸肌肉及神经病变引起的衰竭。

(三)按病程分类

按呼吸衰竭的病程发展,可分为急性呼吸衰竭和慢性呼吸衰竭。

1.急性呼吸衰竭

呼吸功能突然或迅速发生异常。

2.慢性呼吸衰竭

呼吸功能损害逐渐加重而发展为呼吸衰竭。

二、病因

导致呼吸衰竭的原因可以发生在正常呼吸运动中的任何一个被改变的环节。由于呼吸功能包括肺通气和肺换气功能,因此,将急性呼吸衰竭的常见病因分为泵衰竭和肺衰竭。

(一)泵衰竭

肺通气泵由胸廓、呼吸肌以及调节呼吸肌收缩和舒张的神经系统组成,主要影响 CO_2 排出。这些部位的功能障碍引起的呼吸衰竭称为泵衰竭,常见原因有以下几个方面。

1.呼吸肌疲劳或衰竭

气道阻力增加以及肺顺应性降低导致呼吸肌过度负荷,如上呼吸道梗阻、支气管哮喘、呼吸道肿瘤等。

2.胸廓和胸膜病变

由于畸形、外伤、严重气胸、大量胸腔积液、血胸及胸部手术等因素,影响换气功能。

3.神经肌接头病变

常见于重症肌无力、药物阻滞作用。

4.运动神经病变

常见于脊髓损伤、脊髓灰质炎等。

5.中枢神经系统抑制或功能紊乱

常见于脑炎、脑水肿、药物中毒、脑血管意外、颅脑外伤等。

(二)肺衰竭

肺衰竭是各种原因引起的肺泡气体交换不足的病理状态,主要表现为动脉氧合降低,而无 CO_2 潴留。引起肺衰竭的原因如下。

1.呼吸道气流受限

如上呼吸道梗阻,包括喉头水肿、喉痉挛异物、肿瘤、外伤、感染等,以及广泛和严重的下呼吸道阻力增加。常见的疾病有支气管哮喘严重发作、慢性支气管炎、阻塞性肺气肿和肺心病。

2.肺实质疾病

常见于严重肺部感染、毛细支气管炎、间质性肺疾病、肺水肿等引起的肺实质损伤及急性呼吸窘迫综合征。

三、病理生理相关机制

呼吸衰竭发生机制为高碳酸血症和低氧血症的产生。

(一)高碳酸血症

高碳酸血症发生于肺泡通气不足,即无效腔通气异常升高或二氧化碳产生量增加。

CO_2 对呼吸中枢有很强的兴奋作用。中枢化学感受器对 CO_2 的刺激很敏感,$PaCO_2$ 只需要升高 2mmHg 就可使中枢化学感受器受到刺激,出现通气增强反应;而刺激外周化学感受器,$PaCO_2$ 则需升高 10mmHg。因此,中枢化学感受器在 CO_2 通气反应中起主要作用,当中枢化学感受器受到抑制时,对 CO_2 的敏感性降低。

(二)低氧血症

低氧血症的发病机制主要包括以下两类。

1.肺泡氧分压下降

任何原因引起的肺泡二氧化碳分压增加必将导致肺泡氧分压下降;同时,肺泡通气不足可以导致肺泡氧分压下降;另外,高原等环境中吸入的气体氧分压低,也可导致动脉血氧分压下降。

2.静脉血分流增加

这种情况是因为大量未经氧合的静脉血没有经肺泡进行充分氧合就进入了动脉,也称为静脉血掺杂。未氧合的混合静脉血掺杂导致肺泡动脉血氧分压差增加。

(1)右向左分流:右向左分流指部分未氧合的静脉血绕过肺泡并与氧合后的血液混合,使混合后 PaO_2 介于肺泡氧分压与混合静脉血氧分压之间。其指征如下:①吸入空气时存在严重低氧血症且吸氧时 PaO_2 改善不明显;②FiO_2 超过 0.6 才能达到可接受的 PaO_2;③吸纯氧时

PaO_2 低于 50mmHg。出现右向左分流的情况有肺不张、先天性心脏疾病如室间隔缺损等。

（2）通气血流比失调：通气血流比（V/Q）失调，是引起低氧血症最常见的原因。任何影响肺泡通气或血流分布的肺部疾病都可以导致通气血流比失调。如哮喘、慢性阻塞性肺疾病、肺栓塞等。该类患者氧疗效果较好，PaO_2 较易改善。

（3）弥散受限：当肺毛细血管内血流通过肺泡过快而导致肺泡与肺毛细血管的氧气交换平衡时间不足时，可导致低氧血症。弥散过程受多种因素影响，如弥散面积、肺泡膜的厚度、气体的弥散能力、气体分压差等。氧的弥散能力仅为 CO_2 的 1/20，故弥散障碍主要影响氧的交换，产生单纯缺氧。

四、临床表现

呼吸衰竭除有原发病的表现外，主要为低氧血症和（或）二氧化碳潴留所引起的各脏器受累的临床表现。

（一）低氧血症表现

1.呼吸系统

呼吸改变是呼吸衰竭最早出现的症状。早期表现为呼吸频率增快，可达 40～60 次/分以上，以及呼吸节律和幅度的改变。出现呼吸困难、鼻翼扇动、三凹征、陈施呼吸、比奥呼吸等。肺部呼吸音降低或有干、湿啰音。

2.心血管系统

当缺氧时，早期会出现心率加快、心音有力、心排出量增加、血压上升。心肌缺氧易并发心力衰竭，可出现奔马律、心律不齐、肝大；病情严重者可有面色苍白、心率减慢、心肌收缩力减弱、心音低钝、心排出量减少、末梢循环障碍、血压下降等休克症状，此时会出现口唇、指甲明显发绀。

3.神经系统

大脑对缺氧最敏感。完全缺氧 4～5min，将出现不可逆的脑损害；氧分压＜60mmHg 时，出现注意力不集中，智力和视力下降；氧分压降至 40～50mmHg 时，出现神经精神症状，如头痛、定向力障碍、嗜睡等；氧分压低于 30mmHg 时，出现神志丧失和昏迷；氧分压低于 20mmHg 时，出现不可逆的脑损害。

因此，当早期表现出兴奋、烦躁后，逐渐精神萎靡、反应差、意识障碍时，应立即引起重视，防止出现昏迷、惊厥、脑疝等。

4.消化系统

表现为消化道黏膜溃疡、坏死和出血，甚至肠麻痹。肝脏受损可出现肝功能异常及黄疸。

5.泌尿系统

缺氧使儿茶酚胺分泌增加，肾血管收缩，尿量减少，可致肾功能不全及酸中毒。

6.代谢紊乱

缺氧造成无氧代谢使乳酸堆积，导致代谢性酸中毒。缺氧影响细胞膜钠—钾泵及抗利尿激素分泌增加，导致低钠血症及高钾血症。

(二)高碳酸血症的表现

1.呼吸系统

$PaCO_2$升高早期刺激颈动脉体和主动脉化学感受器来维持呼吸。当$PaCO_2$达12.0kPa（90mmHg）以上时，可对呼吸中枢产生麻醉作用，仅能靠缺氧对化学感受器的刺激来维持呼吸运动，此时如给予高浓度氧，反而抑制呼吸。急性CO_2潴留使呼吸加深、加快，但慢性高碳酸血症时呼吸中枢反应性迟钝，CO_2刺激作用减弱，呼吸变浅。

2.神经系统

当$PaCO_2$达9.3kPa（70mmHg）时可有睡眠规律颠倒、头痛、烦躁不安、摇头、多汗。$PaCO_2$达12.0～13.3kPa（90～100mmHg）时，可表现淡漠、嗜睡、谵妄、肌肉震颤。$PaCO_2$达17.3kPa（130mmHg）时，可进入半昏迷或昏迷，抽搐，生理反射消失。

3.心血管系统

心率增加，心排血量增加，血压升高，严重时心率减慢，血压下降，心律不齐。

4.消化系统

二氧化碳潴留，可引起食欲减退、消化不良，刺激胃酸增加，胃黏膜血管通透性增加，出现消化道出血，转氨酶升高。

5.酸碱平衡失调

$PaCO_2$升高为呼吸性酸中毒，早期机体可代偿，$PaCO_2$继续升高形成失代偿性呼吸性酸中毒。

6.其他

二氧化碳潴留晚期，皮肤黏膜血管扩张，出现面红、肢暖、出汗、口唇樱红、眼结膜充血、水肿等症状。

五、呼吸衰竭的辅助检查

急性呼吸衰竭的主要辅助检查手段为动脉血气分析，用于判断呼吸衰竭类型及相关重要参数结果。慢性呼吸衰竭的常规辅助检查步骤如下。

（1）询问病史、体检，检查口咽部、呼吸肌、胸廓形态等。

（2）动脉血气分析。

（3）进行实验室检查，包括血常规、电解质、甲状腺功能。

（4）肺功能实验，包括肺容积、FEV、呼吸肌肌力。另外，还可以选择进行夜间多导睡眠监测以及跨膈压测定、膈肌肌电图等检查。

六、呼吸衰竭的治疗

引起呼吸衰竭的原因很多，最根本的是要去除诱发因素，如上呼吸道梗阻、严重气胸、大量胸腔积液、药物中毒等。对于感染，休克等引起的急性呼吸窘迫综合征或其他急性呼吸衰竭，也应积极寻找病因，针对病因进行治疗。而慢性呼吸衰竭急性加剧，常因感染、过劳、营养不良、药物应用不当等因素造成，这些因素需要积极纠正。

(一)畅通气道

保持呼吸道通畅的常规方法有翻身、拍背、吸痰。对于急性呼吸衰竭，最基本、最重要的措施为保持呼吸道通畅，必要时建立人工气道，以保持气道通畅，具体方法如下。

（1）开放气道。昏迷患者置于仰卧位,头后仰,托起下颌并将口打开。

（2）清除气道内分泌物和异物。

（3）可用口、鼻咽通气道初步建立人工气道。在条件允许的情况下,实施气管插管或气管切开,建立机械通气。

（二）氧疗

（1）密切监测氧饱和度及氧分压,以氧分压>60mmHg或血氧饱和度达90%以上为原则,调节氧浓度。

（2）根据动脉血气分析结果,判断是Ⅰ型呼衰还是Ⅱ型呼衰。若为Ⅰ型呼衰,吸氧浓度应大于35%;Ⅱ型呼衰则应控制吸氧浓度<29%。

（3）选择合适的吸氧装置。Ⅰ型呼衰可使用无重复吸氧面罩,快速提高氧饱和度;Ⅱ型呼衰可行鼻导管低流量、低浓度给氧。最好选用文丘里面罩,可精确调节氧浓度。

（4）严重缺氧或紧急抢救时,可用100%纯氧,但持续时间最好不超过6h。

（三）药物使用

对于中枢抑制为主、通气量不足引起的呼吸衰竭患者,可使用呼吸兴奋剂如尼可刹米、洛贝林,可通过刺激颈动脉体和主动脉体的化学感受器兴奋呼吸中枢使呼吸频率和潮气量增加。换气功能障碍者禁用。对于缓解支气管痉挛症状,可使用糖皮质激素治疗。对酸中毒在改善通气的基础上,给予静脉用碳酸氢钠纠正。静脉输液补充能量、水和电解质,防止出现脱水及电解质紊乱。为控制呼吸道感染,应做细菌培养及药敏试验,选用适当的抗生素。为维持心、脑、肾等脏器功能,可根据病情给予强心剂、血管活性药物、脱水利尿药等。

（四）机械通气

神志清醒,能完全配合患者,可使用面罩行无创通气辅助呼吸,改善呼吸功能。出现烦躁不安、严重缺氧、酸中毒等有气管插管指征的患者,应及早行气管插管术。

1.无创通气

选择此方法时,呼吸机通气模式可采用持续气道正压(CPAP)或双水平气道正压(BiPAP)。常用于肺炎、肺不张、心源性肺水肿等在短期内可纠正的Ⅰ型呼衰和慢性Ⅱ型呼衰的患者。需注意的是一旦无创通气治疗无效时,应及时更换为有创通气。

2.有创通气

选择使用有创通气,其通气模式可选择压力/容量控制＋呼气末正压、反比通气、压力释放通气等。选择容量控制模式时,采取小潮气量(VT=6mL/kg)策略,维持平台压≤35cmH$_2$O。当肺的顺应性降低时,选择压力控制模式较容量控制模式能更好地控制气道压力,防止肺脏过度扩张,产生气压伤。

（五）人工气道的温湿化

正常情况下,呼吸道的黏液纤毛系统,具有正常的分泌、运动生理功能,以保证气道的廓清和防御功能。维持此功能的前提必须是呼吸道能保证一定的温度和湿度。气体进入鼻腔经鼻毛滤过后,进而进入鼻腔内毛细血管网及潮湿的黏膜,使气体加温到30～34℃,相对湿度达到80%～90%。直至肺泡后,气体温度达到37℃,相对湿度100%。人工气道的建立,破坏了上呼吸道对吸入气体的过滤加温及湿化功能,使纤毛运动障碍,加重了细菌在气道内的繁殖,痰液黏稠,排痰困难,以致堵塞气道。为使人工气道内气体保持一定的温湿度,临床上常用主动加热湿化器、被动加热湿化器(人工鼻)和雾化加湿器来进行加温加湿。

七、护理措施

(一)环境护理

提供安静、整洁、舒适的环境,维持病室温度 18～22℃,湿度 50%～60%。保证患者休息,限制探视,减少交叉感染。

(二)卧床护理

急性呼吸衰竭应绝对卧床休息,并保持舒适体位,取坐位、半坐位有利于呼吸。慢性呼吸衰竭代偿期,可在控制时间的基础上,适当下床活动。

(三)饮食护理

进食富含丰富维生素、高蛋白质的易消化、无刺激饮食。原则上少食多餐,病情危重不能经口进食者,应给予鼻饲,以保证足够热量及水的摄入。必要时选择肠外营养。保持口腔清洁,以增进食欲。

(四)密切观察病情变化

定时监测生命体征,准确记录液体出入量,观察有无缺氧症状,并注意以下几项指标。

1.神志

对Ⅱ型呼衰的患者,在吸氧过程中,应密切观察神志的变化,注意有无呼吸抑制。

2.呼吸

注意呼吸的节律、频率、深浅变化。一旦发现异常,应立即通知医师进行处理。

3.痰液

观察痰量及性状,遵医嘱留取痰液标本送检。

(五)氧疗

根据病情及病理、生理特点,选择正确的给氧装置和方式,尽早改善患者缺氧状况,提高氧分压及氧饱和度。

(六)胸部物理治疗

胸部物理治疗是采用专业的呼吸治疗手段松动和清除肺内痰液,防治肺不张和肺部感染等并发症,改善呼吸功能的一类治疗方法。它的基本环节是:①松动痰液,降低黏稠度,促进其由外周向中央移动;②将痰液咳出体外。

1.松动痰液

这主要包括体位引流、胸部叩拍与振动、高频胸壁振动、呼气末正压、气道内振动和肺内叩击通气等改良技术。以下对体位引流及胸部叩拍与振动进行介绍。

(1)体位引流(PD):根据气管、支气管的解剖特点,将患者摆放于一定的体位,借助重力作用促使各肺叶、肺段支气管内痰液向中央大气道移动。PD适用于以下情况:气道痰液过多、过于黏稠,咳痰无力;慢性阻塞性肺疾病急性加重、肺不张、肺部感染;支气管扩张、囊性肺纤维化伴大量咳痰;年老体弱、长期卧床。以下情况为禁忌:颅压＞20mmHg,头颈部损伤;活动性出血伴血流动力学不稳;误吸;近期脊柱外伤或手术、肋骨骨折,食管手术;支气管胸膜瘘、气胸以及胸腔积液;肺水肿、肺栓塞;烦躁、焦虑或年老体弱不能忍受体位改变者。PD每天宜行

3～4次,每种体位维持 20～30min,如果痰液较多且患者能耐受,可适当增加时间或增加引流次数。清晨进行效果较好。PD过程中,注意观察痰液的量和性状,患者的精神状况、心率、血压、口唇及皮肤颜色、SpO_2等。指导患者如出现胸痛、呼吸困难等情况需立即报告。

(2)胸部叩拍与振动:此方法适应证同体位引流。禁忌证包括:近期行肺切除术,肺挫裂伤;心律失常、血流动力学不稳定,安置心脏起搏器;胸壁疼痛、脊柱疾病、骨质疏松、肋骨骨折及胸部开放性损伤;胸部皮肤破溃、感染和皮下气肿;凝血机制异常;肺部血栓、肺出血。避免叩拍心脏、乳腺、肾脏和肝脏等重要脏器,以及肿瘤部位。操作前需评估患者,有无禁忌证、痰液部位、黏稠度、性状及量,以及呼吸肌运动情况等。手工操作时协助患者摆好体位,叩击者将手掌微曲成弓形,五指并拢,以手腕为支点,借助上臂力量有节奏地叩拍患者胸部,叩拍幅度以10cm左右为宜,叩拍频率2～5次/秒,每个治疗部位重复时间3～5min,单手或双手交替叩拍,可直接或隔着衣物(不宜过厚)叩拍。重点叩拍需引流部位,沿着支气管走向由外周向中央叩拍。振动时,用双手掌交叉重叠在引流肺区的胸壁上,双肘关节保持伸直,嘱患者深吸气,在呼气的同时借助上肢重力快速振动胸壁,频率 12～20 次/秒,每个治疗部位振动时间 3～5min。操作结束后,指导患者咳嗽,咳嗽无力患者可行气管内吸引以清除痰液。还可使用振动排痰机进行操作。操作前评估选择合适接头,调节好振动幅度一般为 20～35 次/秒。按照由外向内,下肺由下往上、上肺由上往下的顺序进行治疗。

治疗过程中,随时密切观察患者病情变化,有异常时,立即停止治疗。

2.促进咳嗽

主要包括指导性咳嗽、用力呼气技术、主动呼吸周期、自然引流和机械性吸、呼气等改良技术。以下对指导性咳嗽、用力呼气技术进行介绍。

(1)指导性咳嗽(DC)通过体位引流、胸部叩拍与振动等将痰液移动到大气道后,或当患者大气道内有痰液存在时,应嘱患者主动咳嗽。咳嗽无力者,给予指导性咳嗽。首先,患者取坐位,上身略前倾,双肩放松;然后嘱其缓慢深吸气,若深吸气会诱发咳嗽者,可分次吸气,以使肺泡充气足量;接着屏气 1s,张口连咳 3 次,咳嗽时收缩腹肌;最后停止咳嗽,缩唇将剩余气体缓慢呼出。如此重复 2～3 个以上动作。医务人员在旁进行指导,咳嗽无力患者可帮助腹肌用力。

(2)用力呼气技术(FET)多用于阻塞性肺气肿、肺囊性纤维化以及支气管扩张患者。具体方法是指导患者深慢吸气后,做出 1～2 次中小潮气量的主动呼气,要求患者发出"哈"声,以开启声门,其目的是清除大气道内痰液,同时减少胸腔压的变化和支气管的塌陷。

以上方法,均针对患者不同情况,在专业人员的指导下,有计划地为患者进行胸部物理治疗。治疗过程中,密切观察患者有无不良反应,以便及时采取干预措施。

(七)不良反应处理

遵医嘱给患者用药时,注意观察药物的不良反应。如使用呼吸兴奋剂时,给药过快、过多,可出现呼吸过快、面色潮红、出汗、呕吐、烦躁不安、肌肉颤动、抽搐和呼吸中枢强烈兴奋后转入抑制等现象,应减药或停药;纠正酸中毒使用 5％碳酸氢钠时,注意患者有无二氧化碳潴留表现;纠正肺水肿应用脱水剂、利尿剂时,注意观察疗效。

（八）皮肤护理

病情危重、长期卧床者，应做好皮肤护理、生活护理。

（九）应用呼吸机患者的护理

（1）熟悉呼吸机操作及注意事项，能处理各项报警。

（2）严密观察患者使用呼吸机时的呼吸频率、潮气量、呼吸比等各项指标，监测动脉血气分析结果，根据病情变化遵医嘱进行呼吸机参数的调节。同时，需监测患者生命体征、神志、瞳孔等变化。

（3）保持呼吸道通畅，必要时严格遵循无菌原则，进行气道内吸痰。定时监测气管插管、气囊压，防止气管插管脱落或由于气囊压力过大所引起的气道黏膜受损。

（4）加强基础护理，预防压疮、口腔细菌感染、下肢静脉血栓等。不能配合或躁动的患者，遵医嘱给予身体约束或药物约束。

（十）心理护理

给予患者安慰和鼓励，缓解其心理压力。

八、健康教育

（1）提高患者对疾病的认识，使其了解慢性呼吸衰竭的病因、病情发展方向、诱发疾病的危险因素，使患者正确认识疾病，积极配合治疗。学会缩唇呼吸、有效咳嗽等呼吸功能锻炼。对于如 COPD 等高危因素的人群，应定期进行肺功能监测，做到早期发现，早期干预。

（2）指导戒烟。有吸烟史的慢性呼吸衰竭患者无论处于疾病的哪一阶段，都应该首先戒烟。因为吸烟可刺激分泌物产生、破坏纤毛功能及诱发气道痉挛等，从而加重呼吸道阻塞及破坏呼吸道的防御功能，加速肺功能的恶化。

（3）增强体质。慢性呼吸衰竭患者本身抵抗力较低，更应注意休息，规律生活，注意定时开窗通风，少去人多的场所，积极预防上呼吸道感染。可适当进行体育锻炼，避免剧烈运动，劳逸结合。加强营养，进食高蛋白质、高热量、低脂肪的饮食。

（4）进行家庭氧疗，可长期进行低流量吸氧，改善生活质量。

（5）疾病久治不愈且呈进行性加重，给患者及其家庭造成极大的精神负担。因此，需对慢性呼吸衰竭患者及家属进行心理疏导，帮助他们正确面对疾病，积极配合治疗。

第八节　肺栓塞的护理

肺栓塞是指栓塞物质进入肺动脉及其分支，阻断组织血液供应所引起的病理和临床状态，以肺循环和呼吸功能障碍为主要临床和病理生理特征。

肺栓塞的栓子种类包括血栓、脂肪、羊水、空气、瘤栓和感染性栓子等，其中 99% 是血栓性质的，也称为肺血栓栓塞症。最常见的栓子来源于下肢和盆腔的深静脉血栓形成。其中肺血栓栓塞症经常是深静脉血栓形成的致命的并发症。

在西方国家，深静脉血栓形成现已成为继冠心病和高血压后第三位最常见的心血管疾病。深静脉血栓形成和肺血栓栓塞症的年发病率分别是 1.0‰ 和 0.5‰，在过去的 20 年中可疑肺血栓栓塞症患者数增加了 10 倍。我国目前关于深静脉血栓形成和肺血栓栓塞症的流行病学资料较少,但有关资料显示,很多医院所诊断的肺血栓栓塞症病例数量呈 3～10 倍的速度增长。因此在我国,深静脉血栓形成和肺血栓栓塞症也呈快速上升态势。

一、病因

1856 年 Rudolf Virchow 提出了导致血管内凝血的三种原因:高凝状态、局部血管壁损伤及血流停滞。其中局部血管壁损伤及血流停滞是血栓形成的外因和诱发因素。而高凝状态的病因可从遗传性和获得性两方面进行分析。

(一)原发危险因素

与血栓栓塞性疾病有关的遗传性因素不断增加,主要包括抗凝血酶(AT-M)、蛋白 C、蛋白 S、凝血因子Ⅶ、纤溶酶原、血栓调节蛋白等缺陷,先天性异常纤维蛋白原血症、凝血因子 V Leiden 突变、凝血酶原 G20210A 突变、高半胱氨酸血症(亚甲基四氢叶酸还原酶基因突变)等。其中抗凝血酶(AT-Ⅲ)、蛋白 C、蛋白 S 被认为是其中最主要的因素。

(二)继发危险因素

1.手术与创伤

麻醉时间 30min 以上的大型手术,尤其是当患者存在一些如恶性肿瘤的基础疾病和其他老年等易感因素时,容易发生下肢近端深静脉血栓形成,其中以术中及术后当日发生率最高,甚至发生致死性肺血栓栓塞症。高危的大手术包括全髋关节及全膝关节置换术、严重创伤如髋骨或骨盆骨折、下肢骨折、泌尿科和妇科等盆腔和腹部手术等。外伤引起深静脉血栓形成则常见于脊髓损伤、头颅损伤和昏迷时。需及早进行低分子肝素治疗进行干预,以降低其发生率。

2.下肢静脉疾病

血栓性静脉炎、静脉曲张是下肢静脉血栓最主要的病因,而深静脉血栓约有一半以上的患者发展为肺栓塞。

3.其他疾病

恶性肿瘤与深静脉血栓形成存在一定的生物关系,发生肿瘤转移的一半患者中,有 90% 存在 1 项或 1 项以上血液凝血指标异常,恶性肿瘤患者发生深静脉血栓形成也是预后差的一个风向标。另外,心肺疾病、Crohn 病、肾病综合征、肥胖、脑卒中、易栓症等也是引起深静脉血栓形成的疾病因素。

4.血小板异常、血液黏滞度过高

血液处于高凝状态是形成血栓的因素。

5.制动

制动与发生血栓栓塞风险增加有明显关系,8h 以上的长途旅途制动者或保持同一动作久坐的人员,也可能发生深静脉血栓形成。

6.妊娠、口服避孕药

妊娠期和产褥期是女性发生深静脉血栓形成的高危期,是非妊娠妇女的 5 倍;而口服避孕药的女性深静脉血栓的发生率比同龄未服药者高 4～7 倍,第三代口服避孕药使这种危险进一步增加。近代研究发现含有去氧孕烯、孕二烯酮和炔诺酮的口服避孕药比含左炔诺孕酮的避孕药具有更高的风险,而仅含孕激素的避孕药风险性则较低或不明显。

7.其他因素

如吸烟、假体植入、脱水等均为诱因。

二、病理生理

急性肺血栓栓塞症的病理生理改变取决于肺动脉内血栓在纤溶系统作用下溶解、移位、机化和血流再通的结果,而患者的基础心肺功能和神经体液反应对发病过程也有重要影响。

大多数急性肺栓塞可累及多支肺动脉。栓塞部位双肺多于单肺,右侧多于左侧,下叶多于上叶,但少见栓塞于右肺或左肺动脉主干或骑跨在肺动脉分叉处。若纤溶机制不能完全溶解血栓,则24h后栓子的表面即逐渐被内皮样细胞所覆盖,2~3周后牢固贴于动脉壁,血管重建。早期栓子退缩、血流再通的冲刷作用、覆盖于栓子表面的纤维素、血小板凝集物及溶栓过程,都可以产生新栓子进一步栓塞小的血管分支。PTE后在栓塞部位继发血栓形成可能也参与发病过程。栓子是否引起肺梗死由受累血管大小、栓塞范围、支气管动脉供给血流的能力及阻塞区通气适当与否决定。肺栓塞的转归是血栓溶解或肺梗死,也可能因休克病情严重而死亡或产生慢性血栓性肺动脉高压、复发性肺血栓栓塞症。

如下三个因素决定肺栓塞对生理学的影响:①栓子的性质,受累血管的大小和肺血管床阻塞的范围;②栓子嵌塞肺血管后释放的5-羟色胺、组胺等介质引起的反应;③患者发病前的心肺功能状态。

(一)肺栓塞对呼吸的影响

发生肺栓塞时,无效腔量与潮气量比值增加,出现呼吸浅快,进一步增加无效腔量,表现为发病部位水肿和肺不张。进而通气与血流比值下降,动脉血氧分压降低。若伴有肺泡表面活性物质减少、肺泡萎陷和肺泡液体潴留,则会进一步加重低氧血症,而且很难通过吸氧来纠正。原有心肺疾病的患者会因这些改变而进一步加重心肺功能不全。有神经肌肉疾病、胸膜剧烈疼痛和出现呼吸肌疲劳者,还可出现 CO_2 潴留。

(二)肺栓塞对血流动力学的影响

肺栓塞发生后可释放血管活性物质,如5-羟色胺。5-羟色胺会促进肺动脉高压的发生。而无心肺疾病的患者,若出现一半以上肺血管结构被栓子影响后,则会出现肺动脉高压;但栓塞前已存在肺血管阻力明显异常的患者,较少的栓塞也足以引发肺动脉高压。

三、临床表现

肺栓塞的临床表现无特征性,其表现的严重程度取决于肺血管阻塞的部位和范围,以及患者原有的心肺功能状态及是否发展为肺梗死。仅1/3患者,肺梗死发生时,可见到典型的"肺梗死三联征",即胸膜样疼痛、呼吸困难和咯血。

(一)胸痛

40%~70%的肺栓塞患者会发生胸膜性疼痛,4%~12%的患者会发生胸骨下胸痛。

1.胸膜性疼痛

多为周围肺动脉栓塞累及胸膜,与胸膜炎性反应类似。疼痛与呼吸有关,吸气时加重,主要是由于胸膜充血、水肿,炎性渗出使脏层和壁层胸膜在呼吸运动中产生剧烈的摩擦所致。这类疼痛可随炎症反应的消退或胸腔积液的增加而逐渐减轻,与预后无明显关系。

2.胸骨下胸痛

少数患者表现为心绞痛样发作,胸骨后压榨感,可向肩胛部和颈部放射。这可能是因为体循环低血压、冠状动脉痉挛、右心室室壁张力增高等因素导致,冠脉血流量减少、低氧血症和心肌耗氧量增加,进而引起心绞痛样胸痛。此类患者若疼痛剧烈且持久,应注意是否合并心肌梗死。在询问时,要关注患者的疼痛是否与呼吸或咳嗽有关。

(二)呼吸困难

80%～90%的肺栓塞患者,表现为呼吸困难,活动后突然发生或加重。呼吸困难的程度,多与肺栓塞的面积有关。栓塞面积较小时,患者呼吸困难的症状不明显或该症状持续时间较短;而栓塞面积较大时,出现严重呼吸困难,持续时间长,患者常常感到焦虑,甚至有濒死感,提示预后不良。对既往有心力衰竭或肺疾病的患者,呼吸困难加重可能是肺血栓栓塞症的唯一症状。

这类患者首先应明确呼吸困难的诱因,加重或缓解方式以及对症治疗的反应。警惕被误认为是心功能不全,而放弃了对肺栓塞诊断有帮助的进一步检查。如血气分析、核素肺灌注/通气扫描等,以证实是否存在肺栓塞。

(三)咯血

10%～30%的患者会发生咯血,多为小量咯血,大咯血较少见。咯血提示肺梗死,多在肺梗死后 24h 内发生,鲜红色,数日后变为暗红色。慢性栓塞性肺动脉高压患者的咯血是由支气管黏膜下支气管动脉代偿性扩张破裂出血引起的。

(四)其他

数据显示,诊断肺栓塞的"三联征"(呼吸困难、胸痛、咯血)同时存在者仅占 20%左右,50%以上的肺血栓栓塞症患者同时存在呼吸困难和胸痛。同时,还需注意其他表现,以加强诊断。

1.咳嗽

干咳为主,也可伴少许白痰或伴喘息。

2.昏厥

急性大面积肺栓塞时常常出现严重的血流动力学障碍,心排出量急剧降低,导致脑供血不足时,可引起短暂昏厥,并在短时间内恢复知觉。多合并呼吸困难、气促。患者恢复知觉后可诉昏厥前有头晕、眼发黑、视物旋转等症状。因此常与心、脑血管疾病、癫痫等混淆。可通过心电图、超声心动图及核素肺灌注/通气扫描等检查,证实是否存在肺栓塞。

3.心悸

栓塞后即刻出现,主要由快速性心律失常所引起。

4.腹痛

可能与膈肌刺激、肠缺血等有关。

四、体征

(一)呼吸系统征象

1.呼吸频率

70%的患者出现呼吸频率增快,达到 20 次/分以上。但当发生大面积肺栓塞时,意识状态和循环功能的恶化,会使呼吸频率和幅度逐渐降低,甚至需要进行心肺复苏。

2.呼吸音

无肺梗死时,肺部体征正常。部分患者肺部听诊时呼吸音粗糙,可闻及哮鸣音和细湿啰音;背部听诊时,闻及吸气时增强的肺血管杂音;一侧肺叶或全肺栓塞时,可出现气管移向患侧,膈肌上移,病变区叩诊呈浊音。发生肺梗死患者,可有肺实变征,胸膜摩擦音,胸腔积液等相应体征。

(二)心血管系统征象

1.血压变化

部分患者在栓塞早期,会出现因交感神经兴奋而引起的一过性高血压,而后随着病情的发展血压可逐渐降至正常。部分肺栓塞患者,由于血流动力学不稳定,会发生血压下降甚至休克,提示预后不良。

2.肺动脉高压的体征

可闻及肺动脉听诊区第二心音亢进或分裂,胸骨左缘第二肋间收缩期喷射音等。

3.右心扩大的体征

听诊时可闻及三尖瓣反流性杂音。

4.右心功能不全的体征

颈静脉充盈、肝颈静脉回流征阳性、肝脏增大、下肢水肿等。

5.急性肺栓塞或重症肺动脉高压的体征

可出现少至中量的心包积液,表现为心脏扩大,心包叩击音、心包摩擦音等。

(三)发热

多为低热,持续一周左右。可能是肺梗死、肺不张及继发感染。

(四)发绀

可能与肺内异常分流有关。

(五)黄疸

当肺栓塞患者发生严重的低氧血症、体循环淤血时,可继发肝损害,而出现轻度黄疸。

五、辅助检查

(一)实验室检查

1.D-二聚体

D-二聚体是交联纤维蛋白在纤溶酶作用下产生的一种特异性终末降解产物,在血栓栓塞时因血栓纤维蛋白溶解使其血中浓度升高。只要体内有血栓形成和纤维溶解过程就会有D-二聚体产生。急性深静脉血栓形成或肺栓塞时,D-二聚体可异常增高,但对慢性肺血栓栓塞症的排除诊断价值不大。在发病7天后,部分患者D-二聚体水平能恢复到正常。

2.动脉血气分析

肺栓塞的发生,产生一系列病理生理变化:通气与血流比值改变、气道阻力增高、肺顺应性下降、弥散性肺水肿、通气和弥散功能进一步下降、气体交换受阻等。这些原因,将导致肺泡含气量减少,无效腔通气和肺内分流增多,致使患者发生不同程度的低氧血症和肺泡动脉氧分压差升高。而且过度通气,还会导致低碳酸血症和呼吸性碱血症的发生。

3.B 型尿钠肽

BNP 是人体自身分泌的一种内源性活性因子。其主要生理功能有利钠利尿,血管舒张,抑制肾素血管内紧张素醛固酮系统与抗利尿激素的分泌,抑制交感神经的传出冲动等。肺栓塞时,当血管床阻塞面积超过 50% 时,常致急性右心功能不全,使 BNP 释放。肺栓塞患者中1/3 存在 BNP 水平升高。BNP 浓度对肺栓塞诊断明确的患者可起到评估病情严重性及危险分层的作用,而且对临床疗效及预后有一定价值。

(二)心电图检查

肺栓塞发病之初,由于栓子的大小、单个或多发,栓塞的部位和速度等多种因素的影响,患者会有不同的临床表现,部分患者胸片甚至心电图以及其他实验室检查完全正常。但心电图作为一项临床常规无创性检查,在肺栓塞的诊断、鉴别诊断、治疗效果判断方面具有重要意义。

急性肺血栓栓塞症患者心电图多可见异常,最常见的表现是窦性心动过速,当出现肺动脉压或右心负荷增高时可出现 $V_1 \sim V_4$、II、III、aVF 的 T 波倒置和 ST 段异常、完全或不完全右束支传导阻滞、肺型 P 波、电轴右偏及顺钟向转位等。且心电图改变可呈一过性,随病程演变和治疗而变化,因此需要多次进行心电图检查,以便观察其动态变化,结合临床进行分析。

(三)影像学检查

1.X 线胸片

X 线胸片特异性较低,约 80% 肺血栓栓塞症患者提示诊断的异常表现,主要表现为区域性肺纹理变细、稀疏或消失,肺野透亮度增加,未受累肺野纹理增多、增重。当出现肺梗死时,可见基底在胸膜侧,尖端指向肺门的三角形高密度阴影,陈旧性肺梗死大多表现为条索状阴影。约有 20% 的患者有肺动脉高压及右心扩大征象:右下肺动脉干增宽或伴截断征,肺动脉段膨隆以及右心室扩大。另外还可出现肺片状阴影、尖端指向肺门的楔形阴影、肺膨胀不全或肺不张,或合并少至中量胸腔积液。

2.超声心动图(UCG)

主要包括经胸超声心动图、经食管超声心动图及下肢静脉超声,是怀疑有血流动力学不稳定或休克的急性大面积肺血栓栓塞症患者的首选检查。研究显示,6% 患者可显示主肺动脉或左右肺动脉血栓,可直接确诊。而经食管超声检查检出主肺动脉肺血栓栓塞症敏感性为97%,特异性为 88%。

同时,超声心动图可以显示心腔内结构及瓣膜功能,无创评价心功能改变、监测血流动力学变化,从而在肺血栓栓塞症与其他心血管疾病的鉴别诊断、随访治疗和预后评价等方面起到重要的作用。

3.放射性核素显像

放射性核素显像包括核素肺灌注显像、肺通气显像及下肢静脉显像三个部分,而核素肺通气/灌注显像是目前较为推崇的诊断 PTE 的无创性影像学检查方法。传统肺血管造影仍是目前诊断肺栓塞的金标准,但属有创检查,病死率和严重并发症的发生率分别为 0.1% 和 1.5%,诊断的可靠性随管腔口径变小而下降。

4.螺旋 CT 肺动脉造影(CTPA)

CTPA 操作快捷,较经济,已成为最常用的急性肺血栓栓塞症确诊手段和非大面积急性肺血栓栓塞症首选检查,基本可替代肺动脉造影,被认为是肺血栓栓塞症诊断方法上的前辈。CTPA 的肺血栓栓塞症直接征象:可显示肺动脉充盈缺损,血栓累及范围、形状、大小、与血管壁关系,管壁不规则狭窄和排空延迟。新鲜血栓呈圆形凸出,充盈缺损常位于肺血管中心;陈旧血栓呈圆凹形,常附着血管壁呈钝角,被梗阻血管变窄,管壁不规则增厚。间接征象:肺血管、血流分布不均匀,栓塞区与正常血运区或实变肺组织与非实变组织间于灌注期可显示马赛克征,肺动脉增宽,肺梗死或肺实变,右心房、右心室增大、胸腔积液或心包积液。

5.磁共振肺动脉造影(MRPA)

可直接显示肺动脉内栓子及肺血栓栓塞症所致的低灌注区,做出诊断。但扫描时间长,重症患者不易耐受,肾功能严重受损或碘造影剂过敏患者不可使用。

6.肺动脉造影(PAA)

属有创性检查,诊断肺血栓栓塞症的敏感性为 94%,特异性为 96%,是诊断肺血栓栓塞症的"金标准"。表现为肺动脉内造影剂充盈缺损,伴或不伴轨道征的血流阻断;或肺动脉造影剂流动缓慢,局部低灌注,静脉回流延迟。PAA 属于有创检查,存在一定的风险,目前仅用于其他无创检查不能确诊的肺血栓栓塞症及与复杂心肺血管的鉴别诊断,或为介入治疗提供最佳解剖学和血流动力学资料。

(四)血管超声

肺血栓栓塞血流动力学改变主要是肺循环阻力增加、肺动脉高压、右心功能障碍。因此,作为右心系统的下腔静脉也会出现一些异常,如下腔静脉血栓等。肺栓塞时如果下腔静脉萎陷指数<40%,即为下腔静脉萎陷指数下降。有学者认为下腔静脉萎陷指数下降在肺血栓栓塞中的发生率为 82%。

六、治疗

(一)一般治疗

对肺栓塞患者应常规进行监护,包括血压、心率、呼吸、心电图、动脉血气等,对大面积栓塞患者应收入重症监护病房(ICU)进行治疗。

防止栓子再次脱落,急性患者宜绝对卧床休息 2~3 周,保持大小便通畅,避免用力。合并下肢深静脉血栓形成者,宜抬高下肢 30°,避免按摩挤压下肢。对症处理咳嗽、发热等症状,镇静镇痛,预防感染。

合并低氧血症患者,进行适当氧疗,多数患者可改善,吸氧后动脉血氧分压(PaO_2)可达到80mmHg 以上。少数重症患者上述措施无效时可使用经面罩无创性机械通气或经气管插管机械通气,避免气管切开。机械通气时宜采取小潮气量通气策略,以减少对循环的不利影响。合并支气管痉挛时可给予茶碱类或支气管扩张剂雾化。

对于出现右心功能不全、心排出量下降、动脉血压尚正常的患者,可使用小剂量多巴胺、多巴酚丁胺或洋地黄类强心剂。若出现血压下降,可增大多巴胺剂量,或使用其他药物如间羟胺、去甲肾上腺素等,使收缩压维持在 90mmHg 以上。扩容治疗宜慎重,因过大的液体负荷可能会加重右心功能不全。

(二)溶栓治疗

当大面积肺栓塞通过大面积阻断肺的血流而引起休克,造成患者生命危险时,溶栓可以降低病死率,是必须采取的首选治疗。而深静脉血栓和小肺栓塞因为不伴有血流动力学改变,病死率与并发症都很低,抗凝有效,不考虑溶栓治疗。目前存在争议的是次大面积肺栓塞是否需要溶栓治疗的问题。次大面积肺栓塞是指肺栓塞并伴有右心室劳损,其病死率比无右心室劳损的肺栓塞高出一倍。

常用的溶栓药物有链激酶、重组链激酶、尿激酶、rt-PA、茴香酰纤溶酶原链激酶等。

1.溶栓适应证

多数观念认为,溶栓治疗适用于大面积肺栓塞并有休克和(或)低血压的患者。溶栓治疗时间越早则效果越好,溶栓治疗窗以 14 天内为佳,但 2 周以上也有一定效果,主要针对新血栓有效。

2.溶栓禁忌证

其绝对禁忌证是 14 天内有活动性内出血及自发性颅内出血。相对禁忌证如下。

(1)两周内有大手术、分娩史或外伤史及不能压迫的血管穿刺术史。

(2)两个月内有缺血性脑卒中病史。

(3)颅内或颅、脊柱创伤或外科手术、眼科手术者。

(4)未控制的严重高血压达到 180/110mmHg 或有夹层动脉瘤。

(5)血小板计数 $<100\times10^9$/L,或有可疑出血者。

(6)严重肝肾功能不全。

(7)感染性心内膜炎或二尖瓣病变伴有房颤且高度怀疑左心有血栓者。

(8)糖尿病合并视网膜病变者。

3.溶栓的并发症

(1)出血:出血是溶栓最常见的并发症,常见于穿刺部位或胃肠道、腹膜后和颅内。老年和低体重的高血压患者,溶栓可增加颅内出血风险。

(2)过敏及抗体形成:部分患者可发生过敏性休克,甚至在体内存在抗体达 1 年之久。目前倡议应用链激酶或茴香酰纤溶酶原链激酶之前,预防性地使用肾上腺皮质激素。首剂应用溶栓后 6～12 个月内要避免重复应用。

溶栓治疗对有适应证患者有明显的疗效,可降低病死率,减少致残率。目前针对急性肺栓塞较好的方案为 2h 溶栓联合 6 个月或终生抗凝治疗。溶栓的时机要准确,尽早治疗,根据患者个体不同,针对其年龄、体重、基础疾病;栓子的性质、大小、部位等,制订合理的用药计划。

(三)抗凝治疗

抗凝治疗能加速内源性纤维蛋白溶解,防止纤维蛋白及凝血因子的沉积,使已经存在的血栓缩小,防止新血栓形成和复发。肝素抗凝治疗肺栓塞的效果早已获得认可。另外,低分子肝素、K 族维生素拮抗剂及其他新型抗凝药物的使用也在临床上开展。

1.普通肝素

肝素的抗凝机制在于与血浆中抗凝血酶Ⅲ(AT-Ⅲ)结合形成复合物而增强后者抑制凝血因子作用。适用人群为需快速达到抗凝效果的急性大面积 PTE 患者、肥胖者(体重＞120kg)、已进行创伤手术或肾功能不全出血风险高的患者、可能需紧急使用鱼精蛋白中和终止抗凝治疗的患者。普通肝素的特点是作用迅速、强大,持续静脉泵入较为安全,但因其抗凝活性的消除半衰期与剂量有关,不宜达到稳态血浓度。

2.低分子肝素

低分子肝素有抗 Xa 的作用,对凝血的抑制作用弱。与肝素相比,低分子肝素有以下显著优点。

(1)药物吸收完全、生物利用度＞90%。

(2)半衰期较长,为 3～6h。

(3)与血浆蛋白结合率低,抗凝剂量效应关系好。

(4)血小板减少、大出血发生率及骨质疏松发生率低。

(5)使用简便。根据体重皮下注射,除肥胖者、孕妇、出血高风险者和肾功能不全者外,一般不需要常规监测凝血指标。

3.K 族维生素拮抗剂

即口服抗凝血药,有香豆素类和茚二酮类两类。茚二酮类毒性较香豆素类大,临床广泛使用的是华法林,属香豆素类。华法林作用时间长,服药后 36～48h 起效。该药不易控制,且易受药物相互作用影响。妊娠妇女前 3 个月内及分娩前 6 周禁止服用华法林。长期服用华法林,尤其是老年患者,常见出血,如颅内出血。可应用维生素 K_1 10mg 皮下或静脉注射治疗,抗凝作用被终止能发生在 6～12h 内。或输注凝血酶原复合物。另外,华法林的不良反应常有斑丘疹、血管性紫癜,甚至出现皮肤坏死,以及骨质疏松,导致骨折,男性患者多见。

还有磺达肝葵钠、水蛭素、阿加曲班、比伐卢定、达比加群等新型抗凝药物,在临床上均有一定优缺点,可针对不同个体患者选择性使用。

(四)其他治疗

1.手术治疗

急性肺栓塞患者中,1%的患者在发病 1h 内死亡,43%～80%的患者在 2h 内死亡,85%的患者在 6h 内死亡。因此,早期诊断尤为重要,一旦确定存在手术指征,应即刻开展手术。手术指征如下。

(1)内科治疗无效者。

(2)有溶栓禁忌证者。

(3)出现心搏骤停或循环衰竭者。

目前也有学者认为,如果患者有广泛血栓,并出现中至重度右心功能障碍,即使体循环压力正常也应实施早期手术。

2.介入治疗

由于介入治疗的不断发展,相较于手术治疗,其治疗手段更为简便、易行、安全、创伤小。介入治疗中的多种微创导管操作方法,包括经导管肺动脉内溶栓、经导管肺动脉内血栓去除或碎栓术、肺动脉内支架置入或使用两种以上技术处理急性大面积肺栓塞。可迅速重建肺动脉血流,降低肺动脉压力,改善心功能,尤其适用于静脉溶栓失败后的急症处理。介入治疗的适应证如下。

(1)低血压:收缩压<90mmHg,或较基础血压下降40mmHg以上。

(2)昏厥:严重时需进行心肺复苏。

(3)休克:伴周围低灌注和低氧血症。

(4)右心室后负荷增加和(或)肺动脉高压。

(5)毛细血管前肺动脉高压。

(6)肺泡—动脉血氧分压差>50mmHg。

(7)临床上急性大面积肺栓塞溶栓、抗凝治疗禁忌者。

介入治疗的并发症,包括:心血管结构的穿孔或破裂,心脏压塞,肺出血和致命性肺栓塞,以及失血、心律失常、造影剂所致的肾病、过敏、血肿、假性动脉瘤和动静脉瘘等。

七、护理

(一)肺栓塞急性期的护理

1.急性期护理

(1)对高度怀疑或确诊的肺栓塞患者,应立即实施严密监护,监测呼吸、心率、血压、心电图、氧饱和度及动脉血气分析的变化。

(2)患者绝对卧床,抬高床头,防止栓子再次脱落。

(3)改善缺氧,保持呼吸道通畅,维持 SpO_2>90%,避免再栓塞的危险因素。①保持氧气供需平衡。患者出现呼吸困难,应立即判断缺氧严重程度,选择适当的给氧方式,调节好氧流量进行氧疗,以提高 PaO_2 目标,加强监测。指导患者进行深慢呼吸,以降低耗氧量。当合并严重的呼吸衰竭时,可使用经鼻面罩无创性机械通气或经气管插管行机械通气。应避免气管切开,防止出血。②观察患者意识情况。病情加重或发生变化,出现躁动不安、嗜睡、意识模糊、定向力障碍时,说明患者脑缺氧。③监测血流动力学改变。观察患者有无颈静脉充盈度增高,肝大,肝颈静脉回流征阳性,下肢水肿及静脉压升高等右心功能不全的表现。当较大的肺动脉栓塞后,可使左心室充盈压降低,心排血量减少。

2.缓解疼痛

正确评估患者的疼痛部位、性质、持续时间及有无伴随症状。有无疼痛的突然改变等。注意区分心肌梗死及胸膜炎性反应引起的胸痛。可遵医嘱给予药物止痛,如吗啡或哌替啶等,观察药物的疗效,及时复评。对疼痛症状较轻的患者,指导其采用缓慢呼吸等方式分散注意力。

3.患肢护理

为避免发生再栓塞的危险,急性期患者除绝对卧床休息外,患肢应制动,避免过度屈伸,严禁热敷、针灸、按摩等,减少不必要的搬动和翻身。并且,严密观察下肢的足背动脉搏动以及局部皮肤颜色、温度、疼痛的改变等。定时测量和比较双下肢周径,以了解下肢肿胀的情况。肿胀的下肢可适当垫高并注意保暖,但严禁使用热水袋取暖。

4.严密监测液体出入量

当患者心排出量减少,出现低血压甚至休克时,遵医嘱给予静脉输液和升压药物;若患者出现右心功能不全的症状,需按医嘱给予强心剂,限制水钠摄入。注意记录液体出入量。

5.保持大便通畅

便秘时,可适当给予缓泻剂协助排便,避免用力,防止下肢血管压力突然增高,使血栓再次脱落形成新的危及生命的栓塞。

6.心理护理

在护理过程中落实健康宣教,告知患者目前的病情变化,解释各种仪器设备、治疗措施和护理操作的目的及注意事项。鼓励患者表达自己的感受,给予适当的安慰和鼓励。

(二)溶栓治疗的护理

溶栓治疗的主要并发症为出血,以颅内出血最为严重,发生率为 $1\% \sim 5\%$,且致死、致残率高。溶栓治疗前需严格掌握禁忌证,治疗后做好观察及评估。

(1)溶栓后嘱患者应绝对卧床休息 $2 \sim 3$ 周,以防下肢深静脉内不稳定的血栓松动脱落,再次造成栓塞。

(2)观察出血情况。常见的出血部位为血管穿刺处,观察有无注射部位渗血或血肿;观察皮肤有无瘀斑,有无口腔黏膜和牙龈出血;消化道出血,表现为呕血、黑便或便血;患者出现意识、瞳孔变化,应高度怀疑颅内出血;患者出现休克症状,如面色苍白、出冷汗、烦躁等,提示腹腔内出血,需提高警惕,立即处理。

(3)注意监测 3P 试验、纤维蛋白原、纤维蛋白降解物、血小板、凝血酶原时间等血液学指标。可专门留置一条采血通道,以避免多次穿刺增加出血的概率。

八、健康教育

患者病情好转后,仍有复发的可能。需继续定期监测各项相关指标,坚持系统、正规的治疗。

(1)按时服用抗凝药物。告知患者及家属严格遵医嘱按时服用抗凝药物的重要性。

(2)定期复查出凝血指标。

(3)避免可诱发疾病的诱因,如戒烟、预防感染等,注意适当锻炼,防止再次下肢静脉血栓形成。

(4)避免使用牙签剔牙、用力挖鼻孔、使用锋利的剃须刀等,防止出血。学会自我观察有无出血倾向。

(5)合理饮食,多食用高维生素、高纤维食物,保持大便通畅。

(6)放松情绪,不要过于激动。

(7)出现突发性的呼吸困难、咯血、胸痛、下肢肿痛等情况应立即就医。

第九节　肺癌的护理

一、概述

原发性肺癌(以下简称肺癌)是起源于支气管上皮、支气管腺体、细支气管上皮、肺泡上皮的恶性上皮性肿瘤。肺癌是目前全球癌症死亡的首要因素,并被认为是全世界对人类健康与生命威胁最大的恶性肿瘤,是我国最常见的恶性肿瘤之一。全国肿瘤登记中心 2014 年发布的数据显示,2010 年,我国新发肺癌病例 60.59 万(男性 41.63 万,女性 18.96 万),居恶性肿瘤首位(男性首位,女性第二位),占恶性肿瘤新发病例的 19.59%(男性 23.03%,女性 14.75%)。肺癌发病率为 35.23/10 万(男性 49.27/10 万,女性 21.66/10 万)。同期,我国肺癌死亡人数为 48.66 万(男性 33.68 万,女性 16.62 万),占恶性肿瘤死因的 24.87%(男性 26.85%,女性 21.32%)。肺癌病死率为 27.93/10 万(男性 39.79/10 万,女性 16.62/10 万)。

肺癌是呼吸系统最为常见的恶性肿瘤,恶性程度高,易复发转移,早期发病隐匿,不易被发觉,有症状时大多已到中、晚期,所以早期诊断、早期治疗、手术、放疗、化疗等综合化、规范化、个体化治疗是关键。

二、病因

目前对引起肺癌的确切病因尚不十分明确,但肺癌的病因学研究表明,与肺癌发病有关因素包括吸烟、职业因素、环境污染、烹饪与饮食,以及肺癌的遗传易感性等。

(一)吸烟

1.吸烟

吸烟已经被公认为肺癌的首位原因。而且证明与吸烟开始年龄、吸烟年数、每天吸烟支数、烟的种类均有密切关系。烟草中的致癌物通过不同的机制导致支气管上皮细胞 DNA 的损伤,如一些癌基因的激活(k-ras)和抑癌基因(p53,FHIT)的突变和失活,从而导致细胞遗传信息的改变、细胞转化和癌变。香烟燃烧后的烟雾含有固相和气相两种成分,在烟草固相物中含有 3500 种化合物,其中 55 种已被发现可能是人类致癌物,在气相物中,有 500 多种。香烟燃烧过程中产生的多种致癌物质中,与肺癌关系最密切的有多环芳香烃类化合物、芳香胺、苯和丙烯等。最近有报道认为烟草中特殊的硝铵类物质(TSHs)和多环芳香烃类物质(PAHs)是两类最易引起人类肿瘤的化合物。在我国,女性肺癌与吸烟关系不如男性密切,吸烟只能解释肺癌病因的 24%~35%。已证实女性肺鳞癌的发生与吸烟关系非常密切,但女性肺腺癌与吸烟关系较弱。

2.被动吸烟

这是颇有争议的肺癌危险因素之一。被动吸烟即俗称的"吸二手烟"。国外曾有研究证明,大量被动吸烟同每日吸几支烟的暴露量相等。不吸烟者和吸烟者一起生活或工作,每天闻到烟味一刻钟,时间达到一年以上的危害等同于吸烟。一些与吸烟者共同生活的女性,患肺癌的概率比常人多出 6 倍。

(二)职业因素

职业环境中的呼吸道致癌物是造成该职业人群发病增多的重要原因。研究表明,因职业关系接触某些金属和非金属物质,如铀、铬、镍、铍、氢、砷、石棉、焦油等,长期吸入后也能引起肺癌。而石棉工人发生肺癌的危险是普通人的 6~10 倍。烟草与石棉具有协同作用。芥子气、二氯甲醚、铬酸中的铬等也能导致肺癌。经常接触多环芳香碳氢化合物的煤气工、炼焦炉工、烟囱工、铸造工等也是肺癌的高发人群。

(三)环境污染

统计结果表明,城市肺癌发病率高于农村,内陆重工业城市高于沿海轻工业城市。如汽车废气、工业废气、公路沥青等污染。空气中 PM2.5 的浓度长期高于 $10\mu g/m^3$,肺癌发病率显著上升。

室内微小环境对健康的危害,特别是它与肺癌的关系近年来受到国内外学者的关注,已有研究表明,中国女性肺癌与室内微小环境空气污染有关。儿童期暴露于煤炉取暖及做饭与成年后患肺癌有一定关系。

(四)烹饪与饮食

(1)烹调油烟是室内污染的另一个主要来源,是非吸烟肺癌病因中的一个热点。厨房烹调油烟是发生肺鳞癌和肺腺癌共同的危险因素,如果消除烹调油烟的因素,肺癌的发生可能减少一半以上。因为菜籽油和豆油加热至 270~280℃(大致相当于日常炒菜时油类加温范围)时产生的油烟具有明显的致突变作用,所以经常使用菜籽油、豆油且高温烹调者会增加肺癌的危险性。而花生油和猪油则无致突变作用。

(2)饮食是继吸烟后被众多科学家认可的另一个和肿瘤关系最密切的因素。国外有研究证明,新鲜的蔬菜、水果中所含的类胡萝卜素能够降低肺癌的危险性。饱和脂肪酸的摄入是肺癌的高危险因素。

(五)遗传易感性

肺癌的易感性存在个体差异,即肺癌的遗传易感性。目前的研究表明,肺癌的遗传易感性主要包括代谢酶基因多态性、诱变剂敏感性和 DNA 修复能力以及某些基因的突变缺失。这些与肺癌的发生具有密切的关系。

(六)其他

慢性支气管炎、肺结核、弥散性肺间质纤维化等疾病患者的肺癌发生率高于正常人群。病毒感染、黄曲霉素、机体免疫功能下降、内分泌失调等因素对肺癌的发生也可能起到一定的作用。

三、病理

(一)病理学

1.按肿瘤发生部位

(1)中央型肺癌:发生在主支气管、叶支气管及段支气管的癌肿。以鳞状上皮细胞癌和小细胞未分化癌多见,约占 3/4。

(2)周围型肺癌:发生在段支气管以下的小支气管及细支气管的癌肿,以腺癌较为多见,约占 1/4。

(3)弥散型肺癌:发生在细支气管和肺泡的肿瘤,弥散分布在肺内。

2.按肿瘤生长方式

(1)管内型:多见于鳞癌,其肿块位于较大的支气管腔内,呈息肉状或菜花样突入管腔,少数有蒂。

(2)管壁浸润型:肿块向较大的支气管壁内浸润,常侵入管壁外肺组织。管壁黏膜皱襞消失,呈颗粒状或肉芽表面,管壁增厚,管腔狭窄。

(3)巨块型:肿块直径>5cm,多靠近肺门,形状不规则,边缘呈大分叶状,与周围组织分界不清。

(4)球型:肿块呈圆形或类圆形,直径 3~5cm,边缘较平滑,边缘呈小分叶状,与周围组织分界清楚。

(5)结节型:肿块呈圆形或不规则形,直径<3cm,单个或多个,与周围组织分界清楚。

(6)弥散浸润型:肿块弥散浸润肺叶或肺段的大部分,形态类似于大叶性肺炎或融合性支气管肺炎。

3.按组织病理学分型

(1)非小细胞肺癌。①鳞状细胞癌(鳞癌),肺癌中较常见的类型,主要发生于肺段支气管,其次在叶支气管,以中央型多见,比例约占 2/3。周围型鳞癌常可发生癌灶中心广泛凝固坏死,可有空洞形成。②腺癌,在某些发达国家已成为最常见的肺癌类型,在我国的发生率也呈逐年增长的趋势,并已超过了鳞癌。肿瘤可发生于各级支气管,但以小支气管为主,因此多为周围型肺癌。③腺鳞癌。④大细胞癌,细胞体积较大、核大、核仁显著、胞质丰富的恶性上皮性肿瘤。大细胞癌恶性程度高,肿瘤大多发生在段支气管和叶支气管,肿瘤体积较大,常见中央坏死,但空洞形成不常见。

(2)小细胞肺癌:主要发生在主支气管和叶支气管,约 70％的病例表现为肺门周围肿块,是肺癌中恶性程度最高的一种,在各型肺癌中预后最差。

(3)肉瘤样癌:包括多形性癌、梭形细胞癌、巨细胞癌、癌肉瘤、肺母细胞瘤。

(4)类癌:起源于支气管和细支气管黏膜上皮中神经内分泌细胞的肺癌,较少见,恶性程度低。临床上常出现副瘤综合征、库欣综合征、肢端肥大征等。

(5)唾液腺型癌:起自支气管腺体的低度恶性肿瘤,支气管腺体及其肿瘤均与唾液腺及其肿瘤相同,故称为唾液腺型癌。好发于中年患者,与性别关系不大,肿瘤大多位于气管或主支气管内。

(二)分期

1.非小细胞肺癌的分期

目前非小细胞肺癌的 TNM 分期采用国际肺癌研究协会(IASLC)2009 年第七版分期标准(IASLC 2009)。

大部分肺癌患者的胸腔积液(或心包积液)是由肿瘤所引起的。但如果胸腔积液(或心包积液)的多次细胞学检查未能找到癌细胞,胸腔积液(或心包积液)又是非血性或非渗出性的,临床判断该胸腔积液(或心包积液)与肿瘤无关,则这种类型的胸腔积液(或心包积液)不影响分期。

2.小细胞肺癌分期

对于接受非手术治疗的患者采用局限期和广泛期分期方法;对于接受外科手术的患者,采用国际肺癌研究协会 2009 年第七版分期标准。

四、临床表现

肺癌的临床表现与癌肿的部位、大小、是否侵及邻近器官以及有无转移等情况有密切关系。这些临床表现可分为四类。

(一)由原发肿瘤引起的症状早期可无明显症状

当病情发展到一定程度时,常出现以下症状。

(1)刺激性干咳。

(2)痰中带血或血痰。

(3)胸痛。

(4)发热。

(5)气促。

当呼吸道症状超过 2 周,经对症治疗不能缓解,尤其是痰中带血、刺激性干咳,或原有的呼吸道症状加重时,要高度警惕肺癌存在的可能性。

(二)肿瘤局部扩展引起的症状

(1)肿瘤侵犯喉返神经出现声音嘶哑。

(2)肿瘤侵犯上腔静脉,出现面、颈部水肿等上腔静脉梗阻综合征表现。

(3)肿瘤侵犯胸膜引起胸腔积液,往往为血性,大量积液可以引起气促。

(4)肿瘤侵犯胸膜及胸壁,可以引起持续剧烈的胸痛。

(5)上叶尖部肺癌,也称肿瘤或肺上沟瘤,可侵入和压迫位于胸廓入口的器官组织,如第一肋骨、锁骨下动、静脉、臂丛神经、颈交感神经等,产生剧烈胸痛,上肢静脉怒张、水肿、臂痛和上肢运动障碍,同侧上眼睑下垂、瞳孔缩小、眼球内陷、面部无汗等颈交感神经综合征(Horner 综合征)。

(三)由肿瘤远处转移引起的症状

(1)锁骨上淋巴结常是肺癌转移的部位。

(2)近期出现的头痛、恶心、眩晕或者视物不清等神经系统症状和体征应当考虑脑转移的可能。

(3)持续固定部位的骨痛、血浆碱性磷酸酶或者血钙升高应考虑骨转移的可能。

(4)右上腹痛、肝大、碱性磷酸酶、天门冬氨酸转移酶、乳酸脱氢酶或胆红素升高应考虑肝转移的可能。

(5)皮下转移时可在皮下触及结节。

(6)血行转移到其他器官出现转移器官的相应症状。

(四)肿瘤引起的肺外表现

少数肺癌由于肿瘤产生内分泌物质,临床上呈现非转移性的全身症状,如骨关节综合征、库欣综合征、重症肌无力、男性乳腺增大、多发性肌肉神经痛等肺外症状。

五、辅助检查

(一)影像学检查

1.胸部 X 线检查

胸片是肺癌治疗前后基本的影像学检查方法,通常包括胸正、侧位片,是早期发现肺癌的一个重要手段,也是术后随访的方法之一。

2.胸部 CT 检查

可以进一步验证病变所在的部位和累及范围,也可鉴别其良性、恶性,是目前肺癌诊断、分期、疗效评价及治疗后随诊中最重要和最常用的影像学手段。

3.MRI 检查

对肺癌的临床分期有一定价值,特别适用于判断脊柱、肋骨以及颅脑有无转移。

4.超声检查

主要用于发现腹部重要器官以及腹腔、腹膜后淋巴结有无转移,也用于双锁骨上窝淋巴结的检查;对于邻近胸壁的肺内病变或胸壁病变,可鉴别其囊、实性及进行超声引导下穿刺活检;超声还常用于胸腔积液抽取定位。

5.骨扫描检查

用于判断肺癌骨转移的常规检查。当骨扫描检查提示骨可疑转移时,应对可疑部位进行MRI、CT 或 PET-CT 等检查验证。

6.PET-CT 检查

在诊断肺癌纵隔淋巴结转移时较 CT 的敏感性、特异性高。有条件者推荐使用。

(二)内镜检查

1.支气管镜检查

诊断肺癌最常用的方法,包括纤支镜直视下刷检、活检以及支气管灌洗获取细胞学和组织学诊断。上述几种方法联合应用可以提高检出率。

2.经支气管针吸活检术和超声支气管镜引导的经支气管针吸活检术

穿刺气管或支气管旁的淋巴结和肿块,有助于肺癌诊断和淋巴结分期。

3.经支气管肺活检术

可在 X 线、CT、气道超声探头、虚拟支气管镜、电磁导航支气管镜和细支气管镜引导下进行,适合诊断 2/3 的肺外周病变,在诊断 PPL 的同时检查管腔内情况,是非外科诊断肺部结节的重要手段。

4.纵隔镜检查

作为确诊肺癌和评估 N 分期的有效方法,是目前临床评价肺癌纵隔淋巴结状态的金标准。

5.胸腔镜检查

胸腔镜可以准确地进行肺癌诊断和分期,对于经纤维支气管镜和经胸壁肺肿物穿刺针吸活检术等检查方法无法取得病理标本的早期肺癌,尤其是肺部微小结节病变,行胸腔镜下病灶切除,即可以明确诊断。对于中晚期肺癌,胸腔镜下可以行淋巴结、胸膜和心包的活检,胸腔积液及心包积液的细胞学检查,为制订全面治疗方案提供可靠依据。

(三)其他检查技术

1.痰细胞学检查

目前诊断肺癌简单方便的无创伤性诊断方法之一,连续 3 天留取清晨深咳后的痰液进行痰细胞学涂片检查可以获得细胞学的诊断。

2.经胸壁肺内肿物穿刺针吸活检术(TTNA)

TTNA 可以在 CT 或 B 超引导下进行,在诊断周围型肺癌的敏感度和特异性上均较高。

3.胸膜活检术

当胸腔积液穿刺未发现细胞学阳性结果时,胸膜活检可以提高阳性检出率。

4.胸腔穿刺术

当胸腔积液原因不清时,可以进行胸腔穿刺,以进一步获得细胞学诊断,并可以明确肺癌的分期。

5.浅表淋巴结活检术

对于肺部占位病变或已明确诊断为肺癌的患者,如果伴有浅表淋巴结肿大,应当常规进行浅表淋巴结活检,以获得病理学诊断,进一步判断肺癌的分期,指导临床治疗。

(四)实验室检查

1.血液生化检查

肺癌患者血浆碱性磷酸酶或血钙升高考虑骨转移的可能,血浆碱性磷酸酶、谷草转氨酶、乳酸脱氢酶或胆红素升高考虑肝转移的可能。

2.血液肿瘤标志物检查

(1)癌胚抗原:目前血清中 CEA 的检查主要用于判断肺癌预后以及对治疗过程的监测。

(2)神经特异性烯醇化酶:小细胞肺癌首选标志物,用于小细胞肺癌的诊断和治疗反应监测。

(3)细胞角蛋白片段 19:对肺鳞癌诊断的敏感性、特异性有一定参考意义。

(4)鳞状细胞癌抗原:对肺鳞状细胞癌疗效监测和预后有一定判断价值。

六、治疗

(一)治疗原则

采取多学科综合治疗与个体化治疗相结合的原则,即根据患者身体状况,肿瘤的病理组织学类型和分子分型,侵及范围和发展趋向采取多学科综合治疗的模式,有计划、合理地应用手术、化疗、放疗和分子靶向治疗等手段,以达到最大程度地延长患者的生存时间、提高生存率、控制肿瘤进展和改善患者的生活质量的目的。

(二)外科手术治疗

手术切除是肺癌的主要治疗手段,也是目前临床治愈肺癌的唯一方法。肺癌手术分为根治性手术与姑息性手术,应当力争根治性切除。以期达到最佳、彻底地切除肿瘤,减少肿瘤转移和复发,并且进行最终的病理 TNM 分期,指导术后综合治疗的目的。

1.手术适应证

(1)Ⅰ、Ⅱ期和部分ⅢA 期($T_3N_{1\sim2}M_0$;$T_{1\sim2}N_2M_0$;$T_4N_{0\sim1}M_0$ 可完全性切除)非小细胞肺癌和部分小细胞肺癌($T_{1\sim2}N_{0\sim1}M_0$)。

(2)经新辅助治疗(化疗或化疗加放疗)后有效的 N_2 期非小细胞肺癌。

(3)部分ⅢB 期非小细胞肺癌($T_4N_{0\sim1}M_0$)如能局部完全切除肿瘤者,包括侵犯上腔静脉、其他毗邻大血管、心房、隆凸等。

(4)部分Ⅳ期非小细胞肺癌,有单发对侧肺转移、单发脑或肾上腺转移者。

(5)临床高度怀疑肺癌的肺内结节,经各种检查无法定性诊断者,可考虑手术探查。

2.手术禁忌证

(1)全身状况无法耐受手术,心、肺、肝、肾等重要脏器功能不能耐受手术者。

(2)绝大部分诊断明确的Ⅳ期、大部分ⅢB 期和部分ⅢA 期非小细胞肺癌,以及分期晚于 $T_{1\sim2}N_{0\sim1}M_0$ 期的小细胞肺癌。

(三)放射治疗

肺癌放疗包括根治性放疗、姑息放疗、辅助放疗和预防性放疗等。

1.非小细胞肺癌(NSCLC)

(1)对于接受手术治疗的 NSCLC 患者,如果术后病理手术切缘阴性而纵隔淋巴结阳性(pN2),除了常规接受术后辅助化疗外,建议加用术后放疗。对于切缘阳性的 pN2 肿瘤,如果患者身体许可,建议采用术后同步放疗和化疗。对切缘阳性的患者,放疗应当尽早开始。

(2)Ⅰ期不能接受手术治疗的 NSCLC 患者,放射治疗是有效的局部控制病灶的手段之一。

(3)对于因身体原因不能接受手术的Ⅱ～Ⅲ期 NSCLC 患者,如果身体条件许可,应当给予适形放疗结合同步化疗。

(4)对于有广泛转移的Ⅳ期 NSCLC 患者,部分患者可以接受原发灶和转移灶的放射治疗以达到姑息减症的目的。

2.小细胞肺癌(SCLC)

(1)局限期 SCLC 经全身化疗后部分患者可以达到完全缓解,但是如果不加用胸部放疗,胸内复发的风险很高。加用胸部放疗不仅可以显著降低局部复发率,而且死亡风险也显著降低。

(2)广泛期 SCLC 患者,远处转移灶经化疗控制后加用胸部放疗可以提高肿瘤控制率,延长生存期。

3.预防性脑照射

(1)局限期小细胞肺癌患者,胸内病灶经治疗达到完全缓解后推荐加用预防性脑照射。

(2)广泛期小细胞肺癌在化疗有效的情况下,加用预防性脑照射也可降低小细胞肺癌脑转移的风险。

(3)非小细胞肺癌全脑预防照射根据每个患者的情况权衡利弊后确定。

4.晚期肺癌患者的姑息放疗

晚期肺癌患者的姑息性放疗,主要目的是解决因原发灶或转移灶导致的局部压迫症状、骨转移导致的疼痛,以及脑转移导致的神经症状等。

(四)药物治疗

肺癌的药物治疗包括化疗和分子靶向药物治疗。化疗分为姑息化疗、辅助化疗和新辅助化疗。

1.晚期 NSCLC

(1)一线药物治疗:含铂两药方案为标准的一线治疗,在化疗基础上可联合抗肿瘤血管药物。EGFR 基因敏感突变或 ALK 融合基因阳性患者,可有针对性地选择靶向药物治疗。

(2)二线药物治疗:可选择多西紫杉醇、培美曲塞 EGFR-TKI,EGFR 突变患者可选择靶向药物 EGFR-TKI。

(3)三线药物治疗:可选择 EGFR-TKI 或进入临床试验。

2.不能手术切除的 NSCLC

推荐放疗、化疗联合,根据具体情况可选择同步或序贯放疗和化疗。序贯治疗化疗药物可参照一线治疗。

3.NSCLC 的围手术期辅助治疗

(1)完全切除的Ⅱ～Ⅲ期 NSCLC,术后推荐含铂两药方案术后辅助化疗 3～4 个周期。

（2）辅助化疗患者术后体力状况基本恢复正常，一般在术后 3～4 周开始。

（3）新辅助化疗：对可切除的 Ⅱ 期 NSCLC 可选择含铂两药、2 个周期的术前新辅助化疗，一般在化疗结束后 2～4 周进行手术。术后辅助治疗应当根据术前分期及新辅助化疗疗效，有效者延续原方案或根据患者耐受性酌情调整，无效者则应当更换方案。

4.小细胞肺癌（SCLC）

（1）局限期小细胞肺癌（Ⅰ 期）推荐放疗、化疗为主的综合治疗。化疗方案推荐 EP 或 EC 方案。

（2）广泛期小细胞肺癌（Ⅳ 期）推荐化疗为主的综合治疗。化疗方案推荐 EP、EC 或顺铂加拓扑替康（IP）或加伊立替康（IC）。

七、护理措施

（一）围手术期护理

1.术前护理

（1）了解患者的健康史和既往史，尤其是吸烟史；女性患者注意了解月经史；服用抗凝药物的患者，注意评估其用药和停药情况；评估患者的整体营养状况。

（2）观察患者咳嗽咳痰的情况，以及痰的颜色、性质、量及其伴随症状。

（3）指导并劝说患者戒烟是患者术前呼吸道准备的头等大事。吸烟会刺激气管、支气管和肺组织，使其分泌物增加，支气管上皮纤毛活动减弱或丧失，导致痰液难以咳出，引起肺部感染。术前患者至少戒烟 14 天以上，以防术后肺部感染和肺不张的发生。

（4）注意口腔卫生。口腔是呼吸道的门户，患者应早晚刷牙，并注意预防感冒。肺部有炎症者，术前应积极控制，遵医嘱给予抗生素、雾化吸入治疗。

（5）术前指导患者进行呼吸功能锻炼，教会其练习正确的咳嗽、咳痰方法，患者坐位，双脚着地，身体稍前倾，双手环抱一个枕头，协助患者轻轻按住伤口，进行数次深而缓慢的腹式呼吸，深吸气末屏气，然后缩唇，缓慢呼气，在深吸一口气后屏气 3～5s，身体前倾，进行2～3次短促有力的咳嗽，张口咳出痰液，咳嗽时收缩腹肌，或用自己的手按压上腹部，帮助咳嗽。可减少患者术后因方法不当导致疼痛从而不能进行有效咳嗽咳痰的情况，能有效防止术后并发症的发生。

（6）术前加强营养，鼓励患者进高蛋白质、高热量、富含维生素、容易消化的食物，提高机体免疫力，增强其手术耐受力。

（7）讲解有关手术的相关知识，消除患者及家属的顾虑和心理负担。

（8）按手术要求做好术前的各项准备。①术前一日遵医嘱做好药物过敏试验，阳性者报告医生，并在病历上做好记录，床头做好标识。②术前一日做血型和交叉配血准备，根据情况准备足够的血量，按手术部位要求备皮，包括剪除胸毛和腋毛，预防切口感染。③手术前晚行普通灌肠一次，以防术中患者麻醉后肛门括约肌松弛，大便排出，增加手术污染的机会。④手术当日清晨留置尿管。

（9）提供安静、舒适的环境，保证充足的休息和睡眠，入睡困难者，睡前给予镇静催眠药物，并观察患者睡眠情况。

2.术后护理

(1)严密观察患者意识、生命体征、血氧饱和度的变化情况。当患者移至病床时,立即给氧,连接心电监护。术后 2～3h,每 15～30min 测量呼吸、脉搏和血压一次;生命体征稳定后,每小时测量一次。保持呼吸道通畅,常规给予氧气吸入 2～4L/min,持续 24～48h,维持 $SpO_2 \geqslant 95\%$。术后回病房后,定时观察呼吸并呼喊患者,防止麻醉不良反应引起患者呼吸暂停。术后第一天开始,根据情况指导患者进行有效咳嗽咳痰,给予雾化吸入、翻身叩背及电动排痰,防止肺部感染及肺不张。

(2)严密观察手术切口敷料及胸腔闭式引流管引流情况。下肺叶切除、全肺切除、食管或纵隔等术后常规带胸管 1 根;行上肺叶切除,通常带胸管 2 根,上胸管排气。胸腔闭式引流管护理时应注意以下 4 点。①保持管道密闭和通畅,正确牢固连接、妥善固定胸腔闭式引流管,确保引流瓶内长管密闭于水面下 3～4cm,保持直立,防止管道扭曲,间断挤捏,防止血凝块堵塞引流管。②严格无菌操作,防止感染,每日更换胸腔引流瓶。更换时,双钳夹闭胸管,防止气体进入胸腔。胸腔闭式引流瓶应低于胸壁引流口平面 60～100cm,严防瓶内液体逆流。③观察水封瓶内水柱波动以帮助判断引流是否通畅,正常波动范围为 3～10cm,患者的呼吸幅度和胸膜腔内负压影响水柱的波动。观察胸腔闭式引流的情况,如不断有气泡逸出,可能肺漏气或引流装置密闭不严,应及时予以处理。一侧全肺切除者钳闭胸管,定时开放,放液避免过快,如有异常立即通知医生给予处理。④术后密切观察胸腔闭式引流情况,怀疑活动性出血时,立即夹闭胸腔引流管,通知医生,配合抢救,同时做好二次开胸探查止血的准备。

(3)评估患者卧位是否适当,胸部手术后卧位对有效引流至关重要。全麻未清醒患者,应去枕平卧,头偏向一侧,防止呼吸道分泌物或呕吐物误吸气管造成窒息。全麻完全清醒,血压、脉搏平稳后可取半卧位,床头抬高 30°～45°,以利呼吸和胸腔引流。避免采用头低足高仰卧位。一侧全肺切除患者采取 1/4 侧卧位,避免完全侧卧位。经常改变体位有利于胸腔引流,促进肺复张。每 1～2h 翻身一次,预防压疮发生。

(4)观察患者的输液量和速度,观察患者的尿量,准确记录 24h 液体出入量,评估液体出入量是否平衡。严格控制输液量和速度,防止因输液过多、过快,前负荷过重导致急性肺水肿和心力衰竭。一侧全肺切除患者 24h 补液量应控制在 2000mL 以内,速度以 30～40 滴/分为宜,同时限制钠盐摄入。

3.手术后并发症的观察及护理

(1)出血:肿瘤广泛浸润粘连,术中剥离面大,止血不彻底,患者本身凝血机制障碍、胸腔的负压状态等因素均可导致开胸手术后出血。开胸手术后 24h 引流量在 500mL 左右。处理措施:①术后密切观察患者神志、生命体征、血氧饱和度变化及切口敷料渗血情况;②保持胸腔闭式引流管引流通畅,密切观察引流液的颜色、性状和量,定时挤捏胸腔引流管;③遵医嘱给予止血药物;④若术后胸腔引流量 1h 内超过 800mL,或每小时引流量≥200mL,持续 2～3h 无减少,患者出现烦躁不安、血压逐渐下降、脉搏增快、少尿、血红蛋白持续下降时,应高度怀疑活动性出血,立即通知医生,同时积极做好手术止血准备。

(2)肺不张:肺不张是开胸手术后常见的并发症,多发生于术后第 1～3 天。胸部手术切口一般疼痛较严重,影响患者呼吸运动,导致其不能进行有效咳嗽,分泌物容易滞留堵塞支气管,引起肺不张。会出现胸闷、气促、发热、气管向患侧移位等表现,处理措施:①术后胸带包扎不宜过紧,鼓励患者腹式深呼吸;②氧气吸入必须湿化,低氧血症时,给予面罩吸氧。痰多黏稠时,鼓励多喝水,遵医嘱给予雾化吸入以稀释痰液利于咳出;③术后第一天,鼓励并指导患者深呼吸,有效咳痰,协助拍背,必要时按压颈部气管诱发咳嗽排痰;④痰多黏稠,患者无力咳出时,可行鼻导管深部吸痰;⑤若以上方法均无效,协助医生行支气管镜吸痰。严重时可行气管切开,确保呼吸道通畅。

(3)心律失常:开胸手术后心律失常发生率较其他外科手术后高,多发生于术后 4 天内。常见的原因是疼痛、缺氧、体液失衡和失血造成的低血容量。处理措施:①术后常规心电监护,注意观察心率及其波形的变化,术后常见的心律失常为房颤,室性心律失常以室性早搏多见;②术后发现心律失常,应及时通知医生,遵医嘱应用抗心律失常药,严格掌握用药剂量、浓度、速度及给药途径,必要时微泵控制速度,密切观察患者心率变化、药物疗效及不良反应。

(4)支气管胸膜瘘是肺切除术后严重的并发症之一,多发生于术后一周左右。发生原因有疾病本身因素,也有手术技巧问题。主要临床表现有发热、刺激性咳嗽、痰多且带腥味、痰中带血,或痰液与胸腔积液相同。胸腔内注入亚甲蓝 2mL,患者咳出蓝染的痰液即可确诊。处理措施:①一旦发生支气管胸膜瘘,立即通知医生,配合医生行胸腔闭式引流术,保持引流通畅,充分引流胸腔内气液体;②对于 48h 内的支气管胸膜瘘患者,主张紧急手术;③支气管胸膜瘘可导致从瘘孔吸入大量胸腔积液而引发窒息,置患者患侧卧位,严防漏液污染健侧;④遵医嘱给予抗生素治疗。瘘口较小时,通过抗感染和支持治疗,可自行愈合。部分瘘口较小患者可通过纤维支气管镜局部烧灼,以达到促进愈合的目的。

(5)急性肺水肿:肺切除术后严重的并发症,处理不及时或不当,病死率达 10%。心功能不全和液体负荷过重是常见原因。术中需单肺通气,术侧肺塌陷,术后又充气胀肺,容易造成肺气压伤引起肺水肿,尤其是老年患者。患者表现为进行性呼吸困难、面色发绀、心动过速、咳粉红色泡沫痰等。处理措施:①一旦发生,立即减慢输液速度,控制入量;②氧气吸入,以 25%～35%酒精湿化,保持呼吸道通畅;③遵医嘱给予心电监护、强心、利尿、扩血管等治疗,必要时准备辅助呼吸。

(二)放疗期间护理

1.常规护理

(1)做好放疗的健康教育,介绍放疗的目的、注意事项及不良反应,取得患者的配合。

(2)放疗前 1h 不可进食,放疗前后静卧 30min,注意保持足够的睡眠和休息。

(3)着宽松、柔软的纯棉衣服,保持记号线的清晰,勿使用刺激性强的碱性洗涤剂,勿用手指抓挠皮肤,局部不涂擦刺激性药膏。

(4)注意保暖,预防感冒。限制探视人员,减少外出,尽量不去公共场所,以避免交叉感染。

(5)戒除烟酒,加强营养。饮食采取少食多餐,进食易消化、清淡饮食,忌辛辣、刺激性的食物,多吃新鲜蔬菜及水果,每日饮水 2000mL 以上。建议饮用菊花茶、金银花茶。

(6)出现高热、呼吸困难、咯血、手足麻痹、胸膜炎、心功能不全、严重血液循环障碍等时应暂停放疗,遵医嘱给予对症处理。

2.放射性肺炎的护理

放射性肺炎是肺炎放射性治疗常见的也是较为危险的并发症,急性放射性肺炎多见于放疗 2 周时,应注意观察患者有无发热、气促、咳嗽、呼吸困难、胸痛等症状。遵医嘱给予抗生素、类固醇药物及镇静、止咳治疗。必要时给予低流量吸氧。安慰患者,指导其卧床休息、保持镇静、注意保暖,预防上呼吸道感染。严重者需暂停放疗。放射性肺炎一旦发生其治疗存在较大难度,所以预防其发生极为重要。全面的放疗前评估及周密的放疗计划是关键。作为护理人员,应做好对患者的健康教育及病情观察,指导患者加强营养、适当锻炼以增强体质,平时注意保暖,避免感冒及交叉感染。发现发热咳嗽、胸闷、呼吸困难等不适症状时应立即报告医护人员。

3.放射性食管炎的护理

因放射线所引起的食管损伤,称为放射性食管炎。常出现在放疗后 1～3 周,一般症状较轻,严重者可出现胸部剧痛、发热、呛咳、呕吐呕血。患者主诉感吞咽时疼痛,护士需向患者解释这只是暂时的症状,停止放疗后可逐渐消失。指导患者进清淡、易消化、无刺激的流质或半流质饮食,忌食粗、硬、烫、辛辣刺激性食物,进食速度宜缓慢,进食后漱口,并饮温凉开水以冲洗食管。症状严重者可用维生素 B_{12} 4000μg、2% 利多卡因 15mL、庆大霉素 24 万单位加入生理盐水 500mL,每次取 10mL 于三餐前及临睡前含漱;疼痛者可酌情给予止痛剂。

4.脑转移患者放疗的护理

(1)给予低盐饮食,忌食辛辣产气性食物,戒除烟酒。

(2)避免劳累及情绪激动等。

(3)指导患者保持大便通畅。避免腹压增大,以免引起颅内压增高。

(4)密切观察患者的意识、瞳孔及血压的变化,如出现剧烈头痛或频繁呕吐,有脑疝的可能,应立即通知医生,做好降压等抢救处理。

(5)指导患者注意患者安全,预防跌倒、坠床。

(三)药物治疗护理

(1)做好化疗的健康教育及心理护理,介绍化疗的必要性、化疗药物的作用、注意事项及不良反应,取得患者的配合。

(2)定期复查血常规,白细胞少于 $3.0×10^9/L$、中性粒细胞少于 $1.5×10^9/L$、血小板少于 $6×10^{10}/L$、红细胞少于 $2×10^{12}/L$、血红蛋白低于 8.0g/dL 的肺癌患者原则上不宜化疗,此时应指导患者卧床休息,加强营养,避免受凉、感冒,遵医嘱给予升血治疗。

(3)铂类药物是肺癌的联合化疗的基础药物,具有较强的催吐作用,因此应遵医嘱及时给予止吐治疗。同时做好水化、利尿治疗,监测 24h 尿量,注意观察有无耳鸣、头晕、听力下降等不良反应。

(4)紫杉醇等抗代谢类药物、阿霉素、长春新碱、丝裂霉素、诺维本也常被应用于肺癌的治疗,此类药物具有较强的血管腐蚀性,局部外渗有导致组织坏死的危险,依照 2014 年原国家卫生计生委制定的静脉治疗行业标准,此类患者应经中心静脉导管给药,不应经留置针或钢针输液。紫杉醇等抗代谢类药物还可出现过敏反应,使用前应详细询问过敏史,输注中密切观察患者生命体征变化,尤其是在用药的第 1h 内每 15min 测量脉搏、呼吸及血压一次,并在输注的前 30min 内速度宜缓慢。一旦发生过敏反应立即停止输注,配合医生积极抢救。

(5)盐酸伊立替康化疗时,在用药 24h 后易发生迟发性腹泻,当出现稀便、水样便或大便频率较正常增多时,应立即遵医嘱给予易蒙停等止泻剂。密切观察患者腹泻的次数、量、性状及伴随症状,指导患者保护肛周皮肤,便后使用柔软的纸张或湿纸巾擦拭,动作轻柔。腹泻频繁、肛周感疼痛者以温水或1:5000高锰酸钾溶液坐浴,并涂擦氧化锌软膏保护肛周皮肤。盐酸伊立替康的不良反应还包括急性胆碱能综合征,多出现在静脉注射开始后24h内,表现为急性腹痛、腹泻、出汗、流泪、流涎、结膜炎、鼻炎、低血压、寒战、全身不适、头晕、视力障碍、瞳孔缩小等,应做好患者的心理护理,缓解紧张情绪,调节输液速度,使盐酸伊立替康药液能在30~90min内输注完毕,遵医嘱使用阿托品,严密观察患者腹痛、腹泻、流汗和流泪等症状。

(6)化疗期间加强营养,少量多餐,多喝汤,多饮水。

(7)靶向药物不良反应的护理。

1)皮疹:吉非替尼和厄洛替尼治疗最常见的不良反应,通常表现为头皮、面部、颈部和躯干上部发生轻到中度丘疱疹,常发生于治疗的第1、第2周,2~3周后达到高峰。指导患者保持皮肤的清洁,勿搔抓,用温水清洗皮肤,勿使用刺激性的清洁剂,注意防晒,严重者酌情减量或暂停治疗。

2)腹泻:靶向治疗常见的不良反应,密切观察患者腹泻的次数、量及大便的性状,注意保护肛周皮肤,便后使用柔软的纸张或湿纸巾擦拭,动作轻柔。腹泻频繁、肛周疼痛者以温水或1:5000高锰酸钾溶液坐浴,并涂擦氧化锌软膏保护肛周皮肤。饮食宜清淡、少渣、易消化、避免产气食物,适当补充能量、维生素、蛋白质、水分,并注意饮食的清洁卫生。中重度腹泻者给予洛哌丁胺治疗。

3)间质性肺炎:厄洛替尼治疗最严重的不良反应,发生率为0.8%,发生于厄洛替尼治疗后第5~9天。用药期间密切观察患者有无咳嗽,胸闷、气短、呼吸困难、口唇发绀、发热等症状。做好患者的心理护理,以科学的态度、积极平和的心态面对疾病,积极配合疾病的治疗。注意卧床休息、适当活动、加强营养、防止受凉感冒,必要时给予氧疗。

4)其他不良反应还有疲乏、出血、厌食、转氨酶增高等,应注意观察。

(四)肺癌常见并发症的护理

1.上腔静脉阻塞综合征的护理

(1)急性期应给予患者取半卧位,给予持续低流量吸氧,根据血氧饱和度调节氧流量,避免长时间高浓度吸氧引起氧中毒。密切观察生命体征,注意呼吸的变化。

(2)指导患者进行有效咳嗽,鼓励多饮水。痰液黏稠不易咳出时行雾化吸入,必要时吸痰,观察痰液的颜色、性状及量。保持呼吸道通畅,指导患者进行有效咳嗽,严防窒息发生。

(3)观察水肿的情况,注意头颈部肿胀程度及双上肢皮肤淤血情况,发生水肿及胸部浅静脉曲张情况时,遵医嘱合理使用脱水剂,保持水和电解质平衡,防止低钾血症。准确记录24h液体出入量。进低盐易消化饮食以减轻水肿。

(4)静脉输液应当选择下肢静脉穿刺,因上肢输液有加重上肢、颜面部及颅内水肿的风险。严格控制输液速度,观察有无心悸、气促等不适。

(5)疼痛时指导患者放松心情,按时服用止痛药物,观察神志、呼吸的变化,保持大便通畅。

(6)加强心理的护理,消除悲观恐惧情绪。

2.肺癌大咯血的护理

(1)严密观察患者有无咯血前兆:胸闷、胸痛、剧烈咳嗽憋气、口唇及甲床发绀、面色苍白、烦躁不安等。

(2)发生大咯血时,头偏向一侧,保持呼吸道通畅,及时清除口鼻腔的血块,以防窒息。

(3)指导患者绝对卧床休息,避免搬动。

(4)建立两条静脉通道,遵医嘱给予止血剂及镇静剂。静脉滴注垂体后叶素时应注意监测血压的变化,若患者出现面色苍白、心悸、大汗、呼吸困难、腹痛等症状时应立即停止用药。

(5)做好患者的心理护理,指导其保持情绪稳定,调整好心态,避免激动。

3.恶性胸腔积液的护理

有45%的肺癌可直接侵犯胸膜或经淋巴及血行转移至胸膜而发生恶性胸腔积液,轻者引起患侧呼吸音减弱,重者可引起呼吸困难、咳嗽、胸痛、消瘦、平卧困难等症状。

(1)严密观察病情变化,呼吸急促及呼吸困难时应减少活动、取半卧位,必要时给予低流量吸氧。

(2)胸痛严重时酌情给予止痛剂。

(3)行胸腔穿刺引流的患者注意观察穿刺部位有无红肿、渗液、渗血情况,引流液的量、颜色及性状,做好详细记录,并注意避免短时间内因排液过多而导致的复张性肺水肿。

(4)行胸腔药物灌注的患者注意观察有无咳嗽、咯血、气胸、皮下气肿等异常情况,一旦发现及时通知医生进行对症处理。配合医生抽胸腔积液及胸腔化疗,胸腔化疗后嘱患者注意变换体位,以促进化疗药物均匀吸收。

4.肺癌脑转移继发癫痫患者的护理

(1)为患者创造一个良好的休养环境,室内保持安静,减少噪音等不良刺激因素。室内整洁、空气流通、温湿度适宜。

(2)抽搐发作时的处理措施如下。①将患者抬至柔软床垫上,拉起护栏,专人守护,并松开衣领,放松裤带。②用开口器撬开口腔,垫上牙垫,紧急情况下可使用压舌板、金属汤匙、筷子、手帕或将衣角卷成小布卷置于患者口中一侧上下白齿之间,以防止咬伤舌头或颊部。③给氧,患者头偏向一侧,保持呼吸道通畅,有假牙者取出假牙。及时吸净口鼻腔分泌物,深昏迷者用舌钳将舌拉出,或使用口咽通气道,防止舌根后坠引起呼吸道堵塞。使用口咽通气道时注意通气道不可过短,"过短"会把舌推向咽后壁加重气道梗阻。必要时行气管切开术。④快速滴入脱水剂,预防脑疝。⑤根据医嘱给予抗癫痫及镇静药物,并观察药物疗效。⑥密切观察意识状态、瞳孔变化、肢体抽动等情况,发现异常及时报告医生。

(3)指导患者进食清淡饮食,少进辛辣食物,避免饥饿或过饱,禁止吸烟。癫痫频繁发作不能进食者给予鼻饲,避免从口腔喂食和水,以免发生呛咳、窒息和坠积性肺炎。

(4)加强基础护理,及时更换污染被服,意识障碍者每2h翻身一次,预防压疮的发生。

(5)指导患者遵医嘱规律服药,以防再次发作。长期服药者应定期检查肝功能,避免药物引起的毒副反应。

(6)指导患者保持愉快的心情,避免精神紧张和不良刺激诱发抽搐。

5.肺癌骨转移的护理

(1)指导患者卧于硬板床上,减少活动,避免跌倒、坠床及外伤,以减少病理性骨折的风险。

(2)保持床铺清洁干燥,定时更换卧位,预防压疮的发生。

(3)脊柱转移者尽量避免站立,根据转移的椎体分别给予颈托、胸托或腰托,行轴线翻身(翻身时保持头、颈、躯干在同一直线上),以防脊髓再损伤。

(五)CT 引导经皮肺穿刺活检术的护理

1.穿刺前注意事项

(1)告知患者穿刺目的、注意事项,使患者配合。

(2)术前常规检查出凝血时间。患有出血性疾病或近期严重咯血者禁忌穿刺。

(3)剧烈咳嗽不能控制及不能合作者禁忌穿刺。

2.穿刺后护理要点

据文献报导,CT 引导经皮肺穿刺活检术后发生气胸的概率为 $7.2\%\sim13\%$,发生肺出血的概率为 $6.6\%\sim21\%$,因此,气胸和肺出血的病情观察和护理尤为重要。

(1)穿刺后平卧休息 6h。严密观察神志、面色及生命体征的变化。

(2)观察穿刺点有无出血及感染,保持伤口处于封闭状态,以免空气进入胸腔,引起气胸。少量气胸一般不治疗,卧床休息 2～3 日气胸可自行吸收,当肺体积压缩大于 30% 或出现呼吸困难时需要进行闭式胸腔引流。

(3)注意保暖,避免合并感染而加重肺部损伤。

(4)注意有无咳嗽、咳痰,呼吸困难时给予氧气吸入。

(5)出现痰中带血或咯血时不要紧张,及时通知医护人员。对咯血患者,注意观察咯血量及颜色,遵医嘱执行止血治疗。大咯血时及时清理呼吸道。

(6)穿刺点在肺门附近或反复多次穿刺易发生出血,应预防窒息。

八、健康教育

(一)心理支持

(1)选择向患者及其家属告知病情的方式和时间,解释治疗计划,取得患者的理解和配合。

(2)做好各种检查前的健康宣教,最大限度地减轻治疗带来的不良反应,提高患者的生存质量。

(3)纠正错误认知,正确认识肿瘤,保持良好心态,给予积极的心理暗示,使患者了解只要及时发现、及时治疗,恶性肿瘤是可以治愈的,同时可提高生存质量等。

(4)加强社会支持,尽力做好患者家属的开导和劝慰,协同医护人员做好患者心理支持。

(二)饮食指导

肺癌患者应给予高蛋白质、高热量、高维生素、易消化的食物,合理搭配动、植物蛋白质。忌油腻、油煎、烧烤等热性食物以及辛辣刺激性食物,如葱、蒜、韭菜、姜、花椒、辣椒、桂皮等。注意加强口腔护理,保持口腔的清洁卫生,以增进食欲。化疗期间应酌情使用止吐剂以缓解化疗药物导致的胃肠道反应。

(1)具有增强机体免疫、抗肺癌作用的食物,如薏苡仁、甜杏仁、菱角、茯苓、山药、大枣、乌梢蛇、四季豆、香菇、核桃、甲鱼等。

（2）咳嗽多痰宜吃白果、萝卜、芥菜、杏仁、橘皮、枇杷、橄榄、橘饼、荸荠、海带、紫菜、冬瓜、丝瓜、芝麻、无花果、松子、核桃、罗汉果、桃、橙、柚等。

（3）发热宜吃黄瓜、冬瓜、苦瓜、莴苣、茄子、花菜、百合、苋菜、荠菜、马齿苋、西瓜、菠萝、梨、柿、橘、柠檬、橄榄、桑椹、荸荠、鸭、青鱼。

（4）咯血宜吃青梅、藕、甘蔗、梨、莲子、黑豆、豆腐、荠菜、茄子、牛奶、鲩鱼、甲鱼。

（5）放疗、化疗期间宜吃减轻不良反应的食物：蘑菇、桂圆、黄鳝、核桃、甲鱼、乌龟、猕猴桃、大枣、葵花籽、苹果、绿豆、黄豆、赤豆、泥鳅、鲩鱼、绿茶。

（三）生活指导

（1）严格戒烟，避免被动吸烟。

（2）保持良好的心态，提倡健康的生活方式。保持室内空气新鲜，定时开窗通风，避免接触煤烟、油烟污染，避免易产生致癌因素的环境及食物。合理地安排休息及活动，适当进行体育运动，以增强机体抵抗力，注意预防呼吸道感染。

（四）康复训练与出院指导

（1）术前指导患者进行呼吸功能锻炼，教会其练习正确的咳嗽咳痰方法，预防肺部并发症的发生。患者坐位，双脚着地，身体稍前倾，双手环抱一个枕头，协助患者轻轻按住伤口，进行数次深而缓慢的腹式呼吸，深吸气末屏气，然后缩唇，缓慢呼气，在深吸一口气后屏气 3～5s，身体前倾，进行 2～3 次短促而有力的咳嗽，张口咳出痰液，咳嗽时收缩腹肌，或用自己的手按压上腹部，帮助咳嗽。可减少患者术后因方法不当导致疼痛从而不能进行有效咳嗽咳痰的情况，能有效防止术后并发症的发生。

（2）鼓励患者早期下床活动，术后早期下床活动能预防肺不张，改善全身血液循环，促进伤口愈合，防止压疮，减少下肢静脉血栓形成。患者生命体征稳定，术后第一天，鼓励及协助患者坐起，术后第二天，可根据情况协助患者在病室内行走。下床活动期间，妥善保护引流管，保持密封状态，不需夹管，密切观察患者病情变化。患者做其他检查时必须双钳夹闭引流管，以防意外。若引流管意外滑脱，应立即用手捏闭伤口处皮肤，同时通知医务人员处理。

（3）告知患者出院后继续做呼吸功能锻炼的意义，可适当进行室外行走、上下楼梯等运动，提高肺功能，提高生存质量。

（4）坚持治疗、定期复查。出现疲乏、体重减轻、咳嗽加重或咯血时应随时就医。

第二章　消化系统疾病的护理

第一节　消化系统疾病的常见症状与体征的护理

一、恶心与呕吐

恶心与呕吐是消化系统疾病的常见症状。恶心是指一种对食物反感或食后即想呕吐的感觉。呕吐是指胃内容物或一部分小肠内容物，通过食管逆流出口腔的一种复杂的反射性动作。

恶心常是呕吐的前驱症状，也可单独出现。呕吐是人体的一种本能，可将有害物由胃排出，从而起到保护作用。因此，恶心、呕吐也是身体的一个警示。但持久而剧烈的呕吐可引起水、电解质紊乱，代谢性碱中毒及营养障碍等。

(一)常见原因

1.胃源性呕吐

当胃黏膜受到化学性或机械性刺激(如急性胃炎、胃癌等)或胃过度充盈(幽门梗阻)时即可发生呕吐。

2.腹部疾病引起的反射性呕吐

各种急腹症，如肠梗阻、腹膜炎、阑尾炎、胆管及胰腺疾病，因刺激迷走神经纤维引起反射性呕吐。

(二)临床表现

(1)呕吐物量大，见于幽门梗阻、小肠上部梗阻。

(2)呕吐物为血性，见于上消化道出血，如食管下端黏膜撕裂症、溃疡病、出血性胃炎、胃癌、食管静脉曲张破裂等。

(3)混有胆汁，提示梗阻的部位在十二指肠以下。

(4)混有隔餐食物或隔日食物，提示幽门梗阻。

(5)呕吐物有粪臭味，提示小肠低位梗阻、麻痹性肠梗阻、近段肠腔内有大量细菌繁殖、结肠梗阻或有回盲瓣关闭不全、结肠造瘘或上段小肠结肠瘘等。

(6)呕吐物中见少量未消化食物，见于贲门失弛缓症等食管性呕吐。

(三)辅助检查

1.体检

(1)一般检查：注意营养状态、精神状态，有无失水现象。

(2)腹部检查：有无振水音和胃肠蠕动波、肠型。有无腹胀、腹壁有无紧张、压痛、反跳痛。腹部有无包块及移动性浊音，肠鸣音有无亢进、减弱或消失。

(3)眼底检查：有无脑膜刺激症状、脑膜刺激的神经反射征，颅压增高时应做眼底检查。

2.实验室检查

恶心、呕吐患者的实验室检查如下。

(1)血常规、尿常规及酮体的检查。

(2)血糖、尿素氮及二氧化碳结合力的测定。

(3)电解质及肝功能检查。

(4)必要时做呕吐物化学分析或细菌培养。

(5)疑有颅内疾患时,做脑脊液检查。

3.X线检查

恶心、呕吐患者的X线检查包括腹部透视或平片,食管、胃肠、胆囊或颅骨摄影等,必要时做脑CT、脑血管造影、磁共振检查。

4.特殊检查

恶心、呕吐患者的特殊检查如下。

(1)食管测压:用于发现食管动力性疾病,如弥散性食管痉挛、贲门失弛缓等引起的假性呕吐。

(2)胃排空测定:包括放射性闪烁扫描显像法、胃超声评价液体食物的排空以及^{13}C尿素呼气试验。

(3)胃电图:用于识别胃起搏点的节律异常,但存在信号不良、伪差与临床症状相关性差等缺点。

(4)胃肠测压:是评价上胃肠道动力异常最可靠的生理学检查,但是检查烦琐、昂贵、操作困难。

(四)治疗

1.治疗原则

呕吐的治疗原则如下。

(1)积极寻找病因,给予针对性的治疗。

(2)镇吐对症治疗。

(3)纠正水、电解质代谢紊乱。

(4)其他并发症治疗。

2.对症治疗

(1)呕吐严重时禁食,待呕吐逐渐好转后,可给予流质或半流质饮食。

(2)补液维持水、电解质及酸碱平衡。

(3)适当给予镇静、镇吐或解痉药物,如多潘立酮10mg或甲氧氯普胺10mg,每日2～3次口服。

(4)针灸治疗:胃肠病引起的呕吐可针刺足三里、内关、中脘穴位。脑部疾病引起的呕吐可针刺合谷、少商、足三里等穴位。

(五)护理评估

1.健康史

(1)常见原因:妊娠呕吐、反应性呕吐、消化系统疾病、急性中毒、呼吸系统疾病、泌尿系统疾病、循环系统疾病、妇科疾病、青光眼、遗传因素、胃及十二指肠运动异常、应激紧张、吸烟、饮酒等。

(2)恶心、呕吐的规律性:餐后近期内出现呕吐,并有骤起的集体发病情况,应考虑食物中毒;神经性呕吐多在餐后即刻发生;在餐后较久或积数餐之后才出现呕吐的,多见于消化性溃疡及胃癌等引起的幽门、十二指肠慢性不全梗阻。

(3)恶心、呕吐发生时间:晨间呕吐在育龄女性应考虑早期妊娠反应,有时也见于尿毒症或慢性酒精中毒。有些鼻窦炎因分泌物刺激咽部,也有晨起恶心和干呕。夜间呕吐多见于幽门梗阻。

(4)恶心、呕吐的特点:一般呕吐常先有明显恶心,然后出现呕吐。但神经性呕吐可不伴有恶心或仅有轻微恶心,呕吐并不费力,甚至可以随心所欲地呕吐。高血压脑病或颅内病变引起颅压增高时,也常常没有恶心而突然出现喷射状呕吐。

(5)恶心、呕吐物的性质:幽门梗阻的呕吐物含有隔餐或隔日食物,有酸臭味;呕吐物中含有大量黄色胆汁,多见于频繁剧烈呕吐或十二指肠乳头以下的肠梗阻;大量呕吐多见于幽门梗阻或急性胃扩张,一次呕吐可超过1000mL;呕吐物有粪便臭味的可能是低位肠梗阻;呕吐大量酸性胃液多见于高酸性胃炎、活动期十二指肠溃疡或促胃液素瘤;呕吐物呈咖啡样或鲜红色,考虑上消化道出血。

2.身体状况

对于频繁、剧烈呕吐者,及时评估血压、尿量、皮肤弹性及有无水、电解质平衡紊乱等症状。

(六)护理诊断

1.有体液不足的危险

与大量呕吐导致失水有关。

2.活动无耐力

与频繁呕吐导致失水和电解质有关。

3.焦虑

与频繁呕吐不能进食有关。

(七)护理措施

1.评估患者的一般情况

包括年龄、原发疾病、全身情况、生命体征、神志、营养状况,有无失水表现。评估患者心理状态,恶心、呕吐发生的时间、频率、原因或诱因、与进食的关系等。

2.生活护理

协助患者进行日常生活活动。患者呕吐时应协助其坐起或侧卧,头偏向一侧,以免误吸。呕吐完毕协助漱口,更换污染衣物、被褥,开窗通风去除异味。遵医嘱应用镇吐药物及其他治疗,促使患者逐步恢复正常饮食和体力。告知患者坐起、站立时动作应缓慢,以免发生直立性低血压。

3.应用放松技术

常用深呼吸、转移注意力等放松技术,减少呕吐的发生。深呼吸法:用鼻吸气,然后张口慢慢呼气,反复进行;转移注意力:通过与患者交谈,或倾听轻松的音乐、阅读喜爱的文章等方法转移患者的注意力。

4.心理护理

通过观察患者以及与患者家属交谈,了解患者心理状态,耐心解答患者及其家属所提出的种种疑惑。解释呕吐与精神因素的关系,告知患者及其家属精神紧张不利于呕吐的缓解,而且紧张、焦虑影响食欲及消化能力。

5.病情观察

患者呕吐量大时,注意观察有无水、电解质及酸碱平衡失调。

(1)监测生命体征:定时测量和记录患者生命体征直至稳定。血容量不足时可发生心动过速、呼吸急促、血压降低,特别是直立性低血压。持续性呕吐导致大量胃液丢失而发生代谢性碱中毒时,患者表现为呼吸浅而慢。

(2)观察失水征象:准确记录每日的出入量、尿比重、体重。动态观察实验室检查结果,如电解质、酸碱平衡状态。观察患者有无失水征象,依失水程度不同,患者可出现软弱无力、口渴、皮肤黏膜干燥及弹性减弱、尿量减少、尿比重增高,甚至出现烦躁、神志不清及昏迷等表现。

(3)观察呕吐情况:观察患者呕吐的特点,记录呕吐的次数,呕吐物的性质、量、颜色及气味。

(4)积极补充水分和电解质:剧烈呕吐不能进食或严重水、电解质失衡时,主要通过静脉输液给予纠正。口服补液时,应少量多次饮用,以免再次引起恶心、呕吐。口服补液未能达到所需补液量时,需要静脉输液以恢复和保持机体的液体平衡。

二、呕血与黑便

呕血是指上消化道或消化器官出血,血液从口腔呕出。上消化道或小肠出血时,血红蛋白的铁质在肠道经硫化物作用形成黑色硫化铁,粪便可呈黑色而发亮,称为柏油样便。常由上消化道(食管、胃十二指肠、胃空肠吻合术后的空肠、胰腺、胆管)疾病:急性出血所致,少数见于某些全身性疾病。大量呕血易发生失血性休克,甚至危及生命。

(一)临床表现

每日出血量超过 60mL 即可有黑便,有呕血则提示胃内储血量至少达 300mL。呕血前常有上腹不适及恶心,大量出血时常发生急性周围循环衰竭。

(二)辅助检查

1.一般检查

呕血与黑便的一般检查:注意面容与贫血程度,有无周围循环衰竭表现,如四肢厥冷、脉搏细速、血压下降、烦躁不安等,有无蜘蛛痣、黄疸、肝掌及皮肤色素沉着,有无黏膜或皮肤出血,有无锁骨上淋巴结或全身淋巴结增大。

2.腹部检查

呕血与黑便的腹部检查:有无腹壁静脉曲张,有无腹压痛和包块,有无肝、脾大和腹腔积液。

3.肛门直肠指检的作用

肛门直肠指检在呕血与黑便的检查中可用于早期发现黑便,注意有无痔或肿块。

4.实验室检查

呕血与黑便的化验检查：

(1)血常规、尿常规检查。

(2)血型测定并做好交叉配血试验。

(3)肝功能检查、尿素氮测定。

(4)必要时做 ESR 和出血性疾病常规检查。

5.特殊检查

呕血与黑便的特殊检查如下。

(1)急诊内镜检查：应在出血 24～48h 内进行，对出血部位和性质的诊断有重要价值。

(2)超声波肝、脾、胆囊探查。

(3)X 线检查：一般在出血停止后 1 周做胃肠钡餐检查。

(4)必要时做腹部血管造影，协助诊断出血病灶与部位。

(三)治疗

1.一般处理措施

呕血与黑便的一般处理措施：绝对静卧，监测脉搏、血压、呼吸、神志变化，烦躁不安者给予镇静剂。呕血者宜暂禁食，呕血停止后可给予少量多次流质饮食。

2.止血措施

呕血与黑便的止血措施：

(1)食管静脉曲张破裂出血可放置三腔二囊管压迫止血和(或)静脉注射血管加压素、生长抑素。

(2)消化性溃疡或急性胃黏膜病变出血可用 H_2 受体阻断剂，如 Famotidine 或质子泵抑制剂 Omeprazole 静脉注射。

(3)口服或胃内灌注 8mg/dL 去甲肾上腺素溶液。

(4)内镜注射硬化剂、组织胶及套扎治疗或电凝止血。

3.介入治疗

严重消化道大出血在少数特殊情况下既无法进行内镜治疗又不能耐受手术治疗者，可考虑在选择性肠系膜动脉造影中找到出血灶的同时进行血管栓塞治疗。

4.手术治疗

呕血与黑便患者经内科积极抢救 24～48h 仍不能控制止血时，应考虑外科手术治疗。

(四)护理评估

(1)评估可能引起出血的原因及部位：如溃疡出血、肠系膜血管畸形出血、术后吻合口出血、门脉高压出血等。

(2)遵医嘱给予辅助检查：胃镜、肠镜、BUS、CT、消化道造影、DSA 等。

(3)实验室和特殊检查结果：血常规、血尿素氮、红细胞计数、网织红细胞、便常规、肝肾功能、电解质水平。

(4)血红蛋白情况：血红蛋白 90～110g/L 为轻度贫血，60～90g/L 为中度贫血，50～60g/L 为重度贫血，<60g/L 提示有输血指征。

(5)评估面色、有无休克征象(烦躁不安或神志不清、面色苍白、四肢湿冷、口唇发绀、呼吸急促等,血压下降、脉压变小、心率加快、尿量减少)。

(五)护理诊断

1.组织灌注量无效(外周)

与上消化道出血致血容量不足有关。

2.活动无耐力

与呕血、黑便致贫血有关。

3.焦虑/恐惧

与大量呕血与黑便有关。

4.潜在并发症

休克。

5.有误吸的危险

与呕吐物误吸入肺内有关。

(六)护理措施

1.一般护理措施

(1)绝对卧床休息:保持安静,避免不必要的交谈。休克患者平卧位应将床挡拉起。出血停止后以卧床休息为主,适当活动,避免头晕跌倒。床边悬挂防跌倒牌。及时清除血污物品,保持床单元整洁。

(2)体位:急性出血期给予侧卧或平卧位,头偏向一侧,以防窒息。

(3)饮食:出血期禁食,关注补液量是否恰当,以防血容量不足。禁食患者应做好口腔护理,恢复期根据医嘱给予适当饮食,从流食→无渣(低纤维)半流食→低纤维普食,渐进恢复饮食。

(4)心理指导:耐心做心理疏导,使其放松身心,配合治疗。

2.基础生命体征观察

(1)体温:大量出血后,多数患者在24h内出现低热,一般不超过38.5℃,持续3～5天。

(2)出血时先脉搏加快,然后血压下降。注意测量坐卧位血压和脉搏(如果患者卧位改坐位血压下降>20mmHg,心率上升>10次/分提示血容量明显不足,是紧急输血的指征)。

(3)病情观察:观察呕血的颜色、量、持续时间及频率。患者的呼吸、血压、血氧、脉搏、心率、尿量、皮肤及甲床色泽。

(4)注意观察有无窒息征兆症状:咯血停止、发绀、自感胸闷、心悸、大汗淋漓、喉痒有血腥味及精神高度紧张等。

3.症状及体征观察

(1)再出血的观察:呕血的颜色(鲜红或有血块、咖啡色)、量,排便次数、颜色(血便、黑便、柏油样、黏液血便)和性状(成形、糊状、稀便、水样)。

(2)出血严重程度的估计:成人每日消化道出血5～10mL粪便潜血试验出现阳性;50～100mL可出现黑便;胃内积血量在250～300mL可引起呕血;一次出血量<400mL一般不引起全身症状;出血量>400～500mL,可出现全身症状,如头晕、心悸、乏力等;短时间内出血量>1000mL,可出现周围循环衰竭表现,如口干、意识变化、休克等。

(3)肠鸣音和伴随的腹部体征,尿量(有无急性肾衰竭及血容量补充是否足够)。

4.用药观察

(1)呕血量较大者常用垂体后叶素 18U 加入生理盐水 100mL,静脉泵入 10mL/h(高血压、冠心病患者及孕妇禁用),可用立其丁(酚妥拉明)10mg 加入生理盐水 100mL 静脉泵入 10mL/h,注意观察有无腹痛等不良反应。

(2)镇静药:对烦躁不安者常用镇静药,如地西泮 5～10mg 肌内注射。禁用吗啡、哌替啶,以免抑制呼吸。

(3)应备齐急救药品及器械:如止血药、强心药、呼吸中枢兴奋药等药物。此外,应备开口器、压舌板、舌钳、氧气筒或氧气枕、电动吸引器等急救器械。

三、腹痛

腹痛按起病急缓、病程长短可分为急性与慢性腹痛。急性腹痛多由腹腔脏器的急性炎症、扭转或破裂,空腔脏器梗阻或扩张,腹腔内血管阻塞等引起;慢性腹痛的原因常为腹腔脏器的慢性炎症、腹腔脏器包膜的张力增加、消化性溃疡、胃肠神经功能紊乱、肿瘤压迫及浸润等。此外,某些全身性疾病、泌尿生殖系统疾病、腹外脏器疾病,如急性心肌梗死和下叶肺炎也可引起腹痛。

(一)临床表现

腹痛可表现为隐痛、钝痛、灼痛、胀痛、刀割样痛、钻痛或绞痛等,可为持续性或阵发性疼痛,其部位、性质和程度常与疾病有关,如胃、十二指肠疾病引起的腹痛多为中上腹部隐痛、灼痛或不适感,伴畏食、恶心、呕吐、嗳气、反酸等。小肠疾病多呈脐周疼痛,并有腹泻、腹胀等表现。

大肠病变所致的腹痛为腹部一侧或双侧疼痛。急性胰腺炎常出现上腹部剧烈疼痛,为持续性钝痛、钻痛或绞痛,并向腰背部呈带状放射。急性腹膜炎时疼痛弥散全腹,腹肌紧张,有压痛、反跳痛。

(二)辅助检查

根据不同病种进行相应的实验室检查,必要时需做 X 线检查、消化道内镜检查等。

(三)护理评估

1.健康史

评估腹痛发生的原因或诱因,起病急骤或缓慢、持续时间,腹痛的部位、性质和程度;腹痛与进食、活动、体位等因素的关系;腹痛发生时的伴随症状,如有无恶心、呕吐、腹泻、呕血、便血、血尿、发热等;有无缓解疼痛的方法;有无精神紧张、焦虑不安等心理反应。

2.身体状况

(1)全身情况:生命体征、神志、神态、体位、营养状况以及有关疾病的相应体征,如腹痛伴黄疸者提示与胰腺、胆系疾病有关,腹痛伴休克者可能与腹腔脏器破裂、急性胃肠穿孔、急性出血性坏死性胰腺炎、急性心肌梗死、肺炎等有关。

(2)腹部检查:腹部外形,有无膨隆或凹陷;有无胃形、肠形及蠕动波;有无腹壁静脉显露及其分布与血流方向。肠鸣音是否正常。腹壁紧张度,有无腹肌紧张、压痛、反跳痛,其部位、程度;肝脾是否大,其大小、硬度和表面情况;有无腹块。有无振水音、移动性浊音。为了避免触诊引起胃肠蠕动增加,使肠鸣音发生变化,腹部检查的顺序为视、听、触、叩,但仍按视、触、叩、听的顺序记录。

(四)护理诊断

1.疼痛:腹痛

与腹腔脏器或腹外脏器的炎症、缺血、梗阻、溃疡、肿瘤或功能性疾病等有关。

2.焦虑

与剧烈腹痛、反复或持续腹痛不易缓解有关。

(五)护理措施

腹痛是很常见的临床症状。因发病原因的不同,腹痛的性质、程度、持续时间和转归各异,需要有针对性地治疗、护理,包括病因治疗和镇痛措施。腹痛患者的一般护理原则包括以下几个方面。

1.疼痛:腹痛

(1)腹痛的监测:①观察并记录患者腹痛的部位、性质及程度,发作的时间、频率,持续时间,以及相关疾病的其他临床表现,如果疼痛突然加重、性质改变,且经一般对症处理疼痛不能减轻,需警惕某些并发症的出现,如消化性溃疡穿孔引起弥散性腹膜炎等;②观察非药物性和(或)药物镇痛治疗的效果。

(2)非药物性缓解疼痛的方法:该方法是针对疼痛,特别是慢性疼痛的主要处理方法,能减轻患者的焦虑、紧张,提高其疼痛阈值和对疼痛的控制感。具体方法如下。①行为疗法:指导式想象(利用一个人对某特定事物的想象而达到特定的正向效果,如回忆一些有趣的往事可转移对疼痛的注意)、深呼吸、冥想、音乐疗法、生物反馈等;②局部热疗法:除急腹症外,对疼痛局部可应用热水袋进行热敷,以解除肌肉痉挛达到镇痛效果;③针灸镇痛:根据不同疾病和疼痛部位选择穴位针疗。

(3)用药护理:镇痛药物种类甚多,应根据病情、疼痛性质和程度选择性给药。癌性疼痛应遵循按需给药的原则,有效控制患者的疼痛。观察药物不良反应,如口干、恶心、呕吐、便秘和用药后的镇静状态。急性剧烈腹痛诊断未明时,不可随意使用镇痛药物,以免掩盖症状,延误病情。

(4)生活护理:急性剧烈腹痛患者应卧床休息,要加强巡视,随时了解和满足患者所需,做好生活护理。应协助患者取适当的体位,以减轻疼痛感并有利于休息,从而减少疲劳感和体力消耗。对烦躁不安者应采取防护措施,防止坠床等意外发生。

2.焦虑

疼痛是一种主观感觉。对疼痛的感受既与疾病的性质、病情有关,也与患者对疼痛的耐受性和表达有关。后者的主要影响因素有患者的年龄、个性、文化背景、情绪和注意力;周围人们的态度;疼痛对患者的生活、工作、休息、睡眠和社交活动的影响,其影响对患者是否具有重要意义;以及疾病的性质,例如,是否危及生命等。

急骤发生的剧烈腹痛、持续存在或反复出现的慢性腹痛以及预后不良的癌性疼痛均可造成患者精神紧张、情绪低落,而消极悲观和紧张的情绪也可使疼痛加剧。因此,护士对患者及其家属应进行细致全面的心理评估,取得家属的配合,有针对性地对患者进行心理疏导,以减轻紧张恐惧,稳定情绪,有利于增强患者对疼痛的耐受性。

四、腹泻

正常人的排便习惯多为每天 1 次,有的人每天 2～3 次或每 2～3 天 1 次,只要粪便的性状正常,均属于正常范围。腹泻是指排便次数增加,粪便稀薄并带有黏液、脓血或未消化的食物残渣。如排便次数每日 3 次以上,或每天粪便总量＞200g,其中粪便含水量＞85%,则可认为是腹泻。

腹泻可分急性与慢性腹泻两类。急性腹泻发病急,病程在 2～3 周之内;腹泻超过 3 周者属于慢性腹泻,慢性腹泻病程至少 4 周以上,或间歇期在 2～4 周的为复发性腹泻。

腹泻多是肠道疾病引起,其他原因还有药物、全身性疾病、过敏和心理因素等。

(一)临床表现

1.小肠性腹泻

多为水样便或粪便稀薄,无里急后重感,常有脐周疼痛。

2.大肠性腹泻

可出现黏液血便、脓血便或果酱样粪便,多有里急后重感。

3.严重腹泻

可造成脱水、电解质紊乱及代谢性酸中毒。

4.长期慢性腹泻

可导致营养不良或全身衰竭表现。

(二)辅助检查

采集新鲜粪便标本做显微镜检查,必要时做细菌学检查。急性腹泻者应注意监测血清电解质、酸碱平衡状况。

(三)护理评估

1.健康史

评估腹泻发生的时间、起病原因或诱因、病程长短;粪便的性状、气味和颜色,排便次数和量;有无腹痛及疼痛的部位,有无里急后重感、恶心、呕吐、发热等伴随症状;有无口渴、疲乏无力等提示失水的表现;有无精神紧张、焦虑不安等心理因素。

2.身体状况

(1)急性严重腹泻时,注意观察患者的生命体征、神志、尿量、皮肤弹性等。慢性腹泻时应注意观察患者的营养状况,有无消瘦、贫血的体征。

(2)肛周皮肤:有无因排便频繁及粪便刺激引起的肛周皮肤糜烂。

3.心理—社会状况

慢性腹泻治疗效果不明显时,患者往往对预后感到担忧,结肠镜等检查有一定痛苦,某些腹泻患者,如肠易激综合征与精神因素有关,故应注意患者心理状况的评估和护理,鼓励患者配合检查和治疗,稳定患者情绪。

(四)护理诊断

1.腹泻

与肠道疾病或全身性疾病有关。

2.有体液不足的危险

与大量腹泻引起失水有关。

(五)护理措施

1.病情观察

包括排便情况、伴随症状等。

2.饮食护理

饮食以少渣、易消化食物为主,避免生冷、多纤维、味道浓烈的刺激性食物。急性腹泻应根据病情和医嘱,给予禁食、流食、半流食或软食。

3.活动与休息

急性起病、全身症状明显的患者应卧床休息,注意腹部保暖。可用热水袋热敷腹部,以减弱肠道运动,减少排便次数,并有利于腹痛等症状的减轻。

4.用药护理

腹泻以病因治疗为主。应用止泻药时注意观察患者排便情况,腹泻得到控制应及时停药。应用解痉镇痛剂(如阿托品)时注意药物的不良反应,如口干、视物模糊、心动过速等。

5.肛周皮肤护理

排便频繁时,粪便刺激可损伤肛周皮肤,引起糜烂及感染。排便后应用温水清洗肛周,保持清洁、干燥,涂无菌凡士林或抗生素软膏以保护肛周皮肤,促进损伤处愈合。

6.液体平衡状态的动态观察

急性严重腹泻时丢失大量水分和电解质,可引起脱水及电解质紊乱,严重时导致休克。故应严密监测患者生命体征、神志、尿量的变化;有无口渴、口唇干燥、皮肤弹性下降、尿量减少、神志淡漠等脱水表现;有无肌肉无力、腹胀、肠鸣音减弱、心律失常等低钾血症的表现;监测血生化指标的变化。

7.补充水分和电解质的护理

及时遵医嘱给予液体、电解质、营养物质,以满足患者的生理需要量,补充额外丢失量,恢复和维持血容量。一般可经口服补液,严重腹泻、伴恶心与呕吐、禁食或全身症状显著者经静脉补充水分和电解质。注意输液速度的调节。尤其老年患者应及时补液并注意输液速度,因老年人易因腹泻发生脱水,也易因输液速度过快引起循环衰竭。

五、便秘

便秘是指排便频率减少,3天内排便次数少于1次,伴排便困难并需用力、粪便量减少、粪便干硬,排便后有不尽感,是临床上常见的症状,多长期持续存在。

正常排便需要的条件:①饮食量和所含纤维素适当,有足够的入量水分,对肠道产生有效的机械刺激;②胃肠道无梗阻,消化吸收和蠕动正常;③有正常的排便反射,腹肌、膈肌及盆底肌群有足够的力量协助排便动作。任何一个环节发生问题,都有可能引起便秘。

根据罗马Ⅲ的标准,便秘的定义为:①排便困难,硬便,排便频率减少或排便不尽感;②每周完全排便<3次,每天排便量<35g;③全胃肠或结肠通过时间延长。随着人们生活方式的改变、精神心理和社会因素的影响,其发病率呈升高趋势,严重影响人们的健康和生活质量。

(一)临床表现

(1)排便次数减少,粪质干硬难以排出,常有腹痛、腹胀甚至恶心、呕吐。

(2)慢性便秘多为单纯功能性,部分患者可有腹胀、腹痛、食欲缺乏等症状。

(3)便秘可引起自身中毒,出现精神不振、食欲减退、恶心、腹胀、失眠等症状。便秘可致患结肠癌的风险加大。因便秘排便屏气使劲,增加腹压可造成心脑血管疾病发作,诱发心绞痛、心肌梗死、脑出血等。

(二)辅助检查

1.检查指征

(1)需明确便秘是否为系统性疾病或者消化道器质性疾病所致。

(2)当治疗无效时,需明确便秘的病理生理过程。

2.一般检查

便秘的常规检查包括粪检和潜血试验。若便秘临床表现提示症状是炎症、肿瘤或其他系统性疾病所致,需要进行血红蛋白、血沉、甲状腺功能、血钙、血糖等相关生化检查。

3.明确肠道器质性病变的检查

钡灌肠检查可显示结肠的宽度、长度,并且可发现导致便秘的严重梗阻性病变。只有在怀疑假性肠梗阻或小肠梗阻时才需要行小肠造影检查。当近期出现排便习惯改变,便中带血或者体重下降、发热等报警症状时,应进行全结肠检查以明确是否存在结肠癌、炎症性肠病、结肠狭窄等器质性病变。

4.特殊的检查方法

便秘患者的特殊检查方法有胃肠传输试验、肛门直肠测压,气囊排出试验、24h结肠压力监测、排粪造影、会阴神经潜伏期或肌电图检查等。

(三)治疗原则

(1)寻找便秘的原因,并针对病因来解决便秘。

(2)适当调整饮食,增加含纤维素多的食物。凉开水、蜂蜜均有助于便秘的预防和治疗。

(3)鼓励患者参加适当的体力劳动或体育锻炼,以增强腹肌、膈肌、肛提肌等的肌力,养成每日定时排便的习惯。

(4)对症处理:酌情选用容积性泻剂(甲基纤维素每日1.5~5g)、润滑性泻剂(甘油或液状石蜡)、高渗性泻剂(硫酸镁、山梨醇、乳果糖)、刺激性泻剂(番泻叶、大黄苏打片)及胃肠动力药。应注意药物不可滥用和长期使用。

(5)肿瘤、梗阻、绞窄所致的便秘应及时请外科处理。

(四)护理评估

1.健康史

(1)评估患者有无年龄因素、全身性疾病、消化系统疾病、滥用泻药等,有无大肠、直肠或肛门阻塞性病变,有无大肠直肠运动异常,有无因药物而致的便秘、内分泌失调或其他慢性疾病引起的功能性便秘;有无因便秘引起口臭、下腹饱胀感、不安、失眠及注意力不集中等症状。

(2)目前排便状况:排便次数、间隔时间、排便难易度、粪便形状、腹部饱胀感、残便感及有无出血等。

(3)影响排便的次数、含水量及性质的因素:年龄、性别、情绪、压力、饮食结构、运动量、药物使用、生活习惯、生活方式及环境因素等。老年人便秘的发病率较高,与老年人食量和体力活动减少,胃肠道功能下降有关,如消化液分泌减少,肠管张力和蠕动减弱以及参与排便的肌张力低下等因素有关;婴儿进食太少时,消化后液体吸收,余渣少,致使排便减少、变稠,奶中糖量不足时肠蠕动减慢,可使粪便干燥;小儿偏食,喜食肉食,少吃或不吃蔬菜,食物中纤维素太少,均易发生便秘。

2.身体状况

(1)腹部检查:有无腹胀,腹部蠕动是否每分钟少于 5 次,腹部有无肿块,肿块的位置、硬度及有无压痛。

(2)肛门检查:肛周有无脓肿,有无肛裂及痔。

3.心理—社会状况

有无生活改变导致的饮食习惯,排便地点的变化;是否存在精神压力。

(五)护理措施

1.饮食调理

增加膳食纤维的摄入,尤其是粗粮类和鲜豆类。保证充分的水分摄入,多饮水,便秘者每天清晨饮温开水或者淡盐水 $200\sim300$ mL,每日饮水量>1500 mL。选择合理、科学的饮食结构,避免不良的饮食习惯,食物选择要粗细搭配,避免食用刺激性食物,适当进食润肠通便的食物,炒菜时可适当多放些食用油。

2.体育疗法

参加体育运动,增加身体活动,是提高整个机体的紧张度,加强生理排便功能,恢复正常排便反射机制的好方法。

3.心理指导

有学者指出,对便秘患者进行心理疏导,缓解其焦虑、抑郁、紧张情绪可能有助于便秘的治疗。

4.用药护理

教育患者杜绝滥用药物,对易引起便秘的药物要合理使用。便秘患者可运用温和缓泻药促进排便。一般缓泻药以睡前服用为佳,以达到次晨排便,但缓泻药不能长期服用,避免肠道失去自行排便的功能,加重便秘。

5.便秘处理

(1)针灸、按摩对治疗便秘可达到理想的效果,按摩分别施于背部膀胱经巡行部位。针灸脾俞、胃俞、大肠俞等。

(2)粪便嵌顿,患者无法自行排出,护士可戴手套帮助患者从直肠内取出粪石,操作中应随时观察患者病情变化。

六、黄疸

黄疸是高胆红素血症的临床表现,即血中胆红素浓度增高使巩膜、皮肤、黏膜以及其他组织和体液发生黄染的现象。正常血清总胆红素含量为 $5\sim17\mu$ mol/L($0.3\sim1.0$ mg/dL),主要为非结合胆红素。当血中胆红素浓度在 $17.1\sim34.2\mu$ mol/L 时,临床不易察觉,无肉眼黄疸时,称隐性或亚临床黄疸。超过 34.2μmol/L(2.0mg/dL)时,出现黄疸。

(一)临床表现

1.溶血性黄疸

黄疸为轻度,呈浅柠檬色,急性溶血时可有发热、寒战、头痛、呕吐、腰痛,并有不同程度的贫血和血红蛋白尿(尿呈酱油色或茶色),严重者可有急性肾衰竭。慢性溶血多为先天性。除贫血外还有脾大的表现。

2.肝细胞性黄疸

临床表现为皮肤、黏膜浅黄至深黄色,食欲减退、疲乏,严重者可有出血倾向。

3.胆汁淤积性黄疸

患者的皮肤呈暗绿色,完全阻塞者颜色更深,甚至呈黄绿色,并有皮肤瘙痒及心动过速的表现,患者尿色深,粪便颜色变浅或呈白陶土色。

(二)辅助检查

1.溶血性黄疸的实验室

检查血性黄疸的血清总胆红素(TB)增高,以非结合胆红素(UCB)为主,结合胆红素(CB)基本正常。尿中尿胆原也增加,但无胆红素。急性溶血时尿中有血红蛋白排出,潜血试验阳性。血液检查除贫血外还有骨髓红细胞系列增生旺盛、网织红细胞增加等。

2.肝细胞性黄疸的实验室检查

肝细胞性黄疸的血中 CB 与 UCB 均增加,黄疸型肝炎时 CB 增加多高于 UCB。尿中 CB 定性试验阳性,尿胆原可因肝功能障碍而增加。此外,血液检查有不同程度的肝功能损害。

3.胆汁淤积性黄疸的实验室检查

胆汁淤积性黄疸患者的血清 CB 增加,尿胆红素试验阳性,尿胆原及粪胆素减少或缺如,血清碱性磷酸酶及谷氨酰转肽酶增高。

4.黄疸的影像学检查

黄疸的影像学检查包括 CT 及 MRI、超声显像、放射性核素检查和在 X 线下的各种胰胆管造影术,可显示肿瘤、结石以及肝内外胆管有无扩张,对黄疸的鉴别提供极其重要的信息。

(三)治疗

1.护肝疗法

黄疸患者应给予高热量饮食,适当选用护肝药物,注意避免使用损肝药物。阻塞性黄疸时,可因肠道缺乏结合的胆汁酸盐而出现脂溶性维生素 A、维生素 D、维生素 K 的缺乏,宜注射补充。

2.对症支持治疗

黄疸患者应针对黄疸的症状进行支持治疗,如镇痛、退热。瘙痒明显者,可试用熊去氧胆酸,每日 4 次,每次 100~150mg。对 Gilbert 综合征、Crigler-Najjar 综合征 Ⅱ 型,应用肝细胞葡萄糖醛基转移酶的诱导剂苯巴比妥,可降低血清非结合胆红素。

3.中医中药治疗

中医治疗黄疸可选用有退黄作用的中药方剂,随症状加减。例如,茵陈四逆汤、大黄消石汤和茵陈蒿汤或茵陈五苓散等,也可静脉滴注茵栀黄、甘草酸二胺(甘利欣)注射液。

(四)护理评估及护理措施

1.评估患者健康史

询问既往有无肝炎、肝硬化、胆石症、胆管蛔虫病、胆囊炎、胆管手术及溶血性疾病史等;有无肝炎患者接触史;有无输血史;有无长期用药或饮酒史;黄疸的发生与饮食有无关系等。

2.询问有无伴随症状

如伴发热、乏力、恶心、呕吐、食欲下降等多为病毒性肝炎;伴有寒战、高热、头痛、呕吐、腰背四肢疼痛多为急性溶血;伴有右上腹痛、寒战、高热多为化脓性梗阻性胆管炎;伴有上消化道出血、腹腔积液可见于肝硬化;伴有肝区疼痛,肝大且质地坚硬表面不平者多见于肝癌。

3.注意表现及症状

注意有无鼻出血、牙龈出血、皮下出血等表现;有无腹胀、腹泻等消化道症状;有无皮肤瘙痒引起的皮肤破损;溶血性黄疸有无少尿等肾功能变化;肝硬化、肝癌患者有无性格行为异常、扑翼样震颤等肝性脑病的改变等。

4.真性黄疸与假性黄疸的鉴别

观察皮肤、黏膜和巩膜有无黄染以及黄染的程度和范围,确定真性黄疸。真性黄疸应与假性黄疸相鉴别,当进食过多的胡萝卜、南瓜、橘子等可致血中胡萝卜素增加而引起皮肤黄染,但一般以手掌,足底、前额及鼻部等处明显,而巩膜和口腔黏膜无黄染;长期服用米帕林(阿的平)、呋喃类等含黄色素的药物也可引起皮肤黄染,严重时可出现巩膜黄染,但其特点是近角膜缘处巩膜黄染最明显。

5.实验室检查

注意观察尿、粪颜色及皮肤的色泽,是否伴有瘙痒等。一般皮肤、黏膜黄染的程度与血胆红素的升高成正比,当黄疸的颜色较深,呈暗黄色,伴皮肤瘙痒,为胆汁淤积性黄疸的特征;当黄疸的颜色变浅,瘙痒减轻,则表示梗阻减轻。急性溶血性黄疸时尿呈酱油色;肝细胞性和胆汁淤积性黄疸时尿色加深如浓茶样。胆汁淤积性黄疸时粪便颜色变浅或呈白陶土样。

6.促进皮肤舒适,保持皮肤完整性

(1)沐浴时使用中性无刺激性香皂及温水清洗,沐浴后涂抹润滑液,保持皮肤湿润。

(2)修剪指甲并磨平,必要时可戴棉布手套。

(3)建议患者穿棉质、柔软舒适的衣物,室内保持凉爽的温度(25～26℃)。

(4)保持床单位的平整、清洁。

7.减轻患者焦虑,帮助患者维护自我形象

(1)与患者及其家属说明黄疸形成的原因,告知随着疾病逐渐康复,肤色也会逐渐恢复。以关心、接纳、温暖的态度去照顾患者,倾听患者的主诉。

(2)分散患者的注意力,如与人交谈、听音乐、看书报等。

(3)教导美化外表的方法。

8.并发症护理

(1)急性肾衰竭、休克、肝性脑病征兆者,绝对卧床,专人守护。

(2)监测生命体征,注意有无性格、行为的改变以及扑翼样震颤等肝性脑病前兆症状。

(3)给予低蛋白质饮食;如不能进食者,可鼻饲流质食物。

(4)配合医师尽快消除诱因,如控制胃肠道出血、控制感染,停用利尿药,纠正水、电解质、酸碱失衡等。

七、高热

高热是指体温＞39℃;体温＞41℃称过高热;高热超过 1～2 周,尚未查明原因者称不明热。热型分为稽留热、弛张热、间歇热和不规则热等。

(一)临床表现

高热时人体各系统产生一系列相应变化,如新陈代谢加强,呼吸、心跳次数增加,特别是神经系统兴奋性增高,严重时可出现烦躁、谵妄、幻觉、全身抽搐等,甚至昏迷。

(二)护理评估

评估患者的体温、脉搏、呼吸、血压和伴随症状。观察皮肤有无皮疹、出血点、麻疹、瘀斑、黄染,注意皮肤的温度、湿度及弹性等。评估患者意识状态及体液平衡状况。

(三)护理措施

1.一般护理措施

(1)绝对卧床休息,对于出现躁动、幻觉的患者,护士应床旁护理或允许亲人陪护,防止发生意外,同时加用护挡,必要时用约束带,以防碰伤或坠床。

(2)严密观察病情变化,体温高于 39℃者,应给予物理降温,如冷敷、温水擦浴、冷生理盐水灌肠等,以降低代谢率,减少耗氧量。

(3)加强营养支持,给予高热量、高蛋白、高维生素、易消化的流质或半流质饮食,保证每日摄水量达 2500～3000mL。

(4)应用冰袋物理降温的患者要经常更换冷敷部位,避免局部冻伤。

(5)加强口腔护理,每日 2～3 次,饮食前后漱口,口唇干裂者可涂液状石蜡。

(6)做好心理指导;对高热患者应尽量满足其合理需求,保持病室安静,减少探视,室内空气清新,定时开窗通风,保持患者心情愉快。

(7)可疑传染病者在确诊前,应做好床边隔离,预防交叉感染。

2.病情观察

(1)发热伴寒战,可能是肺炎、急性胆囊炎、急性肾盂肾炎、流行性脑脊髓膜炎或败血症等。

(2)发热伴咳嗽、咳痰、胸痛、气喘等,可能是肺炎、胸膜炎、肺结核或肺脓肿。

(3)发热伴头痛、呕吐,可能是上呼吸道感染、流行性脑脊髓膜炎、流行性乙型脑炎等。

(4)发热伴上腹痛、恶心、呕吐,可能是急性胃炎、急性胆囊炎等。

(5)发热伴下腹痛、腹泻、里急后重、脓血便等,可能是细菌性痢疾。

(6)发热伴右上腹痛、厌食或黄疸等可能是病毒性肝炎或胆囊炎。

(7)发热伴关节肿痛,可能是风湿热或败血症等。

(8)发热伴腰痛、尿急、尿刺痛,可能是尿路感染、肾结核等。

(9)发热伴有局部红肿、压痛,可能是脓肿、软组织感染等。

(10)间歇性发热伴寒战、畏寒、大汗等,可能是疟疾或伤寒等病。

(11)发热伴皮下出血及黏膜出血,可能是流行性出血热、重症病毒性肝炎、败血症或急性白血病等。

第二节　贲门失弛缓症的护理

贲门失弛缓症又称贲门痉挛、巨食管,是食管贲门部的神经肌肉功能障碍所致的食管功能性疾病。其主要特征是食管缺乏蠕动,食管下端括约肌(LES)高压和对吞咽动作的松弛反应减弱。食物滞留于食管腔内,逐渐导致伸长和屈曲,可继发食管炎及在此基础上可发生癌变,癌变率为 $2\%\sim7\%$ 。

贲门失弛缓症的病因迄今不明。一般认为是神经肌肉功能障碍所致。其发病与食管肌层内 Auerbach 神经节细胞变性、减少或缺乏以及副交感神经分布缺陷有关,或许病因与免疫因素有关。

一、临床表现

(一)吞咽困难

无痛性吞咽困难是最常见、最早出现的症状,占 $80\%\sim95\%$ 。起病症状表现多较缓慢,但也可较急,多呈间歇性发作,常因情绪波动、发怒、忧虑、惊骇或进食生冷和辛辣等刺激性食物而诱发。

(二)食物反流和呕吐

发生率可达 90% 。呕吐多在进食后 $20\sim30$ 分钟内发生,可将前一餐或隔夜食物呕出。呕吐物可混有大量黏液和唾液。当并发食管炎、食管溃疡时,反流物可含有血液。患者可因食物反流、误吸而引起反复发作的肺炎、气管炎,甚至支气管扩张或肺脓肿。

(三)疼痛

$40\%\sim90\%$ 的贲门失弛缓症患者有疼痛的症状,性质不一,可为闷痛、灼痛、针刺痛、割痛或锥痛。疼痛部位多在胸骨后及中、上腹;也可在胸背部、右侧胸部、右胸骨缘以及左季肋部。疼痛发作有时酷似心绞痛,甚至舌下含硝酸甘油片后可获缓解。

(四)体重减轻体

体重减轻与吞咽困难继而影响食物的摄取有关。病程长者可有体重减轻、营养不良和维生素缺乏等表现,而呈恶病质者罕见。

(五)其他

贲门失弛缓症患者偶有食管炎所致的出血。在后期病例,极度扩张的食管可压迫胸腔内器官而产生干咳、气短、发绀和声嘶等。

二、辅助检查

(一)食管钡餐 X 线造影

吞钡检查见食管扩张、食管蠕动减弱、食管末端狭窄呈鸟嘴状、狭窄部黏膜光滑,是贲门失弛缓症患者的典型表现。

Henderson 等将食管扩张分为 3 级:Ⅰ级(轻度),食管直径<4cm;Ⅱ级(中度),食管直径 $4\sim6$ cm;Ⅲ级(重度),食管直径>6cm,甚至弯曲呈 S 形。

(二)食管动力学检测

食管下端括约肌高压区的压力常为正常人的 2 倍以上,吞咽时下段食管和括约肌压力不下降。中、上段食管腔压力也高于正常。

(三)胃镜检查

检查可排除器质性狭窄或肿瘤。在内镜下贲门失弛缓症表现特点如下所述。

(1)大部分患者食管内见残留中到大量的积食,多呈半流质状态覆盖管壁,且黏膜水肿增厚致使失去正常的食管黏膜色泽。

(2)食管体部见扩张,并有不同程度的扭曲变形。

(3)管壁可呈节段性收缩环,似憩室膨出。

(4)贲门狭窄程度不等,直至完全闭锁不能通过。应注意的是,有时检查镜身通过贲门感知阻力不甚明显时易忽视该病。

三、治疗

贲门失弛缓症治疗的目的在于降低食管下端括约肌压力,使食管下段松弛,从而解除功能性梗阻,使食物顺利进入胃内。

(一)保守治疗

对轻度患者应解释病情,安定情绪,少食多餐,细嚼慢咽,并服用镇静解痉药物,如钙离子通道阻滞剂(如硝苯地平等),部分患者症状可缓解。为防止睡眠时食物溢流入呼吸道,可用高枕或垫高床头。

(二)内镜治疗

随着微创观念的深入,新的医疗技术及设备不断涌现,内镜下治疗贲门失弛缓症得到广泛应用,并取得很多新进展。传统内镜治疗手段主要包括内镜下球囊扩张和支架植入、镜下注射A 型肉毒杆菌毒素、内镜下微波切开和硬化剂注射治疗等。

(三)手术治疗

对中、重度及传统内镜下治疗效果不佳的患者应行手术治疗。贲门肌层切开术(Heller 手术)仍是目前最常用的术式。可经胸或经腹手术,也可在胸腔镜或者腹腔镜下完成。远期并发症主要是反流性食管炎,故有人主张附加抗反流手术,如胃底包绕食管末端 360°(Nissen 手术)、270°(Belsey 手术)、180°(Hill 手术),或将胃底缝合在食管腹段和前壁(Dor 手术)。

经口内镜下肌切开术(POEM)治疗贲门失弛缓症取得了良好的效果。POEM 手术无皮肤切口,通过内镜下贲门环形肌层切开,最大限度地恢复食管的生理功能并减少手术的并发症,术后早期即可进食,95%的患者术后吞咽困难得到缓解,且反流性食管炎的发生率低。由于 POEM 手术时间短,创伤小,恢复特别快,疗效可靠,是目前治疗贲门失弛缓症的最佳选择。

四、护理诊断

(一)疼痛

与胃酸、大量食物和分泌物长期滞留食管,刺激食管黏膜发生食管炎、食管溃疡以及基底内暴露的神经末梢有关。食管炎症可降低神经末梢的痛阈以及食管黏膜的抗反流防御机制。

(二)营养失调

与吞咽困难、因胸骨后不适惧怕进食有关。

（三）焦虑

与病程长、症状反复、生活质量降低有关。

（四）窒息

与食物难以通过狭窄的贲门、食物积聚发生呕吐、食物反流误入气管有关。

五、护理措施

（一）一般护理

（1）指导患者少量多餐，每 2～3h 1 餐，每餐 200mL，避免食物温度过冷或过热，注意细嚼慢咽，减少食物对食管的刺激。

（2）禁食酸、辣、煎炸、生冷食物，忌烟酒。

（3）指导服药及用药方法，常用药物有硝苯地平（心痛定）、异山梨酯（消心痛）、多潘立酮（吗丁啉）、西沙必利等。颗粒药片一定碾成粉末，加温开水冲服。

（4）介绍贲门失弛缓症的基本知识，让患者了解疾病的发展过程和预后。

（二）疼痛护理

遵医嘱给予硝酸甘油类药物，其有弛缓平滑肌的作用，还能改善食管的排空。

（三）术前护理

术前使用内镜下球囊扩张治疗贲门失弛缓症。

（1）告知患者球囊扩张治疗不需开刀，痛苦少，改善症状快，费用低。

（2）详细介绍球囊扩张术的操作过程及注意事项。尽可能让患者与治愈的患者进行咨询、交流，以消除其顾虑、紧张的情绪，能够主动配合医师操作，达到提高扩张治疗的成功率的目的。

（3）术前 1 天进食流质，术前禁食 12h，禁水 4h。对部分病史较长、食管扩张较严重者需禁食 24～48h。

（四）术后护理

术后使用内镜下球囊扩张治疗贲门失弛缓症。

（1）术后患者应绝对卧床休息，取半卧位或坐位，平卧及睡眠时也要抬高头部 15°～30°，防止胃食物反流。

（2）术后 12h 内禁食。12h 后患者若无不适可进温凉流质饮食，术后 3 天进食固体食物。

（3）餐后 1～2h 内不宜平卧，进食时尽量取坐位。

（五）并发症观察

扩张术的并发症主要有出血、感染、穿孔等。术后应严密监测生命体征，密切观察患者胸痛的程度、性质、持续时间。注意观察有无呕吐及呕吐物、粪便的颜色及性质。轻微胸痛及少量黑便一般不需特殊处理，1～3 天会自行消失。

六、健康教育

（一）简介疾病知识

贲门失弛缓症是一种原发的病因不明的食管运动功能障碍性疾病，而且不易治愈。其特性是食管体部及食管下端括约肌（LES）解剖区域分布的神经损害所致。贲门失弛缓症是临床上较少见的疾病,很难估计其发病率及流行病情况,有的患者因为临床症状很轻微反而没有就诊。许多学者的流行病学研究都是回顾性的,一般认为其发生率为每年(0.03～1.5)/10万人,且无种族、性别差异,发病年龄有两个峰值,即20～40岁及70岁。贲门失弛缓症如果不治疗,其症状会逐渐加重。因此,早期进行充分的治疗能减轻疾病的进展,并防止发生并发症。另外,如果不改善食管LES排空障碍减轻梗阻可能会使病情恶化导致巨食管症。

(二)饮食指导

(1)扩张术后患者在恢复胃肠道蠕动后,可先口服少许清水进行观察,然后进食半量流质食物,少食多餐,无特殊不适,逐步进全量流质饮食再过渡到半流质饮食,直至普食。

(2)饮食以易消化、少纤维的软食为宜,细嚼慢咽,并增加水分摄入量,忌进食过多、过饱,避免进食过冷或刺激性食物。

(3)患者进食时注意观察是否有咽下困难等进食梗阻症状复发,必要时给予胃动力药或做进一步处理。出院后可进软食1个月,再逐步恢复正常饮食。

(三)出院指导

嘱患者生活起居有规律,避免感染,避免暴饮暴食,少进油腻食物。不穿紧身衣服,保持心情愉快,睡眠时抬高头部。有反酸、胃灼热、吞咽困难等症状随时就诊,定期复查。

第三节　功能性消化不良的护理

功能性消化不良(FD)是临床上最常见的一种功能性胃肠病,是指具有上腹痛、上腹胀、早饱、嗳气、食欲缺乏、恶心、呕吐等上腹不适症状,经检查排除了引起这些症状的胃肠、肝胆及胰腺等器质性疾病的一组临床综合征,症状可持续或反复发作,病程一般超过1个月或在1年中累计超过12周。

根据临床特点,FD分为3型。①运动障碍型:以早饱、食欲缺乏及腹胀为主;②溃疡型:以上腹痛及反酸为主;③反流样型。

一、临床表现

(一)症状

FD有上腹痛、上腹胀、早饱、嗳气、食欲缺乏、恶心、呕吐等症状,常以某一个或某一组症状为主,至少持续或累积4周/年以上,在病程中症状也可发生变化。

FD起病多缓慢,病程常经年累月,呈持续性或反复发作,不少患者由饮食、精神等因素诱发。部分患者伴有失眠、焦虑、抑郁、头痛、注意力不集中等精神症状。无贫血、消瘦等消耗性疾病表现。

(二)体征

FD的体征多无特异性,多数患者中上腹有触痛或触之不适感。

二、辅助检查

(1)三大常规和肝、肾功能均正常,血糖及甲状腺功能正常。

（2）胃镜、B超、X线钡餐检查。

（3）胃排空试验近50％的患者出现胃排空延缓。

三、治疗原则

主要是对症治疗，个体化治疗和综合治疗相结合。

（一）一般治疗

避免烟、酒及服用非甾体抗炎药，建立良好的生活习惯。注意心理治疗，对失眠、焦虑患者适当予以镇静药物。

（二）药物治疗

1.抑制胃酸分泌药

H_2受体阻滞剂或质子泵抑制剂，适用于以上腹痛为主要症状的患者。症状缓解后不需要维持治疗。

2.促胃肠动力药

常用多潘立酮、两沙必利和莫沙必利，以后二者疗效为佳。适用于以上腹胀、早饱、嗳气为主要症状患者。

3.胃黏膜保护剂

常用枸橼酸铋钾。

4.抗幽门螺杆菌治疗

疗效尚不明确，对部分有幽门螺杆菌感染的FD患者可能有效，以选用铋剂为主的三联为佳。

5.镇静剂或抗抑郁药

适用于治疗效果欠佳且伴有精神症状明显的患者，宜从小剂量开始，注意观察药物的不良反应。

四、护理诊断

（一）舒适的改变

与腹痛、腹胀、反酸有关。

（二）营养失调：低于机体需要量

与消化不良、营养吸收障碍有关。

（三）焦虑

与病情反复、迁延不愈有关。

五、护理措施

（一）心理护理

本病为慢性反复发作的过程，因此，护士应做好心理疏导工作，尽量避免各种刺激及不良情绪，详细讲解疾病的性质，鼓励患者，提高认知水平，帮助患者树立战胜疾病的信心。教会患者稳定情绪，保持心情愉快，培养广泛的兴趣爱好。

（二）饮食护理

建立良好的生活习惯，避免烟、酒及服用非甾体抗炎药。强调饮食规律性，进食时勿做其他事情，睡前不要进食，利于胃肠道的吸收及排空。避免高油脂的油炸食物，忌坚硬食物及刺激性食物,注意饮食卫生。饮食适量,不宜极渴时饮水,一次饮水量不宜过多。不能因畏凉食而进食热烫食物。进食适量新鲜蔬菜水果,保持低盐饮食。少食易产气的食物及寒、酸性食物。

(三)合理活动

参加适当的活动,如打太极拳、散步或练习气功等,以促进胃肠蠕动及消化腺的分泌。

(四)用药指导

对于焦虑、失眠的患者可适当给予镇静剂,从小剂量开始使用,严密观察使用镇静剂后的不良反应。

六、健康教育

(一)一般护理

功能性消化不良患者在饮食中应避免油腻及刺激性食物、戒烟、戒酒、养成良好的生活习惯,避免暴饮暴食及睡前进食过量;可采取少食多餐的方法;加强体育锻炼;要特别注意保持愉快的心情和良好的心境。

(二)预防护理

(1)进餐时应保持轻松的心情,不要匆促进食,也不要囫囵吞食,更不要站着或边走边吃。

(2)不要泡饭或和水进食,饭前或饭后不要立即大量饮用液体。

(3)进餐时不要讨论问题或争吵,讨论应在饭后 1 小时以后进行。

(4)不要在进餐时饮酒,进餐后不要立即吸烟。

(5)不要穿着束紧腰部的衣裤就餐。

(6)进餐应定时。

(7)避免大吃大喝,尤其是辛辣和富含脂肪的饮食。

(8)有条件可在两餐之间喝 1 杯牛奶,避免胃酸过多。

(9)少食过甜、过咸食品,食入过多糖果会刺激胃酸分泌。

(10)进食不要过冷或过烫。

第四节　胃癌的护理

胃癌是指发生在胃黏膜上皮的恶性肿瘤,是最常见的恶性肿瘤之一,在各种恶性肿瘤中胃癌居首位,好发年龄>50 岁,男女发病率之比为 2∶1。

胃癌的发生是多因素长期作用的结果。环境因素在胃癌的发生中居支配地位,而宿主因素居从属地位。幽门螺杆菌感染、饮食、吸烟及宿主的遗传易感性是影响胃癌发生的重要因素。

一、临床表现

(一)症状

1.早期胃癌

70%以上无症状,有症状者一般不典型,上腹轻度不适是最常见的初发症状,与消化不良或胃炎相似。

2.进展期胃癌

既往无胃病史，但近期出现原因不明的上腹不适或疼痛；或既往有胃溃疡病史，近期上腹痛频率加快、程度加重。

（1）上腹部饱胀：常为老年人进展期胃癌的最早症状，有时伴有嗳气、反酸、呕吐。若癌灶位于贲门，可感到进食不通畅；若癌灶位于幽门，出现梗阻时，患者可呕吐出腐败的隔夜食物。

（2）食欲减退、消瘦乏力：据统计约50%的老年患者有明显的食欲减退、日益消瘦、乏力，有40%～60%的患者因消瘦而就医。

（3）消化道出血：呕血（10%）、黑便（35%）及持续粪便潜血（60%～80%，量少，肉眼看无血但化验可发现）阳性。

3.终末期胃癌死亡前的症状

（1）常明显消瘦、贫血、乏力、食欲缺乏、精神萎靡等恶病质症状。

（2）多有明显的上腹持续疼痛：癌灶溃疡、侵犯神经或骨膜引起疼痛。

（3）可能大量呕血、黑便等，常因胃穿孔、幽门梗阻致恶心、呕吐、吞咽困难或上腹饱胀加剧。

（4）腹部包块或左锁骨上可触及较多较大的质硬不活动的融合成团的转移淋巴结。

（5）有癌细胞转移的淋巴结增大融合压迫大血管致肢体水肿、心包积液；胸腹腔转移致胸、腹腔积液，难以消除的过多腹腔积液致腹部膨隆胀满。

（6）肝内转移或肝入口处转移淋巴结增大融合成团或该处脉管内有癌栓堵塞引起黄疸、肝大。

（7）常因免疫力差及肠道通透性增高引起肠道微生物移位入血致频繁发热，或胸腔积液压迫肺部引起排出不畅导致肺部感染，或严重时致感染性休克。

（8）因广泛转移累及多脏器，正常组织受压丧失功能，大量癌细胞生长抢夺营养资源使正常组织器官面临难以逆转的恶性营养不良，最终致多脏器功能障碍而死亡。

（二）体征

（1）早期胃癌无明显体征，进展期在上腹部可扪及肿块，有压痛。肿块多位于上腹部偏右，呈坚实可移动结节状。

（2）肝脏转移可出现肝大，并扪及坚硬结节，常伴黄疸。

（3）腹膜转移时可发生腹腔积液，移动性浊音阳性。

（4）远处淋巴结转移时可扪及 Virchow 淋巴结，质硬不活动。

（5）直肠指诊时在直肠膀胱间凹陷可触及一板样肿块。

（6）某些胃癌患者出现伴癌综合征，包括反复发作的浅表性血栓静脉炎、黑棘皮病（皮肤皱褶处有色素沉着，尤其在两腋）和皮肌炎等，可有相应的体征，有时可在胃癌诊断前出现。

（三）并发症

1.出血

可出现头晕、心悸、呕吐咖啡色胃内容物、排柏油样便等。

2.贲门或幽门梗阻

取决于胃癌的位置。

3.穿孔

可出现腹膜刺激征。

二、辅助检查

(一)体格检查

可能有左锁骨上淋巴结增大(是进入血液全身播散的最后守卫淋巴结)、上腹包块,直肠指检发现盆腔底部有肿块(癌细胞脱落至盆腔生长)。

(二)实验室检查

早期血常规检查多正常,中、晚期可有不同程度的贫血、粪便潜血试验阳性。目前尚无对于胃癌诊断特异性较强的肿瘤标志物,但 CEA、CA50、CA72-4、CA19-9、CA242 等多个标志物的连续监测对于胃癌的诊疗和预后判断有一定价值。

(三)上消化道 X 线钡餐造影检查

有助于判断病灶范围。但早期病变仍需结合胃镜证实;进展期胃癌主要 X 线征象有龛影、充盈缺损、黏膜皱襞改变、蠕动异常及梗阻性改变。

(四)增强型 CT(计算机体层扫描)检查

可以清晰显示胃癌累及胃壁的范围、与周围组织的关系、有无较大的腹腔盆腔转移。

(五)MRI(磁共振显像)检查

为判断癌灶范围提供信息,适用于 CT 造影剂过敏者或其他影像学检查怀疑转移者,有助于判断腹膜转移的状态。

(六)PET-CT 扫描检查

PET-CT 扫描是正电子发射体层扫描与计算机体层扫描合二为一的检查,对判断胃癌的准确性＞80％(印戒细胞癌和黏液腺癌准确性约为 50％),并可了解全身有无转移灶。其没有痛苦,但费用昂贵。可用于胃癌术后进行追踪有无胃癌复发。

(七)胃镜或腹腔镜超声检查

(1)可测量癌灶范围及初步评估淋巴结转移情况,有助于术前临床分期,帮助选择治疗方法及判断疗效。

(2)胃镜病理活检(取活组织进行病理检验)明确为胃癌者,可做胃镜超声检查确定其是否为早期或进展期,单纯胃镜检查有时难以区分胃癌的早、晚期。

(3)胃镜发现可疑胃癌但病理活检又不能确诊,可用超声内镜判断,使患者免于进行反复胃镜检查活检。

(4)术前各种影像检查怀疑淋巴结广泛增大者或怀疑侵犯重要脏器不能切除者,条件许可时可行腹腔镜超声检查以了解是否癌灶与脏器间有界限能够切除、淋巴结是否转移融合到无法切除的程度、哪些淋巴结有可能转移。

(八)胃镜检查

可发现早期胃癌,鉴别良、恶性溃疡,确定胃癌的类型和病灶范围。发现胃溃疡或萎缩性胃炎,要病理活检评估其细胞异型增生程度,重度异型增生(不典型增生)者需要按早期癌对待。

（九）腹腔镜检查

有条件的医院可通过此检查达到类似于剖腹探查的效果，也可细致了解癌灶与周围情况，尤其是可发现腹膜有无广泛粟粒状种植转移的癌灶，是其他检查难以发现的。若存在此种情况，则手术疗效很差，若患者高龄且身体很差，应考虑放弃手术而试用其他疗法。

三、治疗

（一）手术治疗

手术是目前唯一可能根除胃癌的手段。手术效果取决于胃癌的浸润深度和扩散范围。对早期胃癌，胃部分切除属首选。对进展期胃癌，若未发现远处转移，应尽可能手术切除，有些需做扩大根除手术。对远处已有转移者，一般不做胃切除，仅做姑息性手术，如胃造瘘术、胃空肠吻合术，以保证消化道畅通和改善营养。

（二）化学治疗

化学治疗（化疗）是指运用药物治疗疾病的方法，旨在杀伤扩散到全身的癌细胞。化疗的目的为：①治愈癌症，使癌灶消失；②若不能治愈，则控制癌灶进展；③若不能治愈或控制进展，则缓解症状。

多药联合化疗常比单药疗效好，且可降低人体对某种特定药物产生耐药性的可能。化疗药可口服、静脉/动脉注射、胸/腹腔注射等。

化疗药不能识别癌细胞，只能非特异地杀伤增生迅速的细胞。因此，骨髓细胞、消化道黏膜、毛发等增生较快的正常细胞也可被杀伤，引起骨髓抑制、呕吐、腹泻、脱发等不良反应（化疗停止后多消失）。

1.术后辅助化疗

根治术联合术后化疗比单纯根治术更能延长生存期。

2.术前新辅助化疗

新辅助化疗是术前给予 3 个疗程左右的化疗，使手术对癌细胞活力降低，不易播散；也可使不能切除的胃癌降期为可切除；还可为术后化疗提供是否敏感、是否需换药的信息。

3.腹腔内化疗

癌灶若累及浆膜，癌细胞就可能脱落到腹腔内，引起腹腔种植；也有可能术中操作时癌细胞脱落。腹腔内化疗可减少或控制癌细胞在腹腔内复发或进展，应于术中或术后尽早开始。

4.动脉灌注化疗

局部癌灶药物浓度明显提高，全身循环药物浓度明显降低，不良反应明显减少。

（三）靶向治疗

利用癌细胞特有的分子结构作为药物作用靶点进行治疗，称靶向治疗。可减轻正常细胞损害，针对性损伤癌细胞。目前胃癌靶向治疗的药物种类及作用均有限，具有这些药物作用靶点的患者仅 20%～30%。与化疗药联合应用可提高 5 年生存率达 5%～10%。

（四）内镜下治疗

早期胃癌可做内镜下黏膜切除、激光、微波治疗，特别适用于不能耐受手术的患者。中、晚期胃癌患者不能手术可经内镜做激光、微波或者局部注射抗癌药物，可暂时缓解病情。贲门癌所致的贲门狭窄可行扩张，放置内支架解除梗阻，改善患者生活质量。

(五)中医中药治疗

无法切除或复发的胃癌,若放化疗无效,可行中药治疗。虽不能缩小癌灶,但有些患者可有生活质量改善,少量报道显示,生存期不比化疗差。但目前国际上并不认可中药的疗效,有人认为晚期患者化疗或中药的疗效都很差,基本是自然生存期。故中药治疗的生存期是否比无治疗的患者自然生存期长,或不差于化疗所延长的生存期,或可加强化疗药疗效,尚需更多高级别的临床研究。

(六)支持治疗

旨在预防、减轻患者痛苦,改善生活质量,延长生存期。包括镇痛、纠正贫血、改善食欲、改善营养状态、缓解梗阻、控制腹腔积液、心理治疗等。对晚期无法切除的胃癌梗阻患者行内镜下放置自扩性金属支架,风险和痛苦均小。专科医师通过经皮经肝胆管引流(PTCD)或在胆总管被淋巴结增大压迫而狭窄梗阻处放置支架,可缓解黄疸避免缩短生存期。大出血时,可请专科医师进行血管栓塞止血。

四、护理评估

(一)一般情况

患者的年龄、性别、职业、婚姻状况、健康史、既往史、心理、自理能力等。

(二)身体状况

1.疼痛情况

疼痛位置、性质、时间等情况。

2.全身情况

生命体征、神志、精神状态,有无衰弱、消瘦、焦虑、恐惧等表现。

(三)评估疾病状况

评估疾病的临床类型、严重程度及病变范围。

五、护理诊断

(一)焦虑、恐惧

与对疾病的发展缺乏了解,担忧癌症预后有关。

(二)疼痛

与胃十二指肠黏膜受损、穿孔后胃肠内容物对腹膜的刺激及手术切口有关。

(三)营养失调:低于机体需要量

与摄入不足及消耗增加有关。

(四)有体液不足的危险

与急性穿孔后禁食、腹膜大量渗出,幽门梗阻患者呕吐导致水、电解质丢失有关。

(五)潜在并发症

出血、感染、吻合口瘘、消化道梗阻、倾倒综合征和低血糖综合征等。

(六)知识缺乏

缺乏与胃癌综合治疗相关的知识。

六、护理措施

(一)心理护理

关心患者,了解患者的紧张、恐惧情绪,告知有关疾病和手术的知识,消除患者的顾虑和消极心理,增强其对治疗的信心,使患者能积极配合治疗和护理。

(二)疼痛的护理

除了给予关心、疏导外,要给患者提供一个舒适、安静,利于休息的环境。遵医嘱给予镇痛药,并观察用药后的疗效。同时鼓励患者采用转移注意力,放松、分散疗法等非药物方法镇痛。

(三)饮食和营养护理

给予高热量、高蛋白、富含维生素、易消化、无刺激的饮食,并少量多餐。对于不能进食或禁食的患者,应从静脉补充足够能量,必要时可实施全胃肠外营养。

(四)并发症的护理

合并出血的患者应观察呕血、便血情况,定时监测生命体征、有无口渴及尿少等循环血量不足的表现,及时补充血用量;急性穿孔患者要严密观察腹膜刺激征、肠鸣音变化等,禁食及胃肠减压、补液以维持水电解质平衡等,必要时做好急诊手术的准备。

七、健康教育

(一)疾病预防指导

对健康人群开展卫生宣教,提倡多食富含维生素 C 的新鲜水果、蔬菜,多食肉类、鱼类、豆制品和乳制品;避免高盐饮食,少进食咸菜、烟熏和腌制食品;食品贮存要科学,不食用霉变食物。对胃癌高危人群,如中度或重度胃黏膜萎缩、中度或重度肠化、不典型增生或有胃癌家族史者应遵医嘱给予根除幽门螺杆菌治疗。对癌前状态者,应定期检查,以便早期诊断及治疗。

(二)疾病知识指导

指导患者生活规律,保证充足的睡眠,根据病情和体力,适量活动,增强机体抵抗力。注意个人卫生,特别是体质衰弱者,应做好口腔、皮肤黏膜的清洁,防止继发性感染。指导患者运用适当的心理防卫机制,保持乐观态度和良好的心理状态,以积极的心态面对疾病。

(三)用药指导与病情监测

指导患者合理使用镇痛药,发挥自身积极的应对能力,以提高控制疼痛的效果。嘱患者定期复诊,以监测病情变化和及时调整治疗方案。教会患者及其家属如何早期识别并发症,及时就诊。

第五节　肠结核和结核性腹膜炎的护理

一、肠结核

肠结核是结核分枝杆菌引起的肠道慢性特异性感染。结核分枝杆菌侵犯肠道主要经口感染。患者多有开放性肺结核或喉结核,由于经常吞下含结核分枝杆菌的痰液引起,或是经常和开放性肺结核患者密切接触而被感染。一般见于青壮年,女性略多于男性。

肠结核多由人型结核杆菌引起,少数患者可由牛型结核杆菌感染致病。其感染途径包括3种:①经口感染:为结核杆菌侵犯肠道的主要途径;②血行播散:多见于粟粒型肺结核;③直接蔓延:肠结核主要位于回盲部,其他部位按发病率高低依次为升结肠、空肠、横结肠、降结肠、阑尾、十二指肠和乙状结肠等,少数见于直肠。

(一)临床表现

肠结核大多起病缓慢,病程较长。早期症状不明显,容易被忽视。

1.症状

(1)腹痛:多位于右下腹或脐周,间歇性发作。常为痉挛性阵痛伴腹鸣,于进餐后加重,排便或肛门排气后缓解。腹痛可能与进餐引起胃肠反射或肠内容物通过炎症、狭窄肠段,引起局部肠痉挛有关。

(2)腹泻和便秘:腹泻是溃疡型肠结核的主要表现之一。每天排便2～4次,粪便呈糊状或稀水状,不含黏液或脓血,如直肠未受累,无里急后重感。若病变严重而广泛腹泻次数可达每天十余次,粪便可有少量黏液、脓液。此外,可间断有便秘,粪便呈羊粪状,隔数天再有腹泻。腹泻与便秘交替是肠结核引起胃肠功能紊乱所致。增生型肠结核多以便秘为主要表现。

(3)全身症状和肠外结核表现:溃疡型肠结核常有结核毒血症及肠外结核,特别是肺结核的临床表现,严重时可出现维生素缺乏、营养不良性水肿等表现;增生型肠结核全身情况一般较好。

2.体征

患者可呈慢性病容、消瘦、苍白。腹部肿块为增生型肠结核的主要体征,常位于右下腹,较固定,质地中等,伴有轻、中度压痛。若溃疡型肠结核并发局限性腹膜炎、局部病变肠管与周围组织粘连,或同时有肠系膜淋巴结结核也可出现腹部肿块。

3.并发症

见于晚期患者,常有肠梗阻、瘘管形成,肠出血少见,也可并发结核性腹膜炎,偶有急性肠穿孔。

(二)辅助检查

1.实验室检查

可有轻至中度贫血,红细胞沉降率多增快,可作为判断结核病活动程度的指标之一。粪便检查显微镜下可见少量脓细胞与红细胞,潜血试验阳性。结核菌素试验呈强阳性有助于诊断。

2.X线检查

溃疡型肠结核钡剂于病变肠段呈现激惹征象,排空很快,充盈不佳,而在病变的上、下肠段则钡剂充盈良好,称为X线钡影跳跃征象。病变肠段如能充盈,则显示黏膜皱襞粗乱、肠壁边缘不规则,有时呈锯齿状,可见溃疡。也可见肠腔变窄、肠段缩短变形、回肠盲肠正常角度消失。

3.结肠镜检查

内镜下见病变肠黏膜充血、水肿,溃疡形成(常呈横形、边缘呈鼠咬状),大小及形态各异的炎症息肉,肠腔变窄等。镜下取活体组织送病理检查具有确诊价值。

（三）治疗

肠结核的治疗与肺结核相同,均应强调早期、联合、适量及全程用药。

1.休息与营养

合理的休息与营养应作为治疗结核的基础。活动性肠结核应强调卧床休息,减少热量消耗,改善营养,增加机体抗病能力。

2.抗结核药物治疗

(1)异烟肼(H):每日 300mg,顿服。偶可发生药物性肝炎,肝功能异常者慎用,需注意观察。如果发生周围神经炎可服用 B 族维生素(吡哆醇)。

(2)利福平(R):每日 450mg,顿服。用药后如出现一过性氨基转移酶上升可继续用药,加保肝治疗观察,如出现黄疸应立即停药。

(3)吡嗪酰胺(Z):0.5g,每周 3 次用药为 1.5～2.0g/d。常见不良反应为高尿酸血症、肝损害、食欲缺乏、关节痛和恶心。

(4)乙胺丁醇(E):0.75g/d,顿服;每周 3 次用药为 1.0～1.25g/d。不良反应为视神经炎。

(5)链霉素(S):肌内注射,每日量为 0.75g,每周 5 次;间歇用药每次为 0.75～1.0g,每周 2～3次。不良反应主要为耳毒性、前庭功能损害和肾毒性等,严格掌握使用剂量。儿童、老人、孕妇、听力障碍和肾功能不良等要慎用或不用。

(6)氨基水杨酸(P):4.0g,bid。常引起胃肠道反应,宜饭后服。

标准化疗方案,即 2 个月强化期和 4～6 个月巩固期:①强化期:异烟肼、利福平、吡嗪酰胺和乙胺丁醇,顿服,2 个月;②巩固期:异烟肼、利福平,顿服,4 个月。简写为 2HRZE/4HR。

3.对症处理

(1)腹痛:可用颠茄、阿托品或其他抗胆碱能药物。

(2)不完全性肠梗阻:有时需行胃肠减压,并纠正水、电解质紊乱。

(3)有贫血及维生素缺乏症表现者:对症用药。

4.手术治疗

手术治疗主要限于以下几类患者。

(1)完全性肠梗阻,或部分性肠梗阻经内科治疗未见好转者。

(2)急性肠穿孔引起粪瘘经保守治疗未见改善者。

(3)大量肠道出血经积极抢救未能止血者。

（四）护理评估

1.评估患者肠结核的临床症状

肠结核一般起病缓慢,早期症状不明显,易被忽视,全身症状表现为发热、盗汗、消瘦、乏力等结核病中毒症状以及腹胀、腹痛、腹泻与便秘等消化道症状。观察患者餐后有无腹胀,是否伴有消化不良、食欲减退、恶心、呕吐等肠结核早期症状。

2.评估患者是否存在腹泻与便秘的症状

腹泻为肠结核最常见症状,粪便多为稀水样或糊状,一日数次或十几次,多在腹痛后出现。腹泻与便秘交替是肠道功能紊乱的结果。

3.评估患者腹痛的部位和疼痛程度

腹痛为主要常见症状,占 80%～90%。为慢性腹痛,腹痛部位和病变部位相关。一般为隐痛,有时是绞痛,进食可以诱发或加重。

4.观察患者是否存在并发症

肠梗阻、肠穿孔、肠出血、窦道形成等为肠结核的并发症。

(五)护理诊断

1.疼痛

与结核杆菌侵犯肠黏膜导致炎性病变有关。

2.腹泻

与肠结核所致肠道功能紊乱有关。

3.营养失调:低于机体需要量

与结核杆菌感染及病程迁延导致慢性消耗有关。

4.有体液不足的危险

与腹泻有关。

(六)护理措施

1.一般护理

保持病室环境整洁、安静、舒适;患者应卧床休息,避免劳累;全身毒血症状重者应严格卧床休息,以降低机体消耗,待病情稳定后可逐步增加活动量。

2.饮食护理

患者应摄入高热量、高蛋白、高维生素、易消化的食物。

3.心理护理

主动关心、体贴患者,做好有关疾病及自我护理知识的宣传教育。特别对于有精神、神经症状的患者,更应给予关照,关注其情绪变化,及时疏导其不良心理状态,使之安心疗养。

4.病情观察

观察结核毒血症状及腹部症状体征的变化;观察患者粪便性状、颜色;监测血沉变化,以判断肠结核的转归情况。

5.对症护理

腹痛时可采取分散患者注意力、腹部按摩、针灸等方法,必要时遵医嘱应用阿托品等药物镇痛;腹泻时应避免进食含纤维素多的食物,同时可适当使用止泻药物;便秘时嘱患者多食含纤维素高的食物,可使用开塞露、灌肠等通便方法。

6.用药护理

根据病情、疼痛性质和程度选择性地给予药物镇痛,是解除胃肠道疾病疼痛的重要措施。

(1)一般疼痛发生前用药要较疼痛剧烈时用药效果好且剂量偏小。用药后应注意加强观察,防止发生不良反应、耐药性和依赖性。因阿托品有加快心率、咽干、面色潮红等不良反应,哌替啶、吗啡有依赖性,吗啡还可抑制呼吸中枢等,故疼痛减轻或缓解后应及时停药。

(2)观察抗结核药物不良反应,使用链霉素、异烟肼(雷米封)、利福平等药物时,注意有无耳鸣、头晕、恶心、呕吐等中毒症状及过敏反应。

7.体温过高护理

(1)保持病室环境整洁、安静、舒适。患者应卧床休息,避免劳累;全身毒血症状重者应严格卧床休息,以降低机体消耗,待病情稳定后可逐步增加活动量。

(2)给予高热量、高蛋白、高维生素、易消化的流质或半流质饮食,鼓励多进食,多食水果,多饮水,保证每日摄水量达 2500～3000mL。不能进食者,应按医嘱从静脉补充营养与水分,同时监测患者的尿量和出汗情况,以便调整补液量,并保持排便通畅。

(3)严密观察病情变化,体温>38.5℃时,应每 4h 测量 1 次体温、脉搏、呼吸,处于体温变化过程中的患者应每 2h 测量 1 次并记录,或按病情需要随时监测。

(4)体温>39℃,应给予物理降温,如冷敷、温水擦浴、冷生理盐水灌肠等,以降低代谢率、减少耗氧量。冷湿敷法是用冷水或冰水浸透毛巾敷于头面部和血管丰富处,如腘窝、腹股沟、腋下、颈部,每 10～15min 更换 1 次;用冷生理盐水灌肠,婴儿每次 100～300mL。

8.腹痛护理

(1)病情观察:①密切观察疼痛的部位、性质、程度及其变化,增生型肠结核注意有无并发肠梗阻;②急性腹痛者还应观察生命体征的变化;③溃疡型肠结核注意有无盗汗、发热、消瘦、贫血等症状;④腹痛发作时严禁随意使用镇痛药,以免掩盖症状;⑤观察腹泻程度、粪便的性状、次数、量、气味和颜色的变化。注意有无脱水征。

(2)一般护理:①急性起病、腹痛明显者应卧床休息,保持环境安静、舒适,温湿度适宜;②根据疼痛的性质、程度,按医嘱选择禁食、流质、半流质饮食。

(3)对症护理:①排便后用温水清洗肛周,保持清洁干燥,涂凡士林或抗生素软膏以保护肛周皮肤;②遵医嘱给予液体、电解质、营养物质输入,注意输入速度的调节;③全身毒血症状严重、盗汗多者及时更换衣服,保持床铺清洁、干燥,加强口腔护理。

(4)向患者讲解有关缓解腹痛的知识:①指导和帮助其用鼻深吸气,然后张口慢慢呼气,如此有节奏地反复进行;②指导式的想象,利用一个人对某一特定事物的想象力从而达到预期效果,如通过回忆一些有趣的往事等使注意力转移、疼痛减轻;③局部热疗法,除急腹症外,可对疼痛的局部用热水袋热敷。热敷时注意水温,防止烫伤;④放松疗法,通过自我意识,集中注意力,使全身各部分肌肉放松,从而提高患者对疼痛的耐受力。

(5)用药护理:根据病情、疼痛性质和程度选择性地给予药物镇痛,是解除胃肠道疾病疼痛的重要措施。一般疼痛发生前用药较疼痛剧烈时用药效果好,且剂量偏小。

(6)心理指导:慢性腹痛患者因病程长、反复发作,且又无显著疗效,常出现焦虑情绪。疼痛发作时可通过心理疏导或转移注意力及介绍必要的疾病相关知识等方法,消除患者恐惧、焦虑、抑郁等心理,稳定患者的情绪,使其精神放松,增强对疼痛的耐受性,从而减轻或消除疼痛。

9.腹泻护理

可用热敷,以减弱肠道运动,减少排便次数,并有利于腹痛等症状的减轻。慢性轻症者可适当活动,饮食以少渣、易消化食物为主,避免生冷、多纤维、刺激性食物。急性腹泻应根据病情和医嘱,给予饮食护理,如禁食或用流质、半流质、软食。排便频繁时,因粪便的刺激,可使肛周皮肤损伤,引起糜烂及感染。排便后应用温水清洗肛周,保持清洁、干燥。

10.失眠护理

(1)安排有助于睡眠和休息的环境,关闭门窗、拉上窗帘,夜间睡眠时使用壁灯。

(2)保持病室内温度舒适,盖被适宜。

(3)尽量满足患者以前的入睡习惯和入睡方式,建立与以前相类似规律的活动和休息时间表。有计划地安排好护理活动,尽量减少对患者睡眠的干扰。

(4)提供促进睡眠的措施,睡前减少活动量。睡前避免喝咖啡或浓茶水。热水泡足或洗热水浴,可以做背部按摩、听轻柔的音乐或提供娱乐性的读物。

(5)指导患者使用放松技术,如缓慢地深呼吸,全身肌肉放松疗法等。

(6)限制晚饭的饮水量,睡前排尿,必要时,入睡前把便器放在床旁。

(7)遵医嘱给镇静催眠药,并评价效果,积极实施心理治疗。

(七)健康教育

1.饮食指导

(1)向患者解释营养对治疗肠结核的重要性。由于结核病是慢性消耗性疾病,只有保证营养的供给,提高机体抵抗力,才能促进疾病的痊愈。

(2)与患者及其家属共同制订饮食计划。

(3)应给予高热量、高蛋白、高维生素且易消化的食物。

(4)腹泻明显的患者应少食乳制品、富含脂肪的食物和粗纤维食物,以免加快肠蠕动。

(5)肠梗阻的患者要严格禁食。严重营养不良者应协助医师进行静脉营养治疗,以满足机体代谢需要。

(6)每周测量患者的体重,并观察有关指标,如电解质、血红蛋白,以评价其营养状况。

2.心理指导

肠结核治疗效果不明显时,患者往往担忧预后。纤维结肠镜等检查有一定痛苦,故应注重患者的心理护理,通过解释、鼓励来提高患者对配合检查和治疗的认识,稳定其情绪。

3.出院指导

(1)肠结核的预后取决于早期诊断与及时正规治疗,一般预后良好。必须向患者强调有关结核病的防治知识,特别是肠结核的预防重在肠外结核,如肺结核的早期诊断与积极治疗对于防治肠结核至关重要。

(2)注意个人卫生,提倡公筷进餐或分餐制,鲜牛奶应消毒后饮用。

(3)患者的餐具及用物均应消毒,对患者的粪便也应进行消毒处理。

(4)嘱患者注意休息,要劳逸结合,避免疲劳、受寒。

(5)指导患者坚持抗结核药物治疗,说明规范治疗与全程治疗结核病的重要性,按时、按量服用药物,切忌自行停药。

(6)要注意观察药物的疗效和不良反应,了解抗结核药物不良反应及预防方法,有不适立即到医院就诊,并遵医嘱定期门诊复查。

二、结核性腹膜炎

结核性腹膜炎是由结核杆菌引起的慢性弥散性腹膜感染。以儿童、青壮年多见,女性略多于男性。临床表现主要为倦怠、发热、腹痛与腹胀等,可引起肠梗阻、肠穿孔和形成瘘管等并发症。

大多数结核性腹膜炎是由腹腔脏器,如肠系膜淋巴结结核、肠结核、输卵管结核等活动性结核病灶直接蔓延侵及腹膜引起的。少数病例可由血行播散引起,常见的原发病灶有粟粒型肺结核及关节、骨、睾丸结核,可伴有结核性多浆膜炎等。

因侵入腹腔的结核菌数量、毒力及机体免疫力不同,结核性腹膜炎的病理改变可表现为 3 种基本的病理类型,即渗出型、粘连型、干酪型,以渗出型、粘连型多见。当可有 2 种或 3 种类型的病变并存时,称混合型。

(一)临床表现

结核性腹膜炎的临床表现随原发病灶、感染途径、病理类型及机体反应性的不同而异。其起病缓急不一,多数起病较缓,也有急性发病者。

1.症状

(1)全身症状:结核毒血症状常见,主要是发热和盗汗。以低热和中等热为最多,约 1/3 患者有弛张热,少数可呈稽留热。高热伴有明显毒血症者,主要见于渗出型、干酪型,或伴有粟粒型肺结核、干酪型肺炎等严重结核病的患者。后期有营养不良,表现为消瘦、贫血、水肿、舌炎、口角炎等。

(2)腹痛:多位于脐周或右下腹,间歇性发作,常为痉挛性阵痛,进餐后加重,排便或肛门排气后缓解。腹痛的发生可能与进餐引起胃肠反射或肠内容物通过炎症、狭窄肠端、引起局部肠痉挛有关。如腹痛呈阵发性加剧,应考虑并发不完全性肠梗阻。偶可表现为急腹症,是肠系膜淋巴结结核、腹腔内其他结核的干酪样坏死病灶破溃,或肠结核急性穿孔所致。

(3)腹胀:多数患者可出现不同程度的腹胀,多是结核毒血症或腹膜炎伴有肠功能紊乱引起,也可因腹腔积液或肠梗阻所致。

(4)腹泻、便秘:腹泻常见,排便次数因病变严重程度和范围不同而异,一般每天 2~4 次,重者每天达十余次。粪便成糊状,一般不含脓血,不伴有里急后重感。腹泻主要与腹膜炎引起的胃肠功能紊乱有关,偶可由伴有的溃疡性肠结核或干酪样坏死病变引起的肠管内瘘等引起。有时腹泻与便秘交替出现。

(5)腹壁柔韧感:柔韧感是腹膜受到轻度刺激或慢性炎症造成,可见于各型,但一般认为是粘连型结核性腹膜炎的临床特征。绝大多数患者均有不同程度的压痛,一般较轻微,少数压痛明显并有反跳痛,后者多见于干酪型。

(6)腹部肿块:粘连型及干酪型患者的腹部常可触及肿块,多位于中下腹部。肿块多由增厚的大网膜、肿大的肠系膜淋巴结、粘连成团的肠曲或干酪样坏死脓性物积聚而成,其大小不一,边缘不齐,有时呈横行块状物或有结节感,多有轻微触痛。

2.体征

(1)全身状况:患者呈慢性病容,后期有明显的营养不良,表现为消瘦、水肿、苍白、舌炎、口角炎等。

(2)腹部压痛与反跳痛:多数患者有腹部压痛,一般轻微,少数压痛明显,且有反跳痛,常见于干酪型结核性腹膜炎。

(3)腹壁柔韧感:是结核性腹膜炎的临床特征,是腹膜发生慢性炎症、增厚、粘连所致。

(4)腹部包块:见于粘连型或干酪型,常由增厚的大网膜、肿大的肠系膜淋巴结、粘连成团的肠曲或干酪样坏死脓性物积聚而成。多位于脐周,大小不一,边缘不整,表面粗糙呈结节感,不易推动。

(5)腹腔积液:多为少量至中量腹腔积液,腹腔积液超过 1000mL 时可出现移动性浊音。

3.并发症

肠梗阻常见,多发生于粘连型。肠瘘一般多见于干酪型,往往同时有腹腔脓肿形成。

(二)辅助检查

1.血常规、红细胞沉降率与结核菌素试验

部分患者有轻度至中度贫血,多为正细胞正色素性贫血。白细胞计数大多正常,干酪型患者或腹腔结核病灶急性扩散时,白细胞计数增多。多数患者红细胞沉降率增快,可作为活动性病变的指标。结核菌素试验呈强阳性有助于结核感染的诊断。

2.腹腔积液检查

腹腔积液多为草黄色渗出液,少数为淡血色,偶见乳糜性,比重一般超过 1.018,蛋白质含量>30g/L,白细胞计数>500×10⁶/L,以淋巴细胞为主。但有时因低清蛋白血症或合并肝硬化,腹腔积液性质可接近漏出液。结核性腹膜炎的腹腔积液腺苷脱氨酶活性常增高,普通细菌培养结果常为阴性,腹腔积液浓缩发现结核分枝杆菌或结核分枝杆菌培养阳性率均低,腹腔积液动物接种阳性率>50%,但费时较长。

3.腹部 B 超检查

可发现少量腹腔积液,也可为腹腔穿刺提示准确位置,同时也可辅助鉴别腹部包块性质

4.X 线检查

腹部 X 线片检查有时可见钙化影,提示钙化的肠系膜淋巴结结核。X 线胃肠钡剂造影检查可发现肠粘连、肠结核、肠瘘、肠腔外肿块等征象,有辅助诊断的价值。

5.腹腔镜检查

可窥见腹膜、网膜、内脏表面有散在或聚集的灰白色结节,浆膜混浊粗糙,活组织检查有确诊价值。检查适用于有游离腹腔积液的患者,禁用于腹膜有广泛粘连者。

(三)治疗原则

(1)抗结核化学药物治疗一般以链霉素、异烟肼及利福平联合应用为佳,也可另加吡嗪酰胺或乙胺丁醇,病情控制后,可改为异烟肼与利福平或异烟肼口服加链霉素每周 2 次,疗程应>12 个月。

(2)对腹腔积液型患者,在放腹腔积液后于腹腔内注入链霉素、醋酸可的松等药物,每周 1 次,可加速腹腔积液吸收并减少粘连。

(3)对血行播散或结核毒血症严重的患者,在应用有效的抗结核药物治疗的基础上,也可加用肾上腺皮质激素以减轻中毒症状,防止肠粘连及肠梗阻发生。

(4)鉴于本病常继发于体内其他结核病,多数患者已接受过抗结核药物治疗,因此,对这类患者应选择以往未用或少用的药物,制订联合用药方案。

(5)当并发肠梗阻、肠穿孔、化脓性腹膜炎时,可行手术治疗。与腹内肿瘤鉴别有困难时,可行剖腹探查。手术适应证包括以下几方面。

1)并发完全性肠梗阻或有不全性肠梗阻经内科治疗而未见好转者。

2)急性肠穿孔,或腹腔脓肿经抗生素治疗未见好转者。

3)肠瘘经抗结核化疗与加强营养而未能闭合者。

4)当诊断困难,与急腹症不能鉴别时,可考虑剖腹探查。

(四)护理评估

1.健康史

需要采集病史,评估病因,了解是否有结核病史。

2.身体状况

仔细评估结核性腹膜炎对自身的影响及生命体征情况。

3.心理—社会状况

评估患者及其家属心理情况与需求,了解患者的心理压力与应激表现,提供适当心理、社会支持。

(五)护理诊断

1.体温过高

与结核病毒血症有关。

2.营养失调:低于机体需要量

与慢性消耗性疾病以及舌炎、口角炎导致的进食困难有关。

3.腹痛

与腹膜炎有关。

4.腹泻

与腹膜炎性刺激导致肠功能紊乱有关。

5.体液过多(腹腔积液)

与腹膜充血、水肿、浆液纤维蛋白渗出有关。

6.潜在并发症

肠梗阻、腹腔脓肿、肠瘘及肠穿孔。

(六)护理措施

1.一般护理

(1)保持环境整洁、安静、空气流通及适宜的温、湿度。卧床休息,保证充足的睡眠,减少活动。有腹腔积液者取平卧位或半坐卧位。

(2)提供高热量、高蛋白、高维生素、易消化饮食,如新鲜蔬菜、水果、鲜奶、豆制品、肉类及蛋类等;有腹腔积液者限制钠盐摄入,少进或不进引起腹胀的食物。

(3)结核毒血症状重者,应保持皮肤清洁、干燥,及时更换衣裤;给予腹泻患者肛周护理。

2.病情观察

(1)密切观察腹痛的部位、性质及持续时间,对起病急腹痛者要考虑腹腔内其他结核病灶破溃或并发肠梗阻、肠穿孔等。

(2)观察腹泻、便秘情况,有无发热。

(3)定期监测体重、血红蛋白等营养指标。

3.用药护理

(1)观察抗结核药物的不良反应,注意有无头晕、耳鸣、恶心等中毒症状及过敏反应。

(2)定期检查患者听力及肝、肾功能。

(3)督促患者不能自行停药,避免影响治疗。

4.腹腔穿刺放腹腔积液护理

(1)术前向患者解释腹腔穿刺的目的、方法、注意事项,消除其紧张心理,以取得配合。

(2)术前测量体重、腹围、生命体征,排空膀胱。

(3)术中及术后监测生命体征,观察有无不适反应。

(4)术毕缚紧腹带,记录抽出腹腔积液的量、性质、颜色,及时送验标本。

5.体温过高护理

(1)高热时卧床休息,减少活动。提供合适的环境温度,出汗较多而进食较少者应遵医嘱补充热量、水及电解质。

(2)评估发热类型及伴随症状,体温过高时,应根据具体情况选择适宜的降温方式,如温水或酒精擦浴、冰敷、冰盐水灌肠及药物降温等。

(3)及时更换衣服、盖被,注意保暖,并协助翻身,注意皮肤、口腔的清洁与护理。

6.疼痛护理

(1)观察疼痛的部位、性质及持续时间。耐心听取患者对疼痛的主诉,并表示关心和理解。

(2)提供安静舒适的环境,保证充足睡眠。

(3)腹痛应对方法:教会患者放松技巧,如深呼吸、全身肌肉放松、自我催眠等;教会患者分散注意力,如与人交谈、听音乐、看书报等;适当给予解痉药,如阿托品、东莨菪碱等。

(4)腹痛严重时遵医嘱给予相应处理,如合并肠梗阻行胃肠减压,合并急性穿孔行外科手术治疗。

7.腹泻护理

(1)观察患者排便次数及粪便的性状、量、颜色。

(2)腹泻严重者给予禁食,并观察有无脱水症,遵医嘱补液、止泻。

(3)排便频繁者,每次便后宜用软质纸擦拭肛门,并用温水清洗干净,以防肛周皮肤黏膜破溃、糜烂。

(4)检测电解质及肝功能变化。

(七)健康教育

1.饮食指导

(1)为提高患者的抗病能力,除给予支持疗法外还需帮助患者选择高蛋白、高热量,高维生素(尤其含 A 族维生素)物,如牛奶、豆浆、鱼、瘦肉、甲鱼、鳝鱼、蔬菜、水果等。

(2)鼓励患者多饮水,每日>2L,保证机体代谢的需要和体内毒素的排泄,必要时遵医嘱给予静脉补充。

(3)协助患者晨起、餐后、睡前漱口,加强口腔护理,口唇干燥者涂液状石蜡保护。积极治疗和预防口角炎、舌炎及口腔溃疡。

(4)进食困难者遵医嘱静脉补充高营养,如氨基酸、脂肪乳剂、清蛋白等。必要时监测体重及血红蛋白水平。

2.心理指导

指导患者及其家属与同病房患者进行沟通,讲解本病的基本知识,使其了解本病无传染性,解除思想顾虑。给患者创造良好的休养环境及家庭社会支持系统。

3.基础护理

(1)结核活动期,有高热等严重结核病毒性症状者应卧床休息,保持环境安静、整洁、舒适、空气流通及适宜的温、湿度,保证充足的睡眠,使患者心境愉悦,以最佳的心理状态接受治疗。减少活动。

(2)有腹腔积液者取平卧位或半坐卧位,恢复期可适当增加户外活动,如散步、打太极拳、做保健操等,有条件者可选择空气新鲜、气候温和处疗养,提高机体的抗病能力。

(3)轻症患者在坚持化疗的同时,可进行正常工作,但应避免劳累和重体力劳动,戒烟、戒酒,做到劳逸结合。

4.出院指导

(1)告知患者本病呈慢性经过,经正规抗结核治疗,一般预后良好。

(2)嘱患者积极配合治疗。根据原发结核病灶不同,有针对性地对患者及其家属进行有关消毒、隔离等知识的宣教,防止结核菌的传播。

(3)指导患者注意休息,适当进行体力活动,注意避免劳累,避免受寒和感冒。

(4)加强营养,指导患者进食高热量、高蛋白、高维生素、易消化的食物,多食蔬菜、水果类。

(5)坚持按医嘱服药,不能随意自行停药,注意观察药物的不良反应,如恶心、呕吐等胃肠道反应以及肝、肾功能损害等。

(6)遵医嘱定期复查,及时了解病情变化,以利于治疗方案的调整。

第六节　病毒性肝炎的护理

一、概述

(一)概念

病毒性肝炎是由几种不同的嗜肝病毒(肝炎病毒)引起的以肝脏炎症和坏死病变为主的一组感染性疾病。它是法定乙类传染病,具有传染性较强、传播途径复杂、流行面广泛、发病率高等特点。目前已确定的有甲型、乙型、丙型、丁型及戊型病毒性肝炎五种类型,部分乙型、丙型和丁型肝炎患者可演变成慢性,并可发展为肝硬化和原发性肝细胞癌,对人体健康危害甚大。

(二)病原学

甲型肝炎病毒(HAV)属于小 RNA 病毒科的嗜肝病毒属,感染后在肝细胞内复制,随胆汁经肠道排出,对外界抵抗力较强,能耐受 56℃ 30min 或室温 1 周。在干燥粪便中 25℃能存活 30 天,在贝壳类动物、樗水、淡水、海水、泥土中能存活数月。这种稳定性对 HAV 通过水和食物传播十分有利。高压蒸汽(121℃,20min)、煮沸 5min、紫外线照射 1h 可灭活,70%酒精

25℃ 3min 也可有效灭活 HAV。

乙型肝炎病毒(HBV)属于嗜肝 DNA 病毒科,在肝细胞内合成后释放入血,还可存在于唾液、精液、阴道分泌物等各种体液中。完整的 HBV 病毒分包膜和核心两部分,包膜含乙肝表面抗原(HBsAg),核心部分含有环状双股 DNA、DNA 聚合酶(DNAP)、核心抗原(HBcAg)和 e 抗原(HBeAg),是病毒复制的主体,具有传染性。HBV 抵抗力很强,对高温、低温、干燥、紫外线及一般浓度的消毒剂均能耐受,但煮沸 10min、高压蒸汽消毒、2%戊二醛、5%过氧乙酸等可使之灭活。

丙型肝炎病毒(HCV)属于黄病毒科,为单股正链 RNA 病毒,易发生变异,不易被机体清除,但对有机溶剂敏感,煮沸 5min、氯仿(10%～20%)、甲醛(1∶1000)6h、高压蒸汽和紫外线等可使之灭活。

丁型肝炎病毒(HDV)为一种缺陷的 RNA 病毒,位于细胞核内,其生物周期的完成要依赖于乙型肝炎病毒的帮助,因此丁型肝炎不能单独存在,必须在 HBV 存在的条件下才能感染和引起疾病,以 HBsAg 作为病毒外壳,与 HBV 共存时才能复制、表达。

戊型肝炎病毒(HEV)属萼状病毒科,为单股正链 RNA 病毒,感染后在肝细胞内复制,经胆管随粪便排出,发病早期可在感染者的粪便和血液中存在,碱性环境下较稳定,对热、氯仿敏感。

(三)发病机制

病毒性肝炎发病机制较复杂,不同类型的病毒引起疾病的机制也不尽相同。目前认为 HAV 可能通过免疫介导引起肝细胞损伤;HBV 并不直接引起肝细胞损伤,肝细胞损伤主要由病毒诱发的免疫反应引起,乙型肝炎慢性化可能与免疫耐受有关;HCV 引起肝细胞损伤的机制与 HCV 直接致病作用及免疫损伤有关,而 HCV 易慢性化的特点可能与病毒在血中水平低,具有泛嗜性、易变性等有关;复制状态的 HDV 与肝损害关系密切,免疫应答可能是导致肝损害的主要原因;戊型肝炎的发病机制与甲型肝炎相似。

(四)流行病学

1.传染源

(1)甲型和戊型肝炎:为急性期患者和亚临床感染者在发病前 2 周至起病后 1 周传染性最强。

(2)乙型、丙型和丁型肝炎为急、慢性患者,亚临床感染者和病毒携带者,其中慢性患者和病毒携带者是主要传染源。乙型肝炎有家庭聚集现象。

2.传播途径

(1)粪—口传播:甲型和戊型肝炎的主要传播途径。

(2)血液传播、体液传播:乙型,丙型和丁型肝炎的主要传播途径。

(3)母婴传播:乙型肝炎感染的一种重要传播途径。

3.人群易感性

普遍易感,各型肝炎之间无交叉免疫力,类型如下所述。

(1)甲型肝炎:成人抗 HAVIgG 阳性率达 80%,感染后免疫力可持续终身。

(2)乙型肝炎:我国成人抗 HBs 阳性率达 50%。

（3）丙型肝炎：抗 HCV 并非保护性抗体。

（4）丁型肝炎：目前仍未发现对 HDV 的保护性抗体。

（5）戊型肝炎：普遍易感，尤以孕妇易感性较高。感染后免疫力不持久。

4.流行特征

甲型肝炎以秋、冬季为发病高峰，戊型肝炎多发生于雨季，其他型肝炎无明显的季节性。我国是乙型肝炎的高发区，一般无症状人群携带者占 10%～15%；丁型肝炎以南美洲、中东为高发区，我国以西南地区感染率最高；戊型肝炎主要流行于亚洲和非洲。

二、护理评估

评估时重点询问家人有无患病史及是否与肝炎患者密切接触史，近期有无进食过污染的水和食物（如水生贝类）；近期有无血液和血制品应用史、血液透析、有创性检查治疗等，有无静脉药物依赖、意外针刺伤、不安全性接触等，是否接种过疫苗。

（一）身体状况

潜伏期：甲型肝炎为 5～45 天，平均为 30 天，乙型肝炎为 30～180 天，平均为 70 天，丙型肝炎为 15～150 天，平均为 50 天；丁型肝炎为 28～140 天，平均为 30 天，戊型肝炎为 10～70 天，平均为 40 天。

1.症状

甲型和戊型肝炎主要表现为急性肝炎。乙型、丙型和丁型肝炎除表现为急性肝炎外，慢性肝炎更常见。

（1）急性肝炎：急性肝炎又分为急性黄疸型肝炎和急性无黄疸型肝炎。①急性黄疸型肝炎典型的表现分为三期。a.黄疸前期：平均 5～7 天，甲、戊型肝炎起病较急，乙、丙、丁型肝炎起病较缓慢，表现为畏寒、发热、疲乏、全身不适等病毒血症和食欲减退、厌油、恶心、呕吐、腹胀、腹痛、腹泻等消化系统症状，本期快结束时可出现尿黄。b.黄疸期：可持续 2～6 周，黄疸前期的症状逐渐好转，但尿色加深如浓茶样，巩膜和皮肤黄染，约 2 周达到高峰。部分患者伴有粪便颜色变浅、皮肤瘙痒、心动过缓等肝内阻塞性黄疸的表现。c.恢复期平均持续 4 周，症状逐渐消失，黄疸逐渐减退，肝脾回缩，肝功能逐渐恢复正常。②急性无黄疸型肝炎：较黄疸型肝炎多见，症状也较轻，主要表现为消化道症状常不易被发现而成为重要的传染源。

（2）慢性肝炎：病程超过半年者，称为慢性肝炎，见于乙型、丙型和丁型肝炎。部分患者发病日期不确定或无急性肝炎病史，但临床有慢性肝炎表现，即反复出现疲乏、厌食、恶心、肝区不适等症状，晚期可出现肝硬化和肝外器官损害的表现。

（3）重型肝炎：重型肝炎是肝炎中最严重的一种类型。各型肝炎均可引起，常可因劳累、感染、饮酒、服用肝损药物、妊娠等诱发。预后差，病死率高。①急性重型肝炎：又称暴发性肝炎。起病急，初期表现似急性黄疸型肝炎，10 天内病情迅速进展，出现肝衰竭，主要表现为黄疸迅速加深、肝脏进行性缩小、肝臭、出血倾向、腹腔积液、中毒性巨结肠、肝性脑病和肝肾综合征。病程一般不超过 3 周，常因肝性脑病、继发感染、出血、肝肾综合征等并发症而死亡。②亚急性重型肝炎：又称亚急性肝坏死。发病 10 天后出现上述表现，易转化为肝硬化。病程多为 3 周至数月。出现肝肾综合征者，提示预后不良。③慢性重型肝炎：在慢性肝炎或肝硬化的基础上发生的重型肝炎，同时具有慢性肝病和重型肝炎的表现。预后差，病死率高。

(4)淤胆型肝炎:以肝内胆汁淤积为主要表现的一种特殊类型的肝炎,又称为毛细胆管型肝炎。临床表现类似于急性黄疸型肝炎,有黄疸深、消化道症状轻,同时伴全身皮肤瘙痒、粪便颜色变浅等梗阻性特征。病程较长,可达 2～4 个月或更长的时间。

(5)肝炎后肝硬化:在肝炎基础上发展为肝硬化,表现为肝功能异常及门静脉高压症。

2.体征

(1)急性肝炎:黄疸,肝大、质地软、轻度压痛和叩击痛,部分患者有轻度脾大。

(2)慢性肝炎:肝病面容,肝大、质地中等,伴有蜘蛛痣、肝掌、毛细血管扩张和进行性脾大。

(3)重型肝炎:肝脏缩小、肝臭、腹腔积液等。

(二)实验室和其他检查

1.肝功能检查

(1)血清酶检测:谷氨酸氨基转移酶(ALT)是判定肝细胞损害的重要标志,急性黄疸型肝炎常明显升高,慢性肝炎可持续或反复升高,重型肝炎时因大量肝细胞坏死,ALT 随黄疸加深反而迅速下降,称为胆－酶分离。此外,部分肝炎患者天门冬氨酸氨基转移酶(AST)、碱性磷酸酶(ALP)、谷氨酰转肽酶(γ-GT)也升高。

(2)血清蛋白检测:慢性肝病可出现清蛋白下降,球蛋白升高和清/球比值下降。

(3)血清和尿胆红素检测:黄疸型肝炎时,血清直接和非结合胆红素均升高,尿胆原和胆红素明显增加;淤胆型肝炎时,血清结合胆红素升高,尿胆红素增加,尿胆原减少或阴性。

(4)凝血酶原活动度(PTA)检查:PTA 与肝损害程度成反比,重型肝炎 PTA 常＜40%,PTA 越低,预后越差。

2.肝炎病毒病原学(标志物)检测

(1)甲型肝炎:血清抗 HAVIgM 阳性提示近期有 HAV 感染,是确诊甲型肝炎最主要的标志物;血清抗 HAVIgG 是保护性抗体,见于甲型肝炎疫苗接种后或既往感染 HAV 的患者。

(2)乙型肝炎。①血清病毒标志物的临床意义:a.乙型肝炎表面抗原(HBsAg):阳性提示为 HBV 感染者,急性感染可自限,慢性感染者 HBsAg 阳性可持续多年,若无临床表现而 HBsAg 阳性持续 6 个月以上为慢性乙型肝炎病毒携带者。本身不具有传染性,但因其常与 HBV 同时存在,常作为传染性标志之一。b.乙型肝炎表面抗体(抗-HBs):此为保护性抗体,阳性表示对 HBV 有免疫力,见于乙型肝炎恢复期乙肝疫苗接种后或既往感染者。c.乙型肝炎 e 抗原(HBeAg):阳性提示 HBV 复制活跃,表明乙型肝炎处于活动期,传染性强,持续阳性则易转为慢性,如转为阴性表示病毒停止复制。d.乙型肝炎 e 抗体(抗-HBe):阳性提示 HBV 大部分被消除,复制减少,传染性减低,如急性期即出现阳性则易进展为慢性肝炎,慢性活动性肝炎出现阳性者则可进展为肝硬化。e.乙型肝炎核心抗体(抗 HBc):抗-HBcIgG 阳性提示过去感染或近期低水平感染,抗-HBcIgM 阳性提示目前有活动性复制。②HBV-DNA 和 DNA 聚合酶检测阳性提示体内有 HBV 复制,传染性强。

(3)丙型肝炎:HCV-RNA 阳性提示有 HCV 病毒感染。抗-HCV 为非保护性抗体,其阳性是 HCV 感染的标志,抗 HCVIgM 阳性提示丙型肝炎急性期,高效价的高-HCVIgG 常提示 HCV 的现症感染,而低效价的抗-HCVIgG 提示丙型肝炎恢复期。

(4)丁型肝炎:血清或肝组织中的 HDVAg 和 HDVRNA 阳性有确诊意义,抗-HDVIgG

是现症感染的标志,效价增高提示丁型肝炎慢性化。

（5）戊型肝炎:抗-HEVIgM 和抗-HEVIgG 阳性可作为近期 HEV 感染的标志。

(三)心理—社会状况

患者因住院治疗担心影响工作和学业而出现紧张、焦虑情绪,疾病反复和久治不愈易产生悲观、消极、怨恨愤怒情绪。部分患者因隔离治疗和疾病的传染性限制了社交而情绪低落。病情严重者因疾病进展、癌变、面临死亡而出现恐惧和绝望。

(四)治疗

肝炎目前尚无特效治疗方法,治疗原则为综合治疗,以休息、营养为主,辅以适当的药物进行治疗,避免使用对肝脏损害的药物。

1.急性肝炎

以一般治疗和对症、支持治疗为主,强调早期卧床休息,辅以适当的护肝药物,除急性丙型肝炎的早期可使用干扰素外,一般不主张抗病毒治疗。

2.慢性肝炎

除了适当休息和营养外,还需要保肝、抗病毒、对症及防治肝纤维化等综合治疗。常用护肝药物有维生素类药物(如 B 族维生素及维生素 C、维生素 E、维生素 K 等)、促进解毒功能的药物(如葡醛内酯、维丙胺等)、促进能量代谢的药物(如肌苷、ATP、辅酶 A 等)、促进蛋白代谢的药物(如肝安)等;抗病毒药物有干扰素、核苷类药物(如拉米夫定、阿德福韦、恩替卡韦等)。

3.重型肝炎

以支持、对症治疗为基础,促进肝细胞再生,预防和治疗并发症,有条件者可采用人工肝支持系统,争取肝移植。

三、主要护理诊断

(一)活动无耐力

与肝功能受损、能量代谢障碍有关。

(二)营养失调:营养低于机体需要量

与食欲下降、呕吐、腹泻、消化和吸收功能障碍有关。

(三)焦虑

与隔离治疗、病情反复、久治不愈、担心预后等有关。

(四)知识缺乏

缺乏肝炎预防和护理知识。

(五)潜在并发症

肝硬化、肝性脑病、出血、感染、肝肾综合征。

四、护理目标

患者体力恢复,补充营养以改善营养失调,减轻或消除顾虑,无并发症发生。

五、护理措施

(一)一般护理

（1）甲、戊型肝炎患者自发病之日起实行消化道隔离 3 周,急性乙型肝炎实行血液(体液)隔离至 HBsAg 转阴,慢性乙型和丙型肝炎按病原携带者管理。

(2)休息与活动急性肝炎、慢性肝炎活动期、重型肝炎均应卧床休息,待症状好转、黄疸减轻、肝功能改善后,逐渐增加活动量,以不感到疲劳为宜。

(3)饮食护理:急性期患者应进食清淡、易消化、富含维生素的流质饮食,多食蔬菜和水果,保证足够热量,糖类为250~400g/d、蛋白质(动物蛋白为主)1.0~1.5g/(kg·d),适当限制脂肪的摄入,腹胀时应减少牛奶、豆制品等产气食品的摄入,食欲差时可遵医嘱静脉补充葡萄糖、脂肪乳和维生素,食欲好转后应少食多餐,避免暴饮暴食。慢性肝炎患者宜进食适当高蛋白、高热量、高维生素、易消化的食物,蛋白质(优质蛋白为主)1.5~2.0g/(kg·d),但应避免长期摄入高糖、高热量饮食和饮酒。重型肝炎患者宜进食低盐、低脂高热量、高维生素饮食,有肝性脑病倾向者应限制或禁止蛋白质摄入。

(二)病情观察

观察患者消化道症状、黄疸、腹腔积液等的变化和程度,观察患者的生命体征和神志变化,有无并发症的早期表现和危险因素。一旦发现病情变化及时报告医生,积极配合处理。

(三)用药护理

遵医嘱用药,注意观察药物疗效和不良反应。使用干扰素前应向患者及其家属解释使用干扰素治疗的目的和不良反应,嘱患者一定要按医嘱用药,不可自行停药或加量。常见的不良反应如下。

1.发热反应

一般在最初3~5次注射时发生,以第1次注射后的2~3h最明显,可伴有头痛,肌肉、骨骼酸痛,疲倦无力等,随治疗次数增加反而不断减轻。发热时应嘱患者多饮水,卧床休息,必要时对症处理。

2.脱发

1/3~1/2患者在疗程中后期出现脱发,停药后可恢复。

3.骨髓抑制

患者会出现白细胞计数减少,若白细胞计数$>3×10^9$/L应坚持治疗,可遵医嘱给予升白细胞药物;若白细胞计数$<3×10^9$/L,或血小板计数$<40×10^9$/L可减少干扰素的剂量甚至停药。此外,部分患者会出现胃肠道症状、肝功能损害和神经精神症状,一般对症处理,严重者应停药。

(四)心理护理

护士应向患者及其家属解释疾病的特点、隔离的意义和预后,鼓励患者多与医务人员、家属、病友等交谈,说出自己心中的感受,给予患者精神上的安慰和支持,对患者所关心的问题耐心解答。此外,还需与其家属取得联系,使其消除对肝炎患者和肝炎传染性的恐惧,安排探视时间,给患者家庭温暖和支持,同时积极协助患者取得社会支持。

(五)健康教育

1.疾病知识指导

应向患者及其家属宣传病毒性肝炎的家庭护理和自我保健知识,特别是慢性患者和无症状携带者:

(1)正确对待疾病,保持乐观情绪。生活规律,劳逸结合,恢复期患者可参加散步、体操等轻体力活动,肝功能正常 1～3 个月后可恢复日常活动及工作,但应避免过度劳累和重体力劳动。

(2)加强营养,适当增加蛋白质摄入,但要避免长期摄入高热量、高脂肪饮食,戒烟酒。

(3)不滥用保肝药物和其他损害肝脏的药物,如吗啡、苯巴比妥、磺胺药、氯丙嗪等,以免加重肝损害。

(4)实施适当的家庭隔离,患者的食具用品、洗漱用品、美容美发用品、剃须刀等应专用,患者的排泄物、分泌物可用 3％漂白粉消毒后弃去,防止污染环境。家中密切接触者应进行预防接种。

(5)出院后定期复查,HBsAg、HBeAg、HBVDNA 和 HCVRNA 阳性者应禁止献血和从事托幼、餐饮业工作。

2.疾病预防指导

甲型和戊型肝炎应预防消化道传播,重点加强粪便管理,保护水源,饮用水严格消毒,加强食品卫生和食具消毒。乙、丙、丁型肝炎重点防止血液和体液传播,做好血源监测,凡接受输血、应用血制品、大手术等的人,定期检测肝功能及肝炎病毒标志物,推广应用一次性注射用具,重复使用的医疗器械要严格消毒,个人生活用具应专用,接触患者后用肥皂和流动水洗手。

3.易感人群指导

甲型肝炎易感者可接种甲型肝炎疫苗,接触者可在 10 天内注射人血清免疫球蛋白以防止发病。HBsAg 阳性患者的配偶、医护人员、血液透析者等和抗 HBs 均阴性的易感人群及未受 HBV 感染的对象可接种乙型肝炎疫苗。HBsAg 阳性母亲的新生儿应在出生后立即注射乙肝免疫球蛋白,2 周后接种乙肝疫苗。乙肝疫苗需接种 3 次(0 个月、1 个月、6 个月),接种后若抗-HBs＞10IU/L,显示已有保护作用,保护期为 3～5 年。

第七节　非酒精性脂肪性肝病的护理

非酒精性脂肪性肝病(NAFLD)是指排除过量饮酒和其他明确的损肝因素,以弥散性肝细胞大泡性脂肪变为病理特征的临床综合征。包括非酒精性单纯性脂肪肝(NAFL)、非酒精性脂肪性肝炎(NASH)及其相关肝硬化和肝细胞癌,其发病和胰岛素抵抗及遗传易感性关系密切。以 40～50 岁最多见,男女患病率基本相同。

NAFLD 的危险因素包括高脂肪高热量膳食结构、多坐少动的生活方式、代谢综合征及其他(肥胖、高血压、血脂紊乱和 2 型糖尿病)。全球脂肪肝的流行主要与肥胖症患病率迅速增长密切相关。我国近年发病率呈上升趋势,明显超过病毒性肝炎及酒精性肝病的发病率,成为最常见的慢性肝病之一。

一、临床表现

本病起病隐匿,发病缓慢。

(一)症状

NAFLD 常无症状。少数患者可有乏力、右上腹轻度不适、肝区隐痛或上腹胀痛等非特异症状。严重脂肪性肝炎可有食欲减退、恶心、呕吐等。发展至肝硬化失代偿期的临床表现与其他原因所致的肝硬化相似。

(二)体征

严重脂肪性肝炎可出现黄疸,部分患者可有肝大。

二、辅助检查

(1)血清学检查:血清转氨酶和 γ-谷氨酰转肽酶水平正常或轻、中度升高,通常以丙氨酸氨基转移酶(ALT)升高为主。

(2)影像学检查 B 超、CT 和 MRI 检查对脂肪性肝病的诊断有重要价值,其中 B 超敏感性高,CT 特异性强,MRI 在局灶性脂肪肝与肝内占位性病变鉴别时价值较大。

(3)病理学检查肝穿刺活组织检查是确诊 NAFLD 的主要方法。

三、诊断标准

(1)无饮酒史或每周饮酒折合酒精量<40g。

(2)除病毒性肝炎、全胃肠外营养等可导致脂肪肝的特定疾病。

(3)血清转氨酶可升高,以 ALT 升高为主,常伴有 GGT 和甘油三酯升高。

(4)除原发病临床表现外,可有乏力、腹胀、肝区隐痛等症状,体检可发现肝、脾肿大。

(5)影像学检查或肝活体组织学检查有特征性改变。

四、治疗

治疗主要针对不同的病因和危险因素,包括病因治疗、饮食控制、运动疗法和药物治疗。

(1)合理饮食,改善不良习惯,合理运动,提倡中等量的有氧运动。

(2)控制危险因素:控制饮食,控制体重在正常范围,改善胰岛素抵抗,调整血脂紊乱,合并高脂血症的患者可采用降血脂治疗,选择对肝细胞损害较小的降血脂药,如贝特类、他汀类或普罗布考类药。E 族维生素具抗氧化作用,可减轻氧化应激反应,建议常规用于脂肪性肝炎治疗。

(3)促进非酒精性脂肪性肝病的恢复。

(4)手术治疗:肝移植。

五、护理诊断

(一)营养失调:高于机体需要量

与饮食失调、缺少运动有关。

(二)焦虑

与病情进展、饮食受限有关。

(三)活动无耐力

与肥胖有关。

六、护理措施

(一)饮食护理

调整饮食结构,低糖、低脂为饮食原则。在满足基础营养需求的基础上,减少热量的摄入,维持营养平衡,维持正常血脂、血糖水平,降低体重至标准水平。指导患者避免高脂肪食物,如动物内脏,甜食(包括含糖饮料),尽量食用含有不饱和脂肪酸的油脂(如橄榄油、菜籽油、茶油等)。多食青菜、水果和富含纤维素的食物,以及瘦肉、鱼肉、豆制品等;多食有助于降低血脂的食物,如燕麦、绿豆、海带、茄子、芦笋、核桃、枸杞、黑木耳、山楂、苹果、葡萄、猕猴桃等。不吃零食,睡前不加餐。避免食用辛辣刺激性食物。可制作各种减肥食谱小卡片给患者,以增加患者的健康饮食知识,提高其依从性。

(二)适当运动

适当增加运动可以有效地促进体内脂肪消耗。合理安排工作,做到劳逸结合,选择合适的锻炼方式,避免过度劳累。每天安排进行体力活动的量和时间,按目标体重计算,对于需要亏空的能量,一般多采用增加体力活动量和控制饮食相结合的方法,其中 50% 应该由增加体力活动的能量消耗来解决,其他 50% 可由减少饮食总能量和减少脂肪的摄入量以达到需要亏空的总能量。不宜在饭后立即进行运动,也应避开凌晨和深夜运动,以免扰乱人体生物节奏;合并糖尿病者应于饭后 1 小时进行锻炼。

(三)控制体重

合理设置减肥目标,逐步接近理想体重,防止体重增加或下降过快。用体重指数(BMI)和腹围等作为监测指标,以肥胖度控制在 0～10%[肥胖度＝(实际体重－标准体重)/标准体重×100%]为度。

(四)改变不良生活习惯

吸烟、饮酒均可致血清胆固醇升高,应督促患者戒烟、戒酒;改变长时间看电视、用计算机、上网等久坐的不良生活方式,增加有氧运动时间。

(五)病情监测

每半年监测体重指数、腹围、血压、肝功能、血脂和血糖,每年做肝、胆、脾的 B 超检查。

七、健康教育

(一)疾病预防指导

让健康人群了解 NAFLD 的病因,建立健康的生活方式,改变各种不良的生活、行为习惯。

(二)疾病知识指导

教育患者保持良好的心理状态,注意情绪的调节和稳定,鼓励患者随时就相关问题咨询医护人员。让患者了解本病治疗的长期性和艰巨性,增强治疗信心,持之以恒,提高治疗的依从性。

(三)饮食指导

指导患者建立合理的饮食结构及习惯,戒除烟酒。实行有规律的一日三餐。无规律的饮食方式,如不吃早餐,或三餐饥饱不均,会扰乱机体的营养代谢。避免过量摄食、吃零食、夜食,以免引发体内脂肪过度蓄积。此外,进食过快不易发生饱腹感,常使能量摄入过度。适宜的饮食可改善胰岛素抵抗,促进脂质代谢和转运,对脂肪肝的防治尤为重要。

(四)运动指导

运动应以自身耐力为基础、循序渐进、保持安全心率(中等强度体力活动时心率为 100～120 次/分,低强度活动为 80～100 次/分)及持之以恒的个体化运动方案,采用中、低强度的有氧运动,如慢跑、游泳、快速步行等。睡前进行床上伸展、抬腿运动,可改善睡眠质量。每天运动1～2小时优于每周2～3次剧烈运动。

第八节　酒精性肝病的护理

酒精性肝病(ALD)是长期大量饮酒所致的肝脏损害。初期通常表现为脂肪肝,进而可发展成酒精性肝炎、酒精性肝纤维化和酒精性肝硬化,严重酗酒时可诱发广泛肝细胞坏死甚至急性肝衰竭。本病在欧美等国多见,近年我国的发病率也有上升。多见于男性,在我国的发病率仅次于病毒性肝炎。

可影响嗜酒者肝病的发生和发展的因素有:①性别;②遗传易感性;③营养状态;④嗜肝病毒感染;⑤与肝毒物质并存;⑥吸烟和咖啡。

一、临床表现

患者的临床表现因饮酒的方式、个体对酒精的敏感性以及肝组织损伤的严重程度不同而有明显的差异。症状一般与饮酒的量和酗酒的时间长短有关,患者可在长时间内没有任何肝脏的症状和体征。

(一)酒精性脂肪肝

一般情况良好,常无症状或症状轻微,可有乏力、食欲缺乏、右上腹隐痛或不适。肝脏有不同程度的增大。患者有长期饮酒史。

(二)酒精性肝炎

临床表现差异较大,与组织学损害程度相关。常发生在近期(数周至数月)大量饮酒后,出现全身不适、食欲缺乏、恶心、呕吐、乏力、肝区疼痛等症状。可有发热(一般为低热),常有黄疸,肝大并有触痛。严重者可并发急性肝衰竭。

(三)酒精性肝硬化

发生于长期大量饮酒者,其临床表现与其他原因引起的肝硬化相似,以门静脉高压为主要表现。可伴有慢性酒精中毒的其他表现,如精神神经症状、慢性胰腺炎等。

二、辅助检查

(一)血常规及生化检查

酒精性脂肪肝可有血清天门冬氨酸氨基转移酶(AST)、丙氨酸氨基转移酶(ALT)轻度升高。酒精性肝炎具有特征性的酶学改变,即 AST 升高比 ALT 升高明显,通常 AST/ALT>2,但 AST 和 ALT 值很少大于 500U/L,否则应考虑是否合并其他原因引起的肝损害。γ-谷氨酰转肽酶(GGT)、总胆红素(TBil)、凝血酶原时间(PT)和平均红细胞容积(MCV)等指标也可有不同程度的改变,联合检测有助于诊断酒精性肝病。

(二)影像学检查

B 超检查可见肝实质脂肪浸润的改变,多伴有肝脏体积增大。CT 平扫检查可准确显示肝脏形态改变及分辨密度变化。重度脂肪肝密度明显降低,肝脏与脾脏的 CT 值之比<1,诊断

准确率高。影像学检查有助于酒精性肝病的早期诊断。发展至酒精性肝硬化时各项检查发现与其他原因引起的肝硬化相似。

(三)病理学检查

肝活组织检查是确定酒精性肝病及分期、分级的可靠方法,是判断其严重程度和预后的重要依据。但很难与其他病因引起的肝脏损害相鉴别。

三、诊断标准

(1)长期饮酒史,男性日平均饮酒折合酒精量≥40g,女性≥20g,连续 5 年;或 2 周内有＞80g/d 的大量饮酒史。

(2)禁酒后血清 ALT、AST 明显下降,4 周内基本恢复正常,即 2 倍正常上限值。如禁酒前 ALT、AST 小于 2.5 倍正常上限值者,禁酒后应降至 1.25 倍正常上限值以下。

(3)下列 2 项中至少 1 项阳性:①禁酒后增大的肝 1 周内缩小,4 周内基本恢复正常;②禁酒后 GGT 活性明显下降,4 周后降至 1.5 倍正常上限值以下,或小于禁酒前 40％。

(4)除病毒感染、药物、自身免疫、代谢等引起的肝损害。

四、治疗

(一)戒酒

戒酒是治疗酒精性肝病的关键。如果仅为酒精性脂肪肝,戒酒 4～6 周后脂肪肝可停止进展,最终可恢复正常。彻底戒酒可使轻、中度酒精性肝炎的临床症状、血清氨基转移酶升高乃至病理学改变逐渐减轻,而且酒精性肝炎、纤维化及肝硬化患者的存活率明显提高。但对临床上出现肝衰竭表现(凝血酶原时间明显延长、腹腔积液、肝性脑病等)或病理学有明显的炎症浸润或纤维化者,戒酒未必可阻断病程发展。

(二)营养支持

长期嗜酒者酒精取代了食物所提供的热量,故蛋白质和维生素摄入不足则会引起营养不良。所以酒精性肝病患者需要良好的营养支持,在戒酒的基础上应给予高热量、高蛋白、低脂饮食,并补充多种维生素(如 B 族维生素、维生素 C、维生素 K 及叶酸)。

(三)药物治疗

多烯磷脂酰胆碱可稳定肝窦内皮细胞膜和肝细胞膜,降低脂质过氧化,减轻肝细胞脂肪变性及其伴随的炎症和纤维化。美他多辛有助于改善酒精中毒。糖皮质激素用于治疗酒精性肝病尚有争论,但对重症酒精性肝炎可缓解症状,改善生化指标。其他药物(如 S-腺苷甲硫氨酸)有一定的疗效。

(四)肝移植

严重酒精性肝硬化患者可考虑肝移植,但要求患者肝移植前戒酒 3～6 个月,并且无严重的其他脏器的酒精性损害。

五、护理评估

(一)健康史

评估患者饮酒的种类、每天摄入量、持续时间和饮酒方式等。

(二)身体状况

根据饮酒史、临床表现及有关实验室及其他检查的结果,评估患者是否患有酒精性肝病及其临床病理阶段,是否合并其他肝病等。

六、护理诊断

(一)自我健康管理无效

与长期大量饮酒有关。

(二)营养失调:低于机体需要量

与长期大量饮酒、蛋白质和维生素摄入不足有关。

(三)焦虑

与病情进展、戒酒有关。

七、护理措施

(一)戒酒

戒酒是关键,戒酒能明显提高肝硬化患者 5 年生存率。酒精依赖者戒酒后可能会出现戒断综合征,应做好防治。

(二)心理疏导

调整心态,积极面对。

(三)饮食护理

以低脂肪、高蛋白、高维生素和易消化饮食为宜。做到定时、定量、有节制。早期可多食豆制品、水果、新鲜蔬菜,适当进食糖类、鸡蛋、鱼类、瘦肉;当肝功能显著减退并有肝性脑病征兆时,应避免高蛋白质摄入;忌辛辣刺激和坚硬生冷食物,不宜进食过热食物以防并发出血。

(四)动静结合

肝硬化代偿功能减退,并发腹腔积液或感染时应绝对卧床休息。代偿期病情稳定可做轻松工作或适当活动,进行有益的体育锻炼,如散步、做保健操、太极拳等。活动量以不感觉疲劳为宜。

(五)重视对原发病的防治

积极预防和治疗慢性肝炎、血吸虫病、胃肠道感染,避免接触和应用对肝有毒的物质,减少致病因素。

八、健康教育

(1)提供宣传饮酒危害的教育片或书刊,供患者观看或阅读。

(2)宣传科学饮酒的知识,帮助患者认识大量饮酒对身体健康的危害。

(3)协助患者建立戒酒的信心,培养健康的生活习惯,积极戒酒和配合治疗。

第九节 药物性肝病的护理

药物性肝病(DLD)是指由一种或多种药物引起的直接或间接的肝脏损害,主要表现为肝细胞坏死、炎症反应、胆汁淤积、脂肪沉积或纤维化等。药物性肝病占所有药物反应病例的10%～15%,仅次于药物黏膜损害和药物热。本病是一个十分复杂的疾病,几乎包括了所有类型的肝病。因药物性肝病的临床和病理表现各异,故常被误诊,从某种意义上讲,DLD 也是一种值得注意的医源性疾病。

较常见的损肝药物如下。①抗生素：包括抗真菌药；②内分泌激素：如抗甲状腺药物、甲睾酮和蛋白同化激素、口服避孕药等；③解热镇痛药及抗风湿药：如对乙酰氨基酚、保泰松、吲哚美辛静、水杨酸、别嘌醇等；④抗结核药：如异烟肼、利福平；⑤神经镇静药：如氯丙嗪、三氟拉嗪、地西泮等；⑥抗肿瘤药：如 6-巯基嘌呤、硫唑嘌呤、甲氨蝶呤、氟尿嘧啶等；⑦麻醉药：如氟烷、甲氧氟烷、三氟乙基乙烯醚；⑧其他：中草药，心血管药、降血糖类药等。

一、临床表现

药物性肝病 90％表现为急性肝损害。

(一)急性肝细胞性损伤

急性肝细胞性损伤的病理表现为肝细胞坏死、脂肪变性，或二者均有。其生化表现为血清 ALT 和 AST 水平升高（8～200 倍 ULN），ALP 水平轻度增高（<3 倍 ULN），血胆固醇水平通常正常或降低。

主要临床表现为乏力、不适、恶心和黄疸，黄疸可能是最早的肝损伤表现，类似病毒性肝炎。严重者可表现为急性和亚急性肝衰竭，包括深度黄疸、出血倾向、腹腔积液、昏迷和死亡。少数类似传染性单核细胞增多症，即急性肝细胞损伤伴有淋巴结增大、淋巴细胞增多以及异型淋巴细胞的假性单核细胞增多症。

(二)胆汁淤积性损伤

1.单纯性胆汁淤积

可由氯丙嗪、红霉素酯等药物引起。主要病变为胆管损伤，临床表现为黄疸明显和瘙痒；而转氨酶水平只有轻度升高，通常<5 倍 ULN，ALP 水平升高<2 倍 ULN，胆固醇水平通常正常。因 ALP 升高相对轻微，可与完全梗阻性黄疸相鉴别。

2.炎症性胆汁淤积

多由同化激素和甾体类避孕药引起，主动病变为毛细胆管损伤，转氨酶升高<8 倍 ULN，ALP 相对升高，通常>3 倍 ULN，胆固醇通常升高，临床与生化表现几乎同完全性肝外梗阻，故应注意鉴别。

(三)混合性肝细胞性胆汁淤积损伤

药物诱导混合型黄疸主要是肝细胞性黄疸伴胆汁淤积，混合性损伤更具有药物诱导损伤特征。应该注意的是，在药物撤除之后，部分胆汁淤积性损伤可持续 1 年之久，并且偶可发生胆管消失综合征。

(四)亚临床肝损伤

亚临床肝损伤常表现为血清酶水平升高。一些药物可引起转氨酶和（或）ALP 水平升高，其发生率为 5％～50％，大多仅轻微升高（<3 倍 ULN），通常不会进展或在继续用药情况下自行缓解。但是对于已知有肝毒性的药物应监测血清酶水平，当酶水平升高至 3～5 倍 ULN 时应停药。

(五)亚急性药物性肝损伤

亚急性肝坏死综合征的特点是严重的进行性肝损害，伴深度黄疸和肝硬化表现。其发展比急性损伤慢，又比慢性肝炎进展快。

(六)其他表现

可表现为过敏反应,如发热、皮疹等,也可类似于自身免疫性肝炎。

二、诊断标准

1.药物性肝病的诊断

可根据服药史、临床症状、血常规、肝功能试验、肝活检以及停药的效应做出综合诊断。诊断药物性肝病前应了解:

(1)用药史:任何一例肝病患者均必须询问发病前 3 个月内服过的药物,包括剂量、用药途径、持续时间及同时使用的其他药物。

(2)原来有无肝病、有无病毒性肝炎和其他原因肝病的证据。

(3)原发病是否有可能累及肝脏。

(4)以往有无药物过敏史或过敏性疾病史,除用药史外,发现任何有关的过敏反应,如皮疹和嗜酸性粒细胞增多均对诊断药物性肝病均十分重要。

2.诊断标准

(1)有与药物性肝损伤发病规律相一致的潜伏期:初次用药后出现肝损伤的潜伏期一般为 5~90 天,有特异质反应者潜伏期可<5 天,慢代谢药物(如胺碘酮)导致肝损伤的潜伏期可>90 天。停药后出现肝细胞损伤的潜伏期≤15 天,出现胆汁淤积性肝损伤的潜伏期≤30 天。

(2)有停药后异常肝脏指标迅速恢复的临床过程:肝细胞损伤型的血清 ALT 峰值水平在 8 天内下降≥50%(高度提示);或 30 天内下降≥50%(提示);胆汁淤积性的血清 ALP 或 TB 峰值水平在 180 天内下降≥50%。

(3)必须排除其他病因或疾病所致的肝损伤。

(4)再次用药反应阳性:有再次用药后肝损伤复发史,肝酶活性水平升高至少大于正常值上限的 2 倍。

符合前 3 项,或前 3 项中有 2 项符合,加上第 4 项,均可确诊为药物性肝损伤。

三、辅助检查

(一)肝功能试验

血清胆红素不同程度升高、血清转氨酶升高、重者凝血酶原时间延长,ICG 滞留。

(二)外周血常规

部分患者外周血嗜酸性粒细胞增多。

(三)病毒性肝炎血清学标志

阴性。

(四)巨噬细胞移动抑制试验或淋巴细胞转化试验

过敏型患者部分出现阳性。

四、治疗

(1)立即停用有关药物或可疑损肝药物。

(2)注意休息,进高热量、高蛋白饮食,补充维生素,维持水、电解质平衡及护肝治疗。

(3)对过敏、胆汁淤积严重者,可用肾上腺皮质激素,待病情改善后逐渐减量,可连续应用 2~3 周。

(4)胆汁淤积型患者,可试用苯巴比妥,每次口服 30～60mg,每日 3～4 次。腺苷蛋氨酸(SAMe)可用于肝内胆汁淤积的治疗,用法为每日 1～2g 静脉滴注,持续 2 周,以后改为每日 1～6g,分 2 次口服,一般用 4～8 周。

(5)根据具体药物给予相应特殊治疗:如异烟肼中毒,可用较大剂量维生素 B_6 静脉滴注;对乙酰氨基酚引起肝坏死可用 N-乙酰半胱氨酸,首次剂量为每 140mg/kg,口服或胃管注入,以后减半量每 4 小时 1 次,共 72 小时。

五、护理措施

(一)病情观察

严密观察药物性肝病患者的病情变化,如乏力是否加重,有无食欲减退、恶心、呕吐、腹胀、皮肤巩膜黄染和皮肤黏膜出血,实验室检查,如肝肾功能、凝血酶原活动度等的变化情况。

(二)休息

充足的休息和睡眠可以减轻肝脏负担,促进肝细胞恢复。应劝导药物性肝病患者卧床休息,待其症状好转、黄疸消退、肝功能改善后逐渐增加活动量,活动以不感到疲劳为宜。同时要保持病房内整洁、安静,营造舒适、轻松的环境。

(三)饮食护理

合理营养是改善恢复肝功能的基本措施,充足合理的营养可以增加机体抵抗力,促进疾病康复。指导药物性肝病患者进食高热量、高蛋白质、高维生素、易消化的食物,如牛奶、鱼、瘦肉、鸡蛋,多食新鲜蔬菜、水果,保持排便通畅。肝功能减退严重者或有肝性脑病征兆者给予低蛋白饮食,伴有腹腔积液者按病情给予低盐或无盐饮食;伴有糖尿病者需严格控制总热量,限制甜食。对于食欲减退者,要合理调整食谱,以增加食欲。

六、健康教育

(1)对肝、肾病患者,新生儿和营养障碍者,药物的使用和剂量应慎重考虑。

(2)对以往有药物过敏史或过敏体质的患者,用药时应特别注意。

(3)出现肝功能异常或黄疸,应立即中止药物治疗。

(4)对有药物性肝损害病史的患者,应避免再度给予相同或化学结构相类似的药物。

第十节　肝硬化的护理

肝硬化是一种或多种原因长期或反复作用于肝脏引起的慢性、进行性、弥散性损害,肝细胞广泛变性坏死,残存肝细胞形成再生结节,结缔组织增生及纤维化,导致正常肝脏结构破坏、假小叶形成,在此基础上出现以肝功能损害和门静脉高压为主的临床表现。肝硬化不是一个独立的疾病,而是各种慢性肝炎疾病的最后发展阶段。

肝硬化是我国常见疾病和主要死亡病因之一,以青壮年男性多见,35～50 岁为发病高峰年龄,出现并发症时病死率高。

引起肝硬化的原因很多,在我国以乙型病毒性肝炎所致的肝硬化最为常见。在国外,特别是北美、西欧则以酒精中毒引起的肝硬化最常见。其他病因还有自身免疫性肝病、胆汁淤积、循环障碍、药物或毒物、代谢和遗传性疾病、寄生虫感染等。各种致病因素造成肝细胞损害,发生变性坏死,继而导致肝细胞再生、纤维结缔组织增生、肝组织纤维化,最终形成肝硬化。

一、临床表现

(一)肝功能代偿期

1.症状

较轻,常缺乏特异性,可有乏力、食欲减退、消化不良、恶心、呕吐、右上腹隐痛和腹泻等症状。

2.体征

不明显,肝大,部分患者伴脾大,并可出现蜘蛛痣和肝掌。肝功能检查多在正常范围或有轻度异常。

(二)肝功能失代偿期

1.症状

(1)食欲缺乏:为最常见的症状,有时伴有恶心、呕吐,多是胃肠道充血、水肿,胃肠道分泌与吸收功能紊乱所致,晚期形成腹腔积液,消化道出血和肝衰竭将更加严重。

(2)体重减轻:为多见症状,主要因食欲缺乏、进食不够,胃肠道消化及吸收障碍,体内清蛋白合成减少。

(3)疲倦乏力:也为早期症状之一,其程度自轻度疲倦感觉至严重乏力,与肝病的活动程度一致。

(4)腹泻:多见,多由肠壁水肿、肠道吸收不良(以脂肪为主)、缺乏烟酸及寄生虫感染等因素所致。

(5)腹痛:引起的原因有脾周围炎、肝细胞进行性坏死、肝周围炎、门静脉血栓形成和(或)门静脉炎等。腹痛在大结节性肝硬化中较多见,占 $60\%\sim80\%$。疼痛多在上腹部,常为阵发性,有时呈绞痛性质。腹痛也可因消化性溃疡、胆管疾病、胆管感染等引起。与腹痛同时出现的发热、黄疸和肝区疼痛常与肝病本身有关。

(6)腹胀:为常见症状,可由低钾血症、肠胀气、腹腔积液和脾大所致。

(7)出血:肝功能减退影响凝血酶原和其他凝血因子的合成、脾功能亢进又引起血小板的减少,故常出现牙龈、鼻腔出血,皮肤和黏膜有紫斑或出血点,或有呕血、黑便,女性常有月经量过多的症状。

(8)神经精神症状:如出现嗜睡、兴奋和木僵等症状,应考虑肝性脑病的可能。

2.体征

(1)面容:面色多较病前黧黑,可能是雌激素增加,使体内硫氢基对酪氨酸酶的抑制作用减弱,酪氨酸变成黑色素量增多所致;也可能是继发性肾上腺皮质功能减退和肝脏不能代谢垂体前叶所分泌的黑色素细胞刺激所致。除面部(尤其是眼周围)外,手掌纹理和皮肤皱褶等处也有色素沉着。晚期患者面容消瘦枯萎,面颊有小血管扩张、口唇干燥。

(2)黄疸:出现黄疸提示肝细胞有明显损害,对预后的判断有一定意义。

(3)发热:约 1/3 活动性肝硬化的患者常有不规则低热,可能由于肝脏不能灭活致热性激素。如出现持续高热,多数提示并发呼吸道、泌尿道或腹腔积液感染,革兰阴性败血症等,也可见合并结核病。

(4)腹壁静脉怒张:由于门静脉高压和侧支循环建立与扩张,在腹壁与下胸壁可见到怒张的皮下静脉。脐周围静脉突起形成的水母头状的静脉曲张,或静脉上有连续的静脉杂音等体征均属罕见。

(5)腹腔积液:腹腔积液的出现常提示肝硬化以属于晚期,在出现前常先有肠胀气。一般病例腹腔积液聚积较慢,在短期内形成腹腔积液者多有明显的诱发因素,如感染、上消化道出血、门静脉血栓形成和外科手术等诱因,其腹腔积液形成迅速,且不易消退。出现大量腹腔积液而腹内压力显著增高时,脐可突出形成脐疝。由于膈肌抬高,可出现呼吸困难和心悸。

(6)胸腔积液:腹腔积液患者伴有胸腔积液者多见,其中以右侧胸腔积液较多见,双侧者次之,单纯左侧者最少。

(7)脾大:脾脏一般为中度大,有时可为巨脾。并发上消化道出血时,脾脏可暂时缩小,甚至不能触及。

(8)肝脏情况:肝硬化时,肝脏的大小、硬度与平滑程度不一,与肝内脂肪浸润的多少,以及肝细胞再生、纤维组织增生和收缩的程度有关。早期肝大,表面光滑,中度硬度;晚期缩小、坚硬,表面呈结节状,一般无压痛,但有进行性肝细胞坏死或并发肝炎和肝周围炎时可有触痛与叩击痛。

(9)内分泌功能失调的表现:当肝硬化促性腺激素分泌减少时可致男性睾丸萎缩,睾丸素分泌减少时可引起男性乳房发育和阴毛减少。女性患者有月经量过少和闭经、不孕,雌激素过多,可使周围毛细血管扩张而产生蜘蛛痣与肝掌。蜘蛛痣可随肝功能的改善而消失,而新的蜘蛛痣出现,则提示肝功能有发展。肝掌是手掌发红,特别是大鱼际、小鱼际和手指末端的肌肉肥厚部,呈斑状发红。

(10)出血征象:皮肤和黏膜(包括口腔、鼻腔及痔核)常出现瘀点、瘀斑血肿及新鲜出血灶,是肝功能减退时,某些凝血因子合成减少和(或)脾功能亢进时血小板减少所致。

(11)营养缺乏表现:如消瘦、贫血、皮肤粗糙、水肿、舌光滑、口角炎、指甲苍白或呈匙状,多发性神经炎等。

综上所述,肝硬化的早期临床表现是隐匿的,但在晚期则有明显的症状,主要有两大类:门静脉梗阻及高压所产生的侧支循环形成,包括脾大、脾功能亢进及腹腔积液等;肝功能损害引起的血浆蛋白降低、水肿、腹腔积液、黄疸和肝性脑病等。

二、并发症

(一)肝性脑病

肝性脑病是晚期肝硬化的最严重并发症,也是肝硬化患者最常见死亡原因。

(二)上消化道出血

由于食管下段或胃底静脉曲张破裂出血所致,是最常见的并发症。常在恶心、呕吐、咳嗽、负重等使腹压突然升高,或因粗糙食物造成机械损伤、胃酸反流腐蚀损伤时引起突然大量的呕血、黑便,可导致出血性休克或诱发肝性脑病,急性出血病死率平均为 32%。应注意的是,部分肝硬化患者上消化道出血的原因系并发急性糜烂出血性胃炎或消化性溃疡。

(三)感染

由于患者抵抗力低下、门腔静脉侧支循环开放等因素,增加了病原体的入侵繁殖机会,易并发感染,如自发性细菌性腹膜炎(SBP)、肺炎、胆管感染、革兰阴性杆菌败血症等。自发性细菌性腹膜炎是腹腔内无脏器穿孔的腹膜急性细菌性感染。其主要原因是肝硬化时单核—吞噬细胞的噬菌作用减弱,肠道内细菌异常繁殖并经由肠壁进入腹膜腔,带菌的淋巴液漏入腹腔以及腹腔积液抗菌能力下降引起感染,致病菌多为革兰阴性杆菌。患者可出现发热、腹痛、腹胀、腹膜刺激征、腹腔积液迅速增长或持续不减,少数病例发生低血压或中毒性休克、难治性腹腔积液或进行性肝衰竭。

(四)原发性肝癌

肝硬化患者短期内出现病情迅速恶化、肝脏进行性增大、原因不明的持续性肝区疼痛或发热、腹腔积液增多且为血性等,应考虑并发原发性肝癌,需作进一步检查。

(五)肝肾综合征(HRS)

肝肾综合征又称功能性肾衰竭,是肝硬化终末期最常见的严重并发症之一。主要由于有效循环血容量减少、肾血管收缩和肾内血液重新分布,导致肾皮质缺血和肾小球滤过率下降、髓质血流量增加、髓袢重吸收增加引起。常在难治性腹腔积液、进食减少、呕吐、腹泻、利尿剂应用不当、自发性细菌性腹膜炎及肝衰竭时诱发,表现为少尿或无尿、氮质血症、稀释性低钠血症和低尿钠,但肾脏无明显器质性损害。

(六)肝肺综合征(HPS)

其定义为严重肝病伴肺血管扩张和低氧血症,晚期肝病患者中发生率为 $13\% \sim 47\%$。肝硬化时内源性扩血管物质,如一氧化氮、胰高血糖素增加,使肺内毛细血管扩张,肺间质水肿,肺动脉静脉分流,以及胸、腹腔积液压迫引起通气障碍,造成通气/血流比例失调和气体弥散功能下降。临床表现为低氧血症和呼吸困难。吸氧只能暂时缓解症状,但不能逆转病程。

(七)门静脉血栓形成

与门静脉梗阻时门静脉内血流缓慢等因素有关,如血栓局限可无临床症状,如发生门静脉血栓急性完全性梗阻,表现为腹胀、剧烈腹痛、呕血、便血、休克,脾脏迅速增大、腹腔积液加速形成,且常诱发肝性脑病。

(八)电解质和酸碱平衡紊乱

患者出现腹腔积液和其他并发症后电解质和酸碱平衡紊乱趋于明显,常见的有以下两种。

1.低钠血症

长期低钠饮食致原发性低钠,长期利尿和大量放腹腔积液等致钠丢失,抗利尿激素增多使水潴留超过钠潴留导致稀释性低钠。

2.低钾、低氯血症与代谢性碱中毒

进食少、呕吐、腹泻、长期应用利尿剂或高渗葡萄糖液、继发性醛固酮增多等可引起低钾、低氯,而低钾、低氯血症可致代谢性碱中毒,诱发肝性脑病。

三、辅助检查

(一)血常规

代偿期多正常,失代偿期常有不同程度的贫血。脾功能亢进时白细胞和血小板计数也减少。

(二)尿常规

尿常规检查代偿期正常,失代偿期可有蛋白尿、血尿和管型尿。有黄疸时尿中可出现胆红素,尿胆原增加。

(三)肝功能试验

1.胆红素代谢

肝功能代偿期多不出现黄疸。在失代偿期约半数以上的患者出现黄疸,血清结合胆红素与总胆红素含量均升高。

2.脂肪代谢

肝功能代偿期血中胆固醇多正常或偏低。在失代偿期总胆固醇特别是胆固醇脂常低于正常水平。

3.蛋白质代谢

血清蛋白的改变常为肝硬化最突出的变化,在肝功能明显降低时清蛋白合成减少,球蛋白增高,清蛋白与球蛋白比例降低或倒置。蛋白电泳可显示清蛋白降低,丙种球蛋白显著增高,β球蛋白轻度升高。

4.肝纤维化的检测

血清Ⅲ型前胶原肽(PⅢP)、Ⅳ型胶原、血清层粘连蛋白、脯氨酰羟化酶(pH)、透明质酸(HA)、金属蛋白酶抑制物(TIMP1)升高,其受多种因素影响,特异性不高,联合检测结果有助于诊断。

5.定量肝功能试验

吲哚氰绿(ICG)试验和利多卡因代谢物生成试验(MEGX),随肝细胞受损情况而有不同程度的潴留。

6.血清酶学试验

肝细胞受损时,血清丙氨酸转氨酶(ALT)与天冬氨酸转氨酶(AST)活力均可升高,一般以 ALT(仅存在于胞质内)升高较显著。肝细胞严重坏死时,则 AST(在胞质和线粒体内均有)可高于 ALT。酒精性肝硬化时 AST:ALT>2.0(正常值为 0.6)。腺苷脱氨酶(ADA)、γ-谷胺酰转肽酶(γ-GT)、碱性磷酸酶(AKP)增高,胆碱酯酶(ChE)活力明显下降。

7.凝血酶原时间

早期多正常,在晚期活动性肝硬化和肝细胞严重损害时则明显延长。

(四)免疫功能检查

血清 IgG 显著增高,IgA、IgM 也可升高;T 淋巴细胞数常低于正常;可出现抗核抗体、抗平滑肌抗体等非特异性自身抗体;病毒性肝炎肝硬化者,乙型、丙型和丁型肝炎病毒标志物可呈阳性反应。

(五)腹腔积液检查

该检查包括腹腔积液颜色、比重、蛋白定量、血清和腹腔积液清蛋白梯度(SAAG)、细胞分类、腺苷脱氨酶(ADA)、血清和腹腔积液 LDH、细菌培养及内毒素测定等。腹腔积液一般为漏出液,SAAG>11g/L 提示门静脉高压,并发自发性细菌性腹膜炎、结核性腹膜炎或癌变时腹腔积液性质发生相应变化。所有新出现的腹腔积液者、进展性肝硬化或上消化道出血伴腹腔积液者以及腹腔积液稳定的患者突然恶化,都应做诊断性穿刺。

(六)X 线钡餐检查

X 线钡餐检查示食管静脉曲张者钡剂在黏膜上分布不均,显示虫蚀样或蚯蚓状充盈缺损,纵行黏膜皱襞增宽;胃底静脉曲张时钡剂呈菊花样充盈缺损。

(七)超声检查

肝硬化的声像图根据病因、病变阶段和病理改变轻重不同而有差异。B 超检查可发现肝表面不光滑或凹凸不平;肝叶比例失调,多呈右叶萎缩和左叶、尾叶增大;肝实质回声不均匀增强,肝静脉管腔狭窄、粗细不等。门静脉高压症时可见脾大、门静脉直径增宽、侧支血管存在,有腹腔积液时可见液性暗区。

(八)CT 和 MRI 检查

CT 和 MRI 检查可显示肝、脾、肝内门静脉、肝静脉、侧支血管形态改变、腹腔积液。

(九)放射性核素显像(^{99m}Tc)

经放射性核素扫描测定的心/肝比值能间接反映门静脉高压和门体分流程度,对诊断有一定意义。

(十)上消化道钡餐摄片

可发现食管及胃底静脉曲张征象,食管静脉曲张呈现出虫状或蚯蚓状充盈缺损,胃底静脉曲张呈菊花样缺损。

(十一)腹腔镜检查

肝脏表面有大小不等的结节,结节之间有宽窄不等的小沟,肝脏边缘较钝,脾脏多数能见到。此外,在腹腔镜直视下还可采取肝活组织做病理检查,其诊断的准确性优于盲目性肝穿。

(十二)MRI 检查

磁共振血管造影能清楚地显示门静脉系统血管情况,可取代血管造影,用于门静脉高压病因的鉴别以及肝移植前对门静脉血管的评估。

(十三)胃镜检查

可直接观察并确定食管及胃底有无静脉曲张,了解其曲张程度和范围,并可确定有无门静脉高压性胃病。

(十四)肝活组织检查

一秒钟快速穿刺、B 超指引下或腹腔镜直视下经皮肝穿刺,采取肝活组织做病理检查,对肝硬化,特别是早期肝硬化确定诊断和明确病因有重要价值。

四、治疗

目前尚无特效治疗,应重视早期诊断,加强病因治疗,如乙型肝炎肝硬化者抗病毒治疗、酒精性肝硬化者需戒酒,注意一般治疗,以缓解病情,延长代偿期和保持劳动力。肝硬化代偿期患者可服用抗纤维化的药物(如秋水仙碱)及中药,使用保护肝细胞药物(如还原型谷胱甘肽、S-腺苷蛋氨酸、维生素),不宜滥用护肝药物,避免应用对肝有损害的药物。

失代偿期主要是对症治疗、改善肝功能和处理并发症,有手术适应证者慎重选择时机进行手术。

(一)腹腔积液治疗

1.利尿剂治疗

利尿剂治疗是目前临床应用最广泛的治疗腹腔积液的方法。常用保钾利尿剂有螺内酯和氨苯蝶啶,排钾利尿剂有呋塞米和氢氯噻嗪。单独应用排钾利尿剂需注意补钾。螺内酯和呋塞米联合应用有协同作用,并可减少电解质紊乱的发生。首选螺内酯 100mg/d,数日后加用呋塞米 40mg/d,效果不明显时可按比例逐渐加大药量,但螺内酯不超过 400mg/d,呋塞米不超过 160mg/d,腹腔积液消退后逐渐减量。

2.限制钠和水的摄入

限钠可加速腹腔积液消退,部分患者通过限钠可发生自发性利尿。水的摄入一般不需过于严格,如果血钠<125mmol/L,则需限制水的摄入。

3.提高血浆胶体渗透压

定期输注血浆、新鲜血或清蛋白,不仅有助于促进腹腔积液消退,也有利于改善机体一般状况和肝功能。

4.难治性腹腔积液的治疗

难治性腹腔积液是经限钠、利尿剂治疗达最大剂量、排除其他因素对利尿剂疗效的影响或予以纠正,仍难以消退或很快复发的腹腔积液,可选择以下治疗方法。

(1)大量放腹腔积液加输注清蛋白:患者如无感染、上消化道出血、肝性脑病等并发症,肝代偿功能尚可、凝血功能正常,可选用此法。每次在 1~2h 内排放腹腔积液 4~6L,同时静脉输注清蛋白 8~10g/L,继续使用利尿剂。此法可重复进行,消除腹腔积液的效果较好。

(2)腹腔积液浓缩回输:将放出的腹腔积液经超滤或透析浓缩后,回输至患者静脉内,从而减轻水、钠潴留并提高血浆清蛋白浓度,增加有效血容量,改善肾血液循环。注意不可回输有感染的腹腔积液或癌性腹腔积液。因有发生感染、电解质紊乱、DIC 等风险,已较少使用。

(3)经颈静脉肝内门体分流术(TIPS):是通过介入手段经颈静脉放置导管,建立肝静脉与肝内门静脉分支间的分流通道,以降低门静脉系统压力,减少腹腔积液生成。

(二)门静脉高压症的手术治疗

包括各种分流、断流术和脾切除术等,目的是降低门脉系统压力和消除脾功能亢进,主要用于食管及胃底静脉曲张破裂大出血和各种治疗无效时,或者是曲张静脉破裂出血后预防再次出血。脾切除术是治疗脾功能亢进的有效方式,但只能短期降低门静脉压力。

(三)并发症的治疗

1.自发性细菌性腹膜炎

后果严重,易诱发肝肾综合征、肝性脑病等严重并发症,故需早期诊断、积极治疗。选择对肠道革兰阴性菌有效、腹腔积液浓度高、肾毒性小的广谱抗生素,首选第三代头孢菌素,可联合应用舒他西林等或喹诺酮类药物。对发生肝肾综合征的高危患者,可静脉输注清蛋白 1.5g/(kg·d),连用 2 天,再用 1g/(kg·d)至病情改善。

2.肝肾综合征

积极预防或消除肝肾综合征的诱发因素,如感染、上消化道出血、电解质紊乱、过度利尿、使用肾毒性药物等,治疗措施包括输注清蛋白以扩充有效血容量,应用血管活性药物(特利加压素),外科治疗包括经颈内静脉肝内门体分流术(TIPS)及肝移植。

3.其他并发症

肝肺综合征目前无有效的内科治疗,可考虑肝移植。

(四)肝移植

肝移植是各种原因引起的晚期肝硬化的最佳治疗方法。

五、护理评估

(一)健康史

1.患病及治疗经过

询问本病的有关病因,例如,有无肝炎、输血史、心力衰竭、胆管疾病、血吸虫病及家族遗传性疾病史;有无长期接触化学毒物、使用损肝药物、嗜酒,其用量和持续时间。有无慢性肠道感染、消化不良、消瘦、黄疸、出血史。有关的检查、用药和其他治疗情况。

2.目前病情与一般状况

饮食及消化情况,例如食欲、进食量及食物种类、饮食习惯及爱好,有无食欲减退甚至畏食,有无恶心、呕吐、腹胀、腹痛,呕吐物和粪便的性质及颜色,日常休息及活动量、活动耐力的情况等。

(二)身体状况

1.意识状态

注意观察患者的精神状态,对人物、时间、地点的定向力。表情淡漠、性格改变或行为异常多为肝性脑病的前驱表现。

2.营养状况

是否消瘦,皮下脂肪消失、肌肉萎缩。有无水肿。有腹腔积液或水肿时,不能以体重判断患者的营养状况。

3.皮肤和黏膜

有无肝病面容、皮肤干枯、脱发,有无黄染、出血点、蜘蛛痣、肝掌、腹壁静脉显露或怒张。

4.呼吸情况

观察呼吸的频率和节律,有无呼吸浅速、呼吸困难和发绀,有无因呼吸困难、心悸而不能平卧,有无胸腔积液形成。

5.腹部体征

检查有无腹腔积液征,如腹部膨隆、腹壁紧张度增加、脐疝、腹式呼吸减弱、移动性浊音;有无腹膜刺激征。检查肝脾大小、质地、表面情况及有无压痛。

6.尿量及颜色

有无尿量减少,尿色有无异常。

(三)心理—社会状况

肝硬化为慢性经过,随着病情发展加重,患者逐渐丧失工作能力,影响家庭生活、经济负担沉重,均可使患者及其照顾者出现各种心理问题和应对行为的不足。评估时应注意患者的心理状态,有无个性、行为的改变,有无焦虑、抑郁、易怒、悲观等情绪。并发肝性脑病时,患者可出现嗜睡、兴奋、昼夜颠倒等神经精神症状,应注意鉴别。评估患者及家属对疾病的认识程度及态度、家庭经济情况。

六、护理诊断

(一)营养失调:低于机体需要量

与肝硬化所致的摄入量减少及营养吸收障碍有关。

(二)体液过多

与肝硬化所致的门静脉高压、低蛋白血症及水、钠潴留有关。

(三)活动无耐力

与肝功能减退、大量腹腔积液有关。

(四)有皮肤完整性受损的危险

与水肿、皮肤瘙痒、长期卧床有关。

(五)有感染的危险

与机体抵抗力低下有关。

(六)焦虑

与担心疾病预后及经济负担有关。

七、护理措施

(一)休息与体位

失代偿期应卧床休息,减少机体消耗和肝脏损害;病室环境要安静、舒适,有明显腹腔积液时应取半卧位或坐位,以改善患者呼吸状况;卧床时尽量取平卧位,以增加肝、肾血流量,改善肝细胞的营养,提高肾小球滤过率。可抬高下肢,以减轻水肿。阴囊水肿者可用拖带托起阴囊,以利水肿消退。

(二)饮食护理

既保证饮食营养又遵守必要的饮食限制是改善肝功能、延缓病情进展的基本措施。应向患者及家属说明导致营养状况下降的有关因素、饮食治疗的意义及原则,与患者共同制订符合治疗需要而又能接受的饮食计划。饮食治疗原则为高热量、高蛋白质、高维生素、易消化饮食,并根据病情变化及时调整。

1.蛋白质

蛋白质是肝细胞修复和维持血浆清蛋白正常水平的重要物质基础,应保证其摄入量。蛋白质来源以豆制品、鸡蛋、牛奶、鱼、鸡肉、瘦猪肉为主。血氨升高时应限制或禁食蛋白质,待病情好转后再逐渐增加摄入量,并应选择植物蛋白,如豆制品,因其含蛋氨酸、芳香氨基酸和产氨氨基酸较少。

2.维生素

新鲜蔬菜和水果含有丰富的维生素,例如,西红柿、柑橘等有丰富的维生素C,日常食用以保证维生素的摄取。

3.限制水、钠

有腹腔积液者应低盐或无盐饮食,钠限制在每天 $500\sim800mg$(氯化钠 $1.2\sim2.0g$),进水量限制在每天 1000mL 左右。应向患者介绍各种食物成分,如高钠食物有咸肉、酱菜、罐头食品、含钠味精等,应尽量少食用;含钠较少的食物有粮谷类、瓜茄类、水果等。评估患者有无不恰当的饮食习惯而加重水钠潴留,切实控制钠和水的摄入量。限钠饮食常使患者感到淡而无味,可适量添加柠檬汁、食醋等,改善食品的调味,以增进食欲。

4.避免损伤曲张静脉

食管及胃底静脉曲张者应食菜泥、肉末、软食,进餐时细嚼慢咽,咽下的食团宜小且表面光滑,切勿混入糠皮、硬屑、鱼刺、甲壳等,以防损伤曲张的静脉导致出血。

(三)皮肤、口腔护理

(1)肝硬化患者机体免疫力减退,容易合并各种感染而加重病情,皮肤与口腔是多种感染发生的重要门户。

(2)严重腹腔积液时,腹壁皮肤绷紧、变薄,易发生脐突或脐疝,嘱患者内衣应宽松、柔软、清洁、舒适,要经常修剪指甲,避免抓破皮肤。

(3)臀部、阴囊、下肢水肿者要特别注意保持床褥干燥、平整,可用棉垫或水垫垫于受压部位,以防局部压疮,并局部给予热敷或按摩。协助翻身,动作要轻柔,以免擦伤皮肤。

(4)皮肤瘙痒用手轻拍皮肤,避免搔抓,每天温水擦洗皮肤1～2次,勿用刺激性的肥皂和沐浴液,沐浴后可用性质柔和的润肤品。对所有输液、注射穿刺处,严格执行无菌操作,注意预防穿刺部位引发的感染。

(四)病情观察

(1)注意有无精神、性格、行为改变,以便及早发现肝性脑病。

(2)观察呕吐物及粪便的颜色、性状改变,警惕消化道发生出血。

(3)应用利尿药时应注意水、电解质平衡情况。

(4)大量腹腔积液及全身水肿者保持皮肤清洁、干燥,防止压疮发生。

(5)准确记录出入量,每日测量腹围与体重,以了解腹腔积液增减情况。

(五)体液过多护理

1.体位

平卧位有利于增加肝、肾血流量,改善肝细胞的营养,提高肾小球滤过率,故应多卧床休息。可抬高下肢,以减轻水肿。阴囊水肿者可用托带托起阴囊,以利水肿消退。大量腹腔积液者卧床时可取半卧位,以使膈肌下降,有利于呼吸运动,减轻呼吸困难和心悸。

2.避免腹压骤增

大量腹腔积液时,应避免腹压突然剧增的因素,如剧烈咳嗽、打喷嚏、用力排便等。

3.用药护理

使用利尿剂时应特别注意维持水、电解质和酸碱平衡。利尿速度不宜过快,每天体重减轻一般<0.5kg,有下肢水肿者每天体重减轻<1kg。

4.腹腔穿刺术的护理

大量顽固性腹腔积液应用利尿药效果较差,一般给予腹腔穿刺进行腹腔积液排放。

(1)术前准备:按病情需要备齐用物及药物。耐心详细地向患者解释穿刺的目的及治疗意义,解除患者紧张、恐惧心理。嘱患者排尿以免损伤膀胱。

(2)术中配合:一次抽腹腔积液应<5000mL,以免诱发肝性脑病。穿刺过程中应注意观察患者有无恶心、头晕、心悸、面色苍白、出冷汗等现象,观察腹腔积液颜色,并留取标本,及时

送检。

(3)术后护理：术后用无菌干棉签按压,用无菌纱布固定,防溢液不止,引起继发感染。24h观察穿刺部位有无渗血、渗液,并严格交接班,详细记录。

5.病情观察

观察腹腔积液和下肢水肿的消长,准确记录出入量,测量腹围、体重,并教会患者正确的测量和记录方法。进食量不足、呕吐、腹泻者,或遵医嘱应用利尿剂、放腹腔积液后更应密切观察。监测血清电解质和酸碱度的变化,及时发现并纠正水、电解质、酸碱平衡紊乱,防止肝性脑病、肝肾综合征的发生。

(六)心理护理

肝硬化是慢性病,症状很难控制,预后不良,患者和家属容易产生悲观情绪,护士要同情和关心患者,及时解答患者提出的疑问,安慰、理解患者,使患者及家属树立战胜疾病的信心。

(七)利尿药应用后的护理

(1)肝硬化腹腔积液患者多使用较大剂量的利尿药,护理人员要了解利尿药的作用机制,口服药要看服到口,静脉用药要严格掌握剂量。

(2)密切观察利尿药物的不良反应,如长期使用氢氯噻嗪、呋塞米可引起低钾、低钠反应。长期使用螺内酯、氨苯蝶啶可引起高钾血症。

(3)利尿速度不宜过快,以免诱发肝性脑病。

(4)观察患者有无意识改变、腹胀、乏力、疲倦、扑翼样震颤等肝性脑病先兆症状。

(5)准确记录24h尿量,测腹围(晨起排尿、排便后,平卧位皮尺过脐一周)、测体重(五定:同一时间、同一秤、空腹、排空尿便、同一衣服和鞋)。

(6)及时检查生化,注意血钠、钾、氯等离子的浓度变化,防止电解质紊乱。

(八)用药护理

(1)应用谷氨酸钾和谷氨酸钠时,钠比例应根据血清钾钠浓度和病情而定,患者尿少时少用钾剂,明显腹腔积液和水肿时慎用钠剂,谷氨酸盐是碱性,使用前可先注射3~5g维生素C。

(2)应用精氨酸时,滴注速度不宜过快,否则可出现流涎、呕吐、面色潮红等反应,精氨酸不宜与碱性溶液配伍使用。

(3)乳果糖在肠内产气较多,可引起腹胀、腹绞痛、恶心、呕吐及电解质紊乱等,应用时应从小剂量开始。

(4)长期使用新霉素的患者少数可出现听力或肾功能损害,故使用新霉素应<1个月,用药期间应监测听力和肾功能。

(5)大量输注葡萄糖时,必须警惕低钾血症、心力衰竭和脑水肿。

(九)食管及胃底静脉出血的护理

患者有呕血、便血等出血病史,出现面色苍白,表情淡漠,出冷汗,脉搏细数,肠鸣音亢进,应首先考虑有出血情况。

(1)患者出现呕血,立即去枕平卧,头偏向一侧,绝对卧床,禁食,及时准备吸引器。

(2)立即通知值班医师或主管医师。迅速建立静脉通路(大号针头),同时抽血、验血型、备血样、配血,加快输液患者的输液速度,如已有备血立即取血。

（3）测血压、脉搏、体温，每隔15～30min监测1次，并做好记录。

（4）给予吸氧，保持呼吸道通畅，同时注意保暖。

（5）密切观察病情变化，注意呕吐物及粪便的颜色、性质、量，做好记录。

（6）食管静脉曲张破裂出血，备好三腔二囊管，配合医师插三腔管进行止血。

（7）按医嘱给予止血药及扩容药。

（8）及时准确记录24h出入量，必要时留置导尿，做好重症护理记录书写。

（9）做好心理指导，消除紧张、焦虑情绪。

（10）出血量的估计：每日出血量＞5mL提示便潜血试验阳性；每日出血量＞60mL提示出现黑便；胃内储血量＞250mL提示出现呕血；出血量＜400mL，一般不引起全身症状。当出血量达500～800mL时患者可有循环血容量减少的表现。出血量达1000～1500mL时，临床上可出现失血性休克的改变。总之，出血量的估计应根据临床表现，特别是对血压和脉搏的动态观察，以及患者的红细胞计数、血红蛋白、血细胞比容和中心静脉压测定等综合考虑、全面估计。

（11）如经内科治疗出血不止，应考虑手术治疗，做好术前准备。

（十）肝性脑病的护理

注意有无性格及行为的异常表现，是否有扑翼样震颤，呼吸是否有烂苹果味，及早发现肝性脑病的征兆。

（1）病情观察：密切注意肝性脑病的早期征象，如患者有无冷漠或欣快、理解力和近期记忆力减退、行为异常以及扑翼样震颤等。

（2）监测并记录患者血压、脉搏、呼吸、体重及瞳孔的变化。

（3）定期复查血氨，肝、肾功能，电解质变化，有情况及时协助医师进行处理。

（4）消除诱因，避免诱发和加重肝性脑病：常见诱因有上消化道出血、高蛋白饮食、大量排钾利尿和放腹腔积液、催眠镇静药和麻醉药、便秘、感染、尿毒症、低血糖、外科手术等。

（5）清除肠内积血，保持肠道清洁，维护正常的肠道环境是防止血氨升高的有效措施。清洁肠道，给予温盐水1000mL灌肠或弱酸200mL（食醋加温水）保留灌肠（忌用肥皂水）；抑制肠内细菌生长：口服新霉素，抑制肠道菌丛，减少代谢产物生成；抑制蛋白质分解：口服乳果糖，乳果糖口服后完整到达结肠，被肠内糖分解菌分解，通过酸化肠腔、渗透性缓泻而抑制蛋白质分解菌和致病菌生长，从而减少氨和内毒素的产生和吸收。

（6）纠正氨基酸代谢紊乱：对于使用利尿药者，应定期测定血电解质及血气分析，并及时给予补充纠正。注意输入库存血也可增加血氨。准确记录出入量，每日入液量＜2500mL，尿少时入液量相对减少，以免血液稀释，血钠过低。

（十一）自发性细菌性腹膜炎的护理

合并自发性细菌性腹膜炎常迅速加重肝损害、诱发肝性脑病等严重并发症，确诊后尽早给予抗生素治疗（以头孢噻肟等第三代头孢菌素为首选），同时须采取以下护理措施。

（1）住单间病室，加强室间消毒。

（2）严密观察病情，对肝硬化、重症肝炎腹腔积液患者，凡有不明原因的发热、腹痛、腹腔积液量进行性增多，利尿药反应差，病情加重应高度警惕自发性腹膜炎，及时做好腹腔积液检查。

（3）勤查血常规，咽拭子、痰液、血液等培养。

（4）发现感染及早应用有效抗生素。

（5）严格无菌操作，加强病房管理，减少陪护探视，避免交叉感染。

八、健康教育

(一)疾病知识指导

肝硬化是慢性过程，护士应帮助患者和家属掌握其相关知识、自我护理方法、并发症的预防及早期发现，分析和消除各种不利因素，把治疗计划落实到日常生活中。

1.心理调适

患者应密切注意情绪的调节和稳定，在安排好治疗、身体调理的同时，勿过多考虑病情，遇事豁达开朗，树立治病信心，保持愉快心情。

2.饮食调理

切实遵循饮食治疗原则和计划，禁酒。

3.预防感染

注意保暖和个人卫生。

(二)活动与休息指导

肝硬化代偿期患者无明显的精神、体力减退，可参加轻工作，避免过度疲劳；失代偿期患者以卧床休息为主，但过多的躺卧易引起消化不良、情绪不佳，故应视病情适量活动，活动量以不加重疲劳感和其他症状为度。患者的精神、体力状况随病情进展而减退，疲倦乏力、精神不振逐渐加重，严重时衰弱而卧床不起。指导患者保证充足的睡眠，生活起居有规律。

(三)皮肤护理

患者因皮肤干燥、水肿、黄疸出现皮肤瘙痒、长期卧床等因素易发生皮肤破损和继发感染，故沐浴时应注意避免水温过高，避免或使用有刺激性的皂类和沐浴液，沐浴后可使用性质柔和的润肤品；皮肤瘙痒者给予止痒处理，嘱患者勿抓搔，以免皮肤破损。

(四)用药指导与病情监测

按医师处方用药，加用药物需征得医师同意，以免服药不当加重肝脏负担和肝功能损害。护士应向患者详细介绍所用药物的名称、剂量、给药时间和方法，教会其观察药物疗效和不良反应。例如，服用利尿剂者，应记录尿量，如出现软弱无力、心悸等症状提示低钠、低钾血症，应及时就医。定期门诊随访。

(五)照顾者指导

指导家属理解和关心患者，给予精神支持和生活照顾。细心观察、及早识别病情变化，例如，患者出现性格、行为改变时可能是肝性脑病的前驱症状，或消化道出血等其他并发症，应及时就诊。

第三章　泌尿系统疾病的护理

第一节　常见症状与体征护理

一、肾源性水肿

肾源性水肿是由肾脏疾病引起组织间隙过多液体积聚而导致的组织肿胀水肿,是肾小球疾病最常见的临床表现,其病理学基础是水钠异常潴留。按照发病机制可分为肾炎性水肿和肾病性水肿。肾炎性水肿常见于肾小球肾炎患者,其主要原因是肾小球滤过率降低,肾小管重吸收功能相对正常,导致水钠潴留,从而引起水肿;肾病性水肿最常见于肾病综合征患者,其主要原因是长期大量蛋白尿使血浆蛋白减少,血浆胶体渗透压降低,液体从血管进入组织间隙引起水肿。

(一)护理评估

1.健康史

了解患者既往病史,如糖尿病、原发性高血压、结缔组织疾病等;家族史,如多囊肾、遗传性肾炎等;曾做过哪些检查、治疗及激素和免疫抑制剂的使用情况等;水肿出现的经过、时间、部位、特点、伴随症状、体征及诱因(感染、劳累等)。

2.身体状况

(1)水肿出现的时间和部位:肾炎性水肿多从眼睑颜面部开始,呈非凹陷性,常伴随血压升高。肾病性水肿多从下肢部位开始,呈全身性、体位性和凹陷性,一般不伴随血压升高。

(2)伴随症状:肾炎性水肿常可伴血尿、蛋白尿、红细胞管型、少尿等,甚至出现心力衰竭、肺水肿。肾病性水肿除全身水肿外,还有蛋白尿、低蛋白血症和高脂血症。

3.辅助检查

(1)尿液检查:检查内容包括尿量、颜色、透明度、气味、酸碱度、尿相对密度、24h尿蛋白、尿沉渣的镜下检查和定量计数(如细胞、管型、结晶体)、尿细菌学检查等。

(2)肾功能检查:包括内生肌酐清除率、血尿素氮、血肌酐等。其中内生肌酐清除率是检查肾小球滤过功能最常用的指标,其降低程度基本能反映肾实质受损的程度。

(3)肾病免疫学检查:血浆及尿纤维蛋白降解产物测定、血清补体测定、抗链球菌溶血素"O"抗体试验。

(4)肾活检组织检查:简称肾活检,是获取肾脏病理标本的手段之一。经皮肾穿刺活检简称肾穿刺,是目前国内外最普及的肾活检法,对确定诊断、探讨临床与病理的联系、决定治疗法案和估计预后都有重要价值。

(5)其他:X线尿路平片、静脉肾盂造影、B超等。

4.心理—社会状况

水肿反复出现或突然出现全身性水肿,患者易产生紧张、焦虑和抑郁等负性情绪。评估患者及其家属对本病及其治疗方法、预后的认知程度。

(二)常见护理诊断/问题

1.体液过多

与水钠潴留、低蛋白血症等有关。

2.有皮肤完整性受损的危险

与皮肤水肿、机体抵抗力降低等有关。

3.焦虑或恐惧

与疾病迁延、担心预后及经济负担过重有关。

4.知识缺乏

对肾脏疾病的知识缺乏了解。

(三)护理目标

患者水肿减轻或消退,皮肤无破损,情绪稳定,能复述肾脏疾病的相关知识。

(四)护理措施

1.合理饮食和休息

(1)饮食护理。①钠盐:限制钠的摄入,每天 2~3g 为宜。②蛋白质:如水肿主要因低蛋白血症引起,而肾功能正常者,可给予 0.8~1.0g/(kg·d)的优质蛋白饮食;有氮质血症的水肿患者,一般给予 0.6~0.8g/(kg·d)的优质蛋白。③液体:对全身性水肿患者应准确记录 24h 液体出入量保持体液平衡,即进液量=前一天尿量+500mL。④热量:补充足够的热量以免引起负氮平衡,每天热量不低于 30kcal/(kg·d)。

(2)休息:重度水肿患者应卧床休息,增加肾血流量和尿量,减轻肾脏负担,有利于水肿消退。下肢水肿明显,可抬高下肢、增加静脉回流,减轻水肿。阴囊水肿者可用吊带托起。

2.皮肤护理

保证皮肤清洁、干燥,衣着柔软、宽松。定时协助或指导卧床患者更换体位,按摩骨隆突处。护理操作时动作要轻巧、防止损伤患者皮肤。用热水袋时水温不宜太高,以免烫伤。严重水肿者避免肌内注射。及时观察皮肤有无红肿、破损、化脓等。

3.心理护理

告知患者及其家属水肿发生的原因,如何观察水肿的变化,说明限制饮食的重要性,以取得患者的配合。同时与患者建立良好的护患关系,鼓励患者说出自己的思想顾虑,并给予心理疏导,保持患者情绪稳定。

4.病情观察

严密观察并记录患者病情变化,及时监测患者的生命体征,准确记录 24h 液体出入量、体重和血压变化,注意有无高血压脑病、心力衰竭等并发症;密切监测尿常规、肾功能、电解质等的变化情况。

5.用药护理

按医嘱给予利尿剂,应用利尿剂期间,应注意观察尿量、尿相对密度和体重变化,并注意电解质的改变、有无有效循环血容量不足和血压下降等表现。使用糖皮质激素或其他免疫抑制剂时,应注意交代患者及其家属不可擅自改变剂量或停药。

(五)护理评价

患者水肿有无减轻或消退;皮肤有无破损;情绪是否稳定;能否复述肾脏疾病的相关知识。

二、肾性高血压

肾性高血压指由于肾脏实质性疾病和肾动脉病变引起的血压升高。肾性高血压按病因可分为肾血管性高血压和肾实质性高血压两类,一般所说的肾性高血压是指肾实质性高血压,是继发性高血压的最常见原因之一。按发生机制可分为容量依赖型高血压和肾素依赖型高血压。容量依赖型高血压主要与水钠潴留导致血容量扩张有关,而肾素依赖型高血压主要与肾素—血管紧张素—醛固酮系统兴奋有关。肾实质性高血压中,80%以上为容量依赖型高血压。

(一)护理评估

1.健康史

了解患者病史,首次发现高血压的时间、血压升高的最高水平、降压药物的使用情况、患者遵医嘱情况等;是否伴有心血管危险因素,如吸烟。过量饮酒、高盐饮食、高脂血症、超重、长期精神紧张等。

2.身体状况

(1)肾血管性高血压:肾血管性高血压患者大部分均有显著持续高血压,多数收缩压＞200mmHg 和(或)舒张压＞120mmHg,舒张压增高幅度较大。一般降压药治疗效果不佳。

(2)肾实质性高血压:临床表现与原发性高血压基本类似。此外,还具有以下特点:舒张压较高、脉压小、血压波动小;症状较少;肢体往往湿冷、苍白。

3.辅助检查

血常规、尿常规、肾功能及水电解质水平、心电图、心脏超声检查。周围血管的评估(超声波或 CT,肢体动脉 B 超)等。

4.心理—社会状况

评估患者是否有紧张、焦虑、恐惧等负面情绪反应;同时评估患者及其家属对肾性高血压疾病知识的认知程度。

(二)常见护理诊断问题

1.潜在并发症

急性心力衰竭、高血压脑病、慢性肾功能衰竭。

2.头痛

与血压升高有关。

3.焦虑或恐惧

与血压控制不满意或发生并发症有关。

4.知识缺乏

缺乏肾性高血压防治知识。

(三)护理目标

患者降压达标,头痛缓解或减轻,情绪稳定,能自诉肾性高血压防治知识。

（四）护理评价

患者降压是否达标，头痛有无缓解或减轻，情绪是否稳定，能否自诉肾性高血压防治知识。

三、尿路刺激征

尿路刺激征指膀胱颈和膀胱三角区受炎症或机械刺激而引起尿频、尿急、尿痛。排尿不尽感及下腹坠痛等。尿频指单位时间内排尿次数明显增加，每次尿量不多。尿急指一有尿意即要排尿，不能控制，常伴有尿失禁。尿痛指排尿时膀胱区及尿道受刺激产生疼痛或烧灼感。尿路刺激征的主要原因为尿路感染；此外，结石、理化因素（环磷酰胺、射线等）、肿瘤和异物对膀胱黏膜的刺激等也可引起。

（一）护理评估

1.健康史

询问患者排尿情况。发病的起始时间、诱因以及治疗的经过、有无留置导尿、进行尿路器械检查，有无泌尿系统畸形、前列腺增生、妇科炎症、结核病等病史。

2.身体状况

评估患者是否有体温升高、肾区压痛和叩击痛、输尿管行程压痛点、尿道口红肿、夜尿增多等。此外，需评估患者的精神和营养状况。

3.辅助检查

（1）尿常规检查：是否出现白细胞尿（脓尿）、血尿、尿相对密度降低。

（2）尿病原体检查：包括直接涂片镜检、清洁中段尿培养。膀胱穿刺尿细菌培养、细菌药物敏感试验。传统标准将清洁中段尿培养细菌菌落计数$\geqslant 10^5/mL$ 称为有意义的菌尿。

（3）影像学检查：复杂性尿路感染，如怀疑存在泌尿道畸形和（或）梗阻时应行影像学检查，根据情况可选用B超、静脉肾盂造影、逆行造影、CT、磁共振或放射性核素肾显像等。

4.心理—社会状况

尿路刺激征反复发作，且部分患者可能伴发肾功能损害，应评估患者的心理反应，是否伴有紧张、焦虑、恐惧等负面情绪状态及其家庭、社会支持系统情况等。

（二）常见护理诊断问题

排尿异常：尿频，尿急，尿痛与尿路感染有关。

（三）护理目标

患者的尿路刺激征有所减轻或消失。

（四）护理措施

1.休息与活动

患者急性发作期间注意休息，宜取屈曲位。尽量勿站立或坐直。放松心情，避免过分紧张加重尿频。指导患者从事一些感兴趣的活动，如听音乐、看小说等，以分散患者的注意力，减轻焦虑，缓解尿路刺激征。此外尽量少干扰患者，各项治疗、护理操作应集中进行。

2.多饮水，勤排尿

病情允许的情况下，告知患者多饮水，勤排尿，每2～3h排尿一次，以达到自然冲洗尿路的目的，减少细菌在尿路的停留时间。每日摄水量不应低于2000mL，尿量每天保持在1500mL以上。

3.加强个人卫生

增加会阴部清洗次数,穿棉质内裤,注意不穿过紧的裤子,指导患者正确清洗会阴部的方法。尤其是女性患者月经期间更应注意会阴部的清洁。

4.疼痛护理

可采用膀胱区热敷或按摩,以缓解疼痛,对于有全身症状如高热、头痛及肾区疼痛者给予解热镇痛药。

5.药物护理

遵医嘱给予抗菌药物,注意观察药物疗效及不良反应,按时、按量、按疗程给药,不随意停药。口服碳酸氢钠以碱化尿液、减轻尿路刺激征,症状明显者可给予阿托品、普鲁苯辛等抗胆碱药物进行对症治疗。

(五)护理评价

患者的尿路刺激征有无减轻或消失。

第二节　常见检查护理

泌尿系统的外科检查包括实验室检查、器械检查、影像学检查、内腔镜检查、尿动力学检查等,用于泌尿系统疾病的诊断和治疗。

一、实验室检查

(一)尿液检查

尿常规检查应收集新鲜尿液,尿检通常收集中段尿为宜。男性包皮过长者,必须翻起包皮,清洁龟头;女性月经期间不应收集尿液送检,避免混入月经血。尿培养以清洁中段尿为佳,女性可以采用导尿的尿标本。由耻骨上穿刺而取的尿标本是无污染的膀胱尿标本。

1.尿常规检查

尿常规检查是诊断泌尿系统疾病最基本的项目。正常尿液呈淡黄色、清澈透明、弱酸性、中性或弱碱性,pH 为 5.5～7.4。大量蔬菜饮食或感染时尿液 pH 会升高,而大量蛋白质饮食时尿液 pH 降低。正常尿液中尿糖呈阴性,含极微量蛋白。

2.尿沉渣检查

新鲜尿离心沉淀后,尿沉渣进行显微镜检查,观察有无白细胞、红细胞、细菌、管型及晶体等。尿沉渣高倍镜视野红细胞数＞3 个为镜下血尿,白细胞数＞5 个为脓尿。

3.尿三杯试验

用于初步判断镜下血尿或脓尿的来源及病变部位。以排尿最初的 5～10mL 为第一杯,排尿最后的 5～10mL 为第三杯,中间部分为第二杯。收集尿液时,尿流应连续不断。若第一杯尿液异常,提示病变在尿道;第三杯尿液异常提示病变在后尿道、膀胱颈部或膀胱三角区;三杯尿液均异常,提示病变在膀胱或其以上部位。

4.尿细菌学培养

用于泌尿系感染的诊断和临床用药指导。革兰氏染色尿沉渣涂片检查可初步判断细菌的种类。尿沉渣抗酸染色涂片检查或结核菌培养有助于泌尿系结核的诊断。清洁中段尿培养结果,若菌落数$>10^5/mL$,提示为尿路感染;对于有尿路感染症状的患者,致病菌菌落数$>10^2/mL$就有意义。

5.尿细胞学检查

用于初步筛选肿瘤或术后随访,膀胱原位癌阳性率高。宜取新鲜尿液检查,阳性结果提示可能有尿路上皮移形细胞肿瘤。冲洗后收集尿液检查可提高阳性率。

6.膀胱肿瘤抗原

测定尿中有无肿瘤相关抗原,有定性和定量两类方法,定性方法检测简单,准确率在70%左右,阳性反应提示尿路上皮存在肿瘤可能,可作为初筛或随访依据。应避免血尿严重时使用。

(二)肾功能检查

1.尿相对密度

反映肾浓缩功能和排泄功能。正常尿相对密度在$1.010\sim1.030$,清晨时最高。肾功能受损时,肾浓缩功能进行性减弱,尿相对密度降低。尿相对密度固定或接近1.010,提示肾浓缩功能严重受损。尿液中多种物质如葡萄糖、蛋白及其他大分子物质均能使尿相对密度增高,尿渗透压较尿相对密度能更好地反映肾功能。

2.血肌酐和血尿素氮

用于判断肾功能的两个重要指标。两者均为蛋白质代谢产物,主要经肾小球滤过排出。当肾实质损害时,体内蛋白质产物潴留,血肌酐和血尿素氮增高,其增高的程度与肾损害的程度呈正比,故可用于判断病情和预后。由于血尿素氮受肾外因素,如分解代谢、饮食和消化道出血等诸多因素的影响,故不如血肌酐精确。

3.内生肌酐清除率

内生肌酐清除率是指在单位时间内,肾将若干毫升血浆中的内生肌酐全部清除出体外的比率,是反映肾小球滤过率的简单有效的方法。测定公式:内生肌酐清除率=尿肌酐浓度/血肌酐浓度×每分钟尿量,正常值为$90\sim110mL/min$。

4.酚红排泄试验

因为94%的酚红由肾小管排泄,所以在特定的时间内,尿中酚红的排出量能反映肾小管的排泄功能。

(三)前列腺液检查

正常前列腺液呈淡乳白色,较稀薄;涂片镜检可见多量卵磷脂小体。白细胞计数≤10个/高倍视野。如有大量成簇的白细胞出现则提示前列腺炎。标本留取:可经直肠指诊前列腺按摩,再收集尿道口滴出的前列腺液涂片。急性前列腺炎前列腺结核的患者不宜按摩,以免引起炎症或结核播散。

(四)前列腺特异性抗原

PSA是由前列腺腺泡和导管上皮细胞分泌的单链糖蛋白,具有前列腺组织特异性。健康男性血清 PSA 正常值为 0~4ng/mL,如大于 10ng/mL 应高度怀疑前列腺癌。血清 PSA 是目前判断前列腺癌的生物学指标,其升高只能提示前列腺癌的可能性,可用于前列腺癌的筛选、早期诊断、分期、疗效评价和随访观察。

(五)流式细胞检测

利用流式细胞仪进行定量分析细胞大小、形态、DNA 含量、细胞表面标志、细胞内抗原和酶活性等。采用的标本包括尿、血、精液、肿瘤组织等。此项技术可为泌尿系统肿瘤的早期诊断及预后判断提供较敏感和可靠的信息,也可用于肾移植急性排斥反应。

二、器械检查

(一)常见器械检查

1.导尿

目前常用带气囊的 Foley 导尿管,规格以法制(F)为计算单位,21F 表示其周径为 21mm,直径约 7mm。成人导尿检查,一般选 16F 导尿管为宜,适应证如下:

(1)收集尿培养标本。

(2)诊断性检查,测定膀胱容量、压力或残余尿,注入造影剂确定有无膀胱损伤。

(3)解除尿潴留,持续引流尿液,膀胱内药物灌注。禁忌证为急性尿道炎。

2.尿道探条

通常是金属材料制成,一般选用 18~20F 探条扩张狭窄的尿道。进入尿道时必须很小心,切忌暴力推进,以防后尿道破裂。适用于探查尿道狭窄程度、尿道有无结石,治疗和预防尿道狭窄。禁忌证为急性尿道炎。

3.膀胱尿道镜

在椎管麻醉或低麻下进行,经尿道将膀胱镜插入膀胱内。

(1)适应证:①观察后尿道及膀胱病变;②取活体组织做病理检查;③输尿管插管以收集双侧肾盂尿标本或作逆行肾盂造影,也可放置输尿管支架管作内引流或进行输尿管套石术;④早期肿瘤电灼、电切,膀胱碎石、取石、钳取异物。

(2)禁忌证:①尿道狭窄;②急性膀胱炎;③膀胱容量<50mL。

4.输尿管镜和肾镜

在椎管麻醉下,将输尿管镜经尿道、膀胱置入输尿管和肾盂。肾镜通过经皮肾造瘘进入肾盂、肾盏。

(1)适应证:①直接窥查输尿管、肾盂内有无病变;②诊断上尿路梗阻、输尿管喷血的病因;③取活体组织作病理学检查;④直视下取石、碎石、切除或电灼肿瘤。

(2)禁忌证:①全身出血性疾病;②前列腺增生;③病变以下输尿管梗阻;④其他膀胱镜检查禁忌者。

5.尿流动力学

测定借助流体力学及电生理方法研究和测定尿路输送、储存、排出尿液的功能,为分析排尿障碍原因、选择治疗及评定疗效提供客观依据。通过经皮肾盂穿刺灌注测压或尿路造影时动态影像学观察上尿路尿动力变化。分别或同步测定尿流率、膀胱压力容积、压力/流率、尿道压力和肌电图,也可与影像学同步检查,全面了解下尿路功能。目前临床上主要用于诊断下尿路梗阻性疾病(如前列腺增生症)、神经源性排尿功能异常、尿失禁以及遗尿症等。

6.前列腺细针穿刺活检

可以判断前列腺结节或其他部位异常的良恶性病变。有经直肠和经会阴部两种途径。定位可用手指或超声引导,超声引导可明显提高操作的准确性和减少感染率。

(二)注意事项与护理

1.心理护理

器械检查属有创性检查,检查前须做好解释工作,使患者充分认识检查的必要性,消除恐惧心理,主动配合检查。

2.检查前准备

检查前应清洗患者会阴部;根据检查的目的,嘱患者排空膀胱或憋尿。

3.操作要求

操作时要仔细、轻柔,忌用暴力,以减轻患者痛苦和避免损伤。

4.预防感染

侵入性检查可能把细菌带入体内引起感染,操作过程中应严格遵守无菌操作原则,必要时遵医嘱应用预防性抗生素。

5.鼓励饮水

单纯尿流率检查时,鼓励患者在检查前多饮水,充盈膀胱。内镜检查和尿道探查后,患者大多有肉眼血尿,应鼓励患者多饮水,以增加尿量,起到冲洗作用,2～3天后可自愈。

6.并发症的观察与处理

密切观察生命体征,注意有无发热、血尿及尿潴留等。必要时留院观察、输液及应用抗生素,或留置导尿及膀胱造瘘。

三、影像学检查

(一)B超

广泛应用于泌尿外科疾病的筛选、诊断、随访及介入治疗。临床上可用于:①确定肾肿块的性质,结石和肾积水;②测定残余尿。测量前列腺体积等;③检查阴囊肿块以判断囊肿或实质性肿块;④明确睾丸和附睾的位置关系。特殊探头经膀胱或直肠内作360°旋转检查,有助于膀胱和前列腺肿瘤的诊断与分期。多普勒超声仪可显示血管内血流的情况,确定动静脉走向,诊断肾血管疾病、睾丸扭转、肾移植排斥反应等。B超引导下行穿刺、引流及活检等更为准确。B超检查方便,无创伤,不需要造影剂,不影响肾功能。既可用于肾衰竭患者,也可用于禁忌做排泄性尿路造影或不宜接受X线照射的患者。但超声检查有时受骨骼、气体等干扰而影响诊断的正确性。

(二)X线检查

1.尿路平片

尿路平片是不用任何造影对比剂的X线片,摄片范围包括两侧肾、输尿管及膀胱,故临床上常简写为KUB。平片可显示肾轮廓、位置、大小,腰大肌阴影,不透光阴影以及骨性改变如脊柱侧弯、脊柱裂、肿瘤骨转移、脱钙等。腰大肌阴影消失,提示腹膜后炎症或肾周围感染。侧位片有助于判断不透光阴影如结石的来源。摄片前应做肠道准备,清除肠道内的气体和粪便,确保平片质量。

2.排泄性尿路造影

排泄性尿路造影又称静脉尿路造影,静脉注射有机碘造影剂,肾功能良好者 5min 即显影,10min 后显示双侧肾、输尿管和部分充盈的膀胱。能显示尿路形态是否规则,有无扩张、推移、压迫和充盈缺损等;同时可了解双侧肾功能。禁忌证包括妊娠、严重肝、肾、心血管疾病和甲状腺功能亢进者及造影剂过敏者。注意事项和护理:①造影前日口服泻剂排空肠道,以免粪块或肠内积气影响显影效果;②禁食、禁水 6~12h,使尿液浓缩,增加尿路造影剂浓度,使显影更加清晰;③做碘过敏试验,对离子型造影剂过敏时,可用非离子型造影剂。

3.逆行肾盂造影

经尿道、膀胱行输尿管插管,注入有机碘造影剂,能清晰显示肾盂和输尿管形态;亦可注入空气作为阴性对比,有助于判断透光结石。

适用于排泄性尿路造影显影不清晰或禁忌者,以及体外冲击波碎石术中输尿管结石的定位和碎石。禁忌证为急性尿路感染和尿道狭窄。注意事项及护理:造影前行肠道准备;操作中应动作轻柔,严格无菌操作,避免损伤。

4.顺行尿路造影

通常在 B 超引导下经皮穿刺入肾盂,注入造影剂以显示上尿路情况。适用于上述造影方法失败或有禁忌而怀疑梗阻性病变存在者,能同时收集尿液送检或行肾穿刺造瘘。

5.膀胱造影

采用导尿管置入膀胱后注入造影剂,可显示膀胱形态及其病变如损伤、畸形、瘘管、神经源性膀胱及膀胱肿瘤等。排泄性膀胱尿道造影可显示膀胱输尿管回流及尿道病变。严重尿道狭窄不能留置导尿管者,可采用经耻骨膀胱穿刺注射造影剂的方法进行排泄性膀胱造影,以判断狭窄程度和长度。

6.血管造影

血管造影的主要方法有直接穿刺,经皮动脉穿刺插管、选择性肾动脉、静脉造影以及数字减影血管造影。适用于肾血管疾病、肾损伤、肾实质肿瘤等。也可对晚期肾肿瘤进行栓塞治疗。禁忌证为妊娠、肾功能不全及有出血倾向者。注意事项及护理:①造影前做碘过敏试验;②造影后穿刺点局部加压包扎,平卧 24h;③造影后注意观察足背动脉搏动、皮肤温度及颜色,感觉和运动情况;④造影后鼓励患者多饮水,必要时静脉输液 500~1000mL,以促进造影剂排泄。

7.CT 扫描

CT 扫描有平扫和增强扫描两种方法。其优点是病变在造影剂前后表现不同而被识别,适用于确定肾损伤范围和程度,鉴别肾囊肿和肾实质性病变、肾、膀胱、前列腺及肾上腺等部位肿瘤的诊断与分期。能显示腹部和盆腔转移的淋巴结。

(三)磁共振成像

MRI 能显示被检查器官组织的功能和结构,并可显示脏器血流灌注信息,对分辨肾肿瘤的良、恶性,判断膀胱肿瘤浸润膀胱壁的深度、前列腺癌分期,确诊偶然发现的肾上腺肿块等,可提供较 CT 更为可靠的依据。磁共振血管成像适用于明确肾动脉瘤、肾动静脉畸形、肾动脉狭窄、肾静脉血栓形成、肾癌分期、血管受损及肾移植术后血管情况等。磁共振尿路成像又称水成像,不需要造影剂和插管即能显示肾盏、肾盂、输尿管的结构和形态,是了解上尿路梗阻的无创性检查。

(四)放射性核素显影

放射性核素显影的特点是核素用量小,几乎无放射损害,但能在不影响机体正常生理过程的情况下,通过体内器官对放射性示踪剂的吸收、分泌和排泄过程而显示其形态和功能。主要的放射性核素显像检查包括肾图、肾显像、肾上腺皮质。髓质核素显像、骨显像及阴囊显像等。

1.肾图

测定肾小管分泌功能和显示上尿路有无梗阻,亦是一种分侧肾功能试验,反映尿路通畅及尿排出速率情况。

2.肾显像

能显示肾形态、大小及有无占位性病变,可了解肾功能、测定肾小球滤过率和有效肾血流量。分静态和动态显像,静态显像仅显示核素在肾内的分布图像,动态显像显示肾吸收、浓集和排泄的全过程。

3.肾上腺显像

对肾上腺疾病(如嗜铬细胞瘤)有诊断价值。

4.阴囊显像

常用于诊断睾丸扭转或精索内静脉曲张等。

5.骨显像

可显示全身骨骼系统有无肿瘤转移,尤其确定肾癌、前列腺癌骨转移的情况。

第三节　肾小球疾病的护理

肾小球疾病是一组以血尿、蛋白尿、水肿、高血压和不同程度肾功能损害为主要临床表现的综合征,但病因、发病机制、病理、病程和预后不尽相同的肾脏疾病,主要侵犯双肾肾小球,分为原发性、继发性和遗传性三大类。原发性肾小球疾病绝大多数病因不明,继发性肾小球疾病往往继发于某些全身性疾病,如系统性红斑狼疮、糖尿病等,遗传性肾小球疾病与遗传基因变异有关。其中原发性肾小球疾病占肾小球疾病的绝大多数,是引起慢性肾功能衰竭的主要病因。

按照病理类型不同可分为肾小球轻微病变、局灶节段性肾小球病变、弥散性肾小球肾炎和未分类的肾小球肾炎;按照临床表现可分为肾炎综合征和肾病综合征。

一、肾小球疾病概述

肾小球肾炎简称肾炎,是一类以肾小球损害为主的变态反应性炎症,临床表现主要有尿的变化、水肿和高血压等,晚期可引起肾衰竭。肾炎分为原发性和继发性两类。一般所称的肾小球肾炎是指原发性肾炎。

(一)病因和发病机制

肾炎的病因和发病机制尚未完全明确。近年来的研究表明,大多数类型的肾炎是由抗原抗体反应引起的。

1.引起肾小球肾炎的抗原

引起肾炎的抗原种类很多,大致分为两大类。

(1)外源性抗原:包括细菌、病毒、寄生虫、药物和异种血清等。

(2)内源性抗原:包括肾小球本身的成分(如肾小球基底膜抗原、内皮细胞膜抗原、系膜细胞膜抗原)和非肾小球抗原(如核抗原、DNA、免疫球蛋白、肿瘤抗原、甲状腺球蛋白抗原等)。

2.肾小球肾炎的免疫发病机制

不同抗原引起的抗体不同,形成免疫复合物方式和部位也不同,肾炎的发病和病理类型与此有关。免疫复合物形成引起肾小球肾炎基本上有以下两种方式。

(1)肾小球原位免疫复合物形成:在肾炎的发病机制中起主要作用。抗体与肾小球内固有的抗原成分或植入在肾小球内的抗原结合,在肾小球原位直接反应,形成免疫复合物,引起肾小球损伤。由于抗原性质不同所引起的抗体反应不同,可引起不同类型的肾炎。

抗肾小球基底膜性肾炎:肾小球基底膜在感染或某些因素的作用下,其结构发生改变而具有抗原性,这种肾炎又称抗肾小球基底膜性肾炎。

抗体与植入性抗原的反应:非肾小球抗原与肾小球内的成分结合形成植入性抗原,机体产生相应抗体,在肾小球原位形成免疫复合物性肾炎。

(2)循环免疫复合物沉积:非肾小球抗原(不属于肾小球的组成成分)刺激机体产生相应的抗体,抗原抗体在血液循环内结合,形成抗原抗体复合物。此抗原主要是 A 族乙型溶血性链球菌的菌体蛋白。免疫复合物在肾小球原位形成或通过血液循环沉积在肾小球,均可激活补体系统,产生多种生物活性物质而引起肾炎。

(二)病理分类

1.急性弥散性增生性肾小球肾炎

急性弥散性增生性肾小球肾炎,简称急性肾炎,又称毛细血管内增生性肾小球肾炎。这种肾炎常发生在 A 组乙型溶血性链球菌感染有关,故又称为链球菌感染后性肾炎,是链球菌感染引起的变态反应性疾病。

(1)病理变化。①肉眼观:双侧肾体积增大,包膜紧张,表面光滑,色较红,故称大红肾。有时肾表面和切面可见散在的小出血点,如蚤咬过一样,则称为蚤咬肾。②镜下观:肾小球毛细血管内皮细胞和系膜细胞增生肿胀,有较多的中性粒细胞浸润,使肾小球内细胞数量明显增多,肾小球体积增大。病变严重时,毛细血管壁可发生纤维素样坏死或腔内微血栓形成。相应的肾小管上皮细胞常有细胞水肿、玻璃样变。③电镜下观:可见基底膜和脏层上皮细胞间有电子致密物沉积,呈驼峰状或小丘状,沉积物表面的上皮细胞足突消失。

(2)临床病理联系:急性肾炎的主要临床症状为尿的变化、水肿和高血压。①尿的变化:由于肾小球毛细血管损伤,通透性增高,故常有血尿、蛋白尿和管型尿。血尿轻者为镜下血尿,重者为肉眼血尿。由于肾小球细胞增生肿胀,使毛细血管狭窄,肾小球滤过率降低,而肾小管重吸收功能无明显障碍,故引起少尿。严重者含氮代谢产物排泄障碍,引起氮质血症。②水肿:

患者常有轻度或中度水肿,最先出现在组织疏松部位如眼睑,严重时遍及全身。水肿发生的主要原因是肾小球滤过率降低,而肾小管重吸收功能相对正常所引起的水钠潴留。③高血压:高血压发生的主要原因也与水钠潴留引起的血容量增加有关。

(3)结果:本型肾炎的预后大多良好。儿童链球菌感染后肾炎95%以上可在数周或数月内痊愈。少数患者迁延1～2年仍可恢复正常。也有少数患者,逐渐发展为慢性肾炎。极少数患者病变严重,可迅速转变为新月体性肾小球肾炎或短期内发生急性肾功能衰竭、心力衰竭、高血压脑病等。

2.新月体性肾小球肾炎

又称快速进行性肾小球肾炎,比较少见。多数病因不明,可为原发,也可由其他肾小球疾病转变而来。青壮年多见。病理特点为肾小球内大量新月体形成。病因学上属免疫复合物性或抗肾小球基底膜性肾炎。临床多表现为急进型肾炎综合征,起病急,病情重,可迅速发展为肾衰竭而死于尿赤症。

(1)病理变化。①肉眼观:两肾体积增大,色苍白,肾皮质常有点状出血。②镜下观:大部分肾小球内有新月体形成。新月体主要由肾球囊壁层上皮细胞增生和渗出的单核细胞组成。增生的上皮细胞肿大,呈多层,在肾球囊毛细血管丛周围形成新月形或环状。新月体形成后,不仅压迫毛细血管丛,而且还导致肾球囊壁增厚,并与毛细血管丛粘连,使肾球囊腔闭塞,最后整个肾小球纤维化和玻璃样变。当肾小球纤维化后,肾小管也萎缩、消失。间质水肿和炎症细胞浸润,纤维组织增生。

(2)临床病理联系:患者主要表现有血尿、蛋白尿,迅速出现少尿、无尿和氮质血症。由于肾小球毛细血管坏死,基底膜缺损和出血,因此血尿较明显。大量新月体形成使肾小球阻塞,肾小球滤过障碍,出现少尿或无尿。代谢产物在体内潴留引起氮质血症。大量肾单位纤维化、玻璃样变,使肾组织缺血,通过肾素－血管紧张素作用,可发生高血压。严重者由于水电解质和酸碱平衡紊乱,最后可导致肾衰竭。

(3)结果:本型肾炎预后差,多数在数周或数月内死于尿毒症。

3.膜性肾小球肾炎

多见于青壮年,是引起成人肾病综合征的主要原因之一。主要病变为肾小球毛细血管基底膜弥散性增厚,由于肾小球无明显炎症病变,故又称为膜性肾病。

(1)病理变化。①肉眼观:两肾体积肿大,色苍白,称大白肾。晚期肾体积缩小,表面呈细颗粒状。②镜下观:肾小球毛细血管壁呈均匀一致弥散性增厚,用嗜银染色可见毛细血管基底膜上有许多钉状突起,状如梳齿。在钉状突起之间基底膜表面有免疫复合物沉积(免疫荧光证实多为 IgG 和 C3,呈颗粒状荧光)。随着病变发展,基底膜的钉状突起伸长,将沉积物包埋于基底膜,使基底膜明显增厚。晚期沉积物逐渐溶解,使基底膜呈"虫蚀状"改变。以后这些空隙被基底膜物质填充。由于基底膜高度增厚,使毛细血管管腔变狭窄,甚至闭塞,最后导致肾小球纤维化和玻璃样变。肾小球上皮细胞水肿、玻璃样变及脂肪变性,后期因缺血而萎缩。间质纤维组织增生,慢性炎症细胞浸润。

(2)临床病理联系:绝大多数患者表现为肾病综合征。①大量蛋白尿:由于肾小球基底膜严重损伤,通透性显著增加,大量蛋白包括大分子蛋白都可由肾小球滤过,引起非选择性蛋白尿。②低蛋白血症：大量蛋白由尿中排出，血浆蛋白降低，引起低蛋白血症。③严重水肿：由于血浆蛋白大量丢失，血浆胶体渗透压降低，血管内液体渗入组织间隙，引起水肿，同时由于血容量减少，肾小球血流量减少，醛固酮和抗利尿激素分泌增多，引起水钠潴留而加重水肿。水肿往往为全身性，以眼睑和身体下垂部分最明显，严重者可有胸腔积液和腹腔积液。④高脂血症：低蛋白血症可刺激肝合成更多的血浆蛋白。包括脂蛋白，因此出现高脂血症。

（3）结局：膜性肾炎起病慢，病程长，早期及时治疗，病变可恢复。多数患者病变反复发作，对皮质激素治疗效果不显著者，晚期可发展为慢性肾功能衰竭。

4.轻微病变性肾小球肾炎

多见于2～4岁小儿，是引起小儿肾病综合征最常见的原因。病变特点为肾球囊脏层上皮细胞足突融合消失。发病机制尚不清楚，可能与T淋巴细胞功能异常以及遗传因素有关。

（1）病理变化。①肉眼观：两肾体积稍大，色苍白。由于大量脂质沉着，切面可见黄色条纹。②镜下观：肾小球无明显变化或仅有轻度系膜细胞增生，肾近曲小管上皮细胞内含有大量脂质空泡和玻璃小滴，故又称脂性肾病。肾小管腔内可有透明管型。电镜下见肾球囊脏层上皮细胞足突广泛消失，所以又称为足突病。

（2）临床病理联系：患者大多数表现为肾病综合征。有大量蛋白尿和严重水肿，与膜性肾小球肾炎不同的是，此蛋白尿系高度选择性，主要是小分子蛋白，如清蛋白。肾小球的病变轻微，一般无血尿和高血压，对肾功能的影响也较小。

（3）结果：大多数患者对肾上腺皮质激素治疗效果很好。病变在数周内消失，完全恢复正常。少数患者可复发。

5.慢性硬化性肾小球肾炎

简称慢性肾炎是各类型肾炎发展到晚期的病理类型。多见于成年人，部分患者过去有肾炎病史，也有部分患者起病缓慢，无自觉症状，无肾炎症史，发现时已为晚期。病变特点为大量肾小球纤维化和玻璃样变。临床表现多种多样，最终可发展为尿毒症。

（1）病理变化。①肉眼观：两肾对称性缩小，色苍白，质硬，表面呈弥散性细颗粒状，称为颗粒性固缩肾。切面皮质变薄，皮质髓质分界不清。小动脉壁增厚变硬，切面呈哆开状。②镜下观：大量肾小球纤维化和玻璃样变，所属的肾小球也萎缩消失、纤维化。由于纤维组织收缩使纤维化、玻璃样变的肾小球相互靠近集中。残存的肾单位常发生代偿性肥大，肾小球体积增大，肾小管扩张，腔内有各种管型。间质纤维组织明显增生，并有多数淋巴细胞和浆细胞浸润。肾细小动脉硬化，管壁增厚。管腔狭小。

（2）临床病理联系：慢性肾炎患者临床表现为慢性肾炎综合征。①尿的改变：由于大量肾单位功能丧失，血液只能通过部分代偿的肾单位，致使滤过速度加快，而肾小管的重吸收有一定限度，大量水分不能再吸收，尿液浓缩功能下降，因此出现多尿、夜尿，尿相对密度降低，常固定在1.010～1.012。由于残存肾单位功能相对正常，故血尿、蛋白尿和管型尿不如早期明显。②高血压：大量肾单位纤维化使肾组织严重缺血，肾素分泌增加，患者有明显的高血压。高血压可促使动脉硬化，进一步加重缺血，使血压维持在较高水平，还可引起左心室肥大，甚至导致左心衰竭。③贫血：由于肾实质破坏，促红细胞生成素减少、大量有毒代谢产物在血液内积聚，抑制骨髓造血功能和促进溶血所致。④氮质血症：血中尿素、肌酐、尿酸等非蛋白氮含量升高，称为氮质血症。这是由于肾单位大量破坏,肾小球滤过面积减少,蛋白质代谢产物在体内潴留所致。最终可发展为尿毒症。

（3）结果:慢性肾炎病变发展缓慢,病程较长,可达数年至数十年。早期及时治疗,可控制疾病发展。病变发展到晚期,因肾单位大量破坏而导致肾衰竭,患者常死于尿毒症。部分患者还可并发心力衰竭和脑出血,以及因机体抵抗力降低而引起的继发性感染。

(三)临床表现

肾小球肾炎共同的临床表现有血尿、蛋白尿、管型尿、水肿、高血压、贫血、氮质血症。蛋白尿和管型尿是经常存在的,其余表现则出现于不同的类型。一般将肾炎的临床表现大致分为以下几个类型。

1.急性肾炎综合征

起病急,常突然出现血尿、程度不同的蛋白尿、少尿、水肿、高血压。

2.快速进行性肾炎综合征

突然或逐渐出现血尿、少尿、蛋白尿、贫血,快速进展为肾衰竭。

3.肾病综合征

表现为大量蛋白尿、严重水肿、低蛋白血症,常伴有高脂血症。

4.慢性肾炎综合征

起病缓慢,逐渐发展为慢性肾功能不全,出现多尿、夜尿、低渗尿,可伴有蛋白尿、血尿和高血压、氮质血症。

二、急性肾小球疾病患者的护理

急性肾小球肾炎,简称急性肾炎,是以急性发作的血尿、蛋白尿、水肿、高血压为主要临床特征的一组肾小球疾病,并可伴有一过性的肾功能损害。常继发于链球菌感染后,故又称为链球菌感染后急性肾炎。多发于儿童,高峰年龄在 2～6 岁,男性多于女性。

(一)病因和发病机制

急性肾小球肾炎常由 β 溶血性链球菌等"致肾炎菌株"引起的上呼吸道感染(如急性扁桃体炎、咽炎)。猩红热、皮肤感染(脓疱疮)后诱发的免疫反应引起,循环免疫复合物沉积于肾小球,或链球菌致病抗原种植于肾小球,形成原位免疫复合物,并激活补体,中性粒细胞和单核细胞浸润,导致肾脏病变。病理类型为毛细血管内增生性肾炎。电镜下可见肾小球上皮细胞下驼峰状大块电子致密物。免疫病理检查可见 IgG、补体 C3 呈粗颗粒状沉积。光镜下本病呈弥散性病变,以肾小球内皮细胞。系膜细胞增生为主,肾小管病变不明显。

(二)护理评估

1.健康史

了解发病前有无上呼吸道感染或皮肤感染史。

2.身体状况

起病较急,轻重不一。预后大多良好,常在数月内自愈。

(1)前驱表现:急性肾炎常在起病前1～3周有咽炎、扁桃体炎或皮肤感染史。

(2)血尿:常为首发症状,几乎见于所有患者,40％为肉眼血尿,呈洗肉水样,尿中无血凝块,镜下红细胞少数可迁延数周,甚至1～2年。

(3)蛋白尿:绝大多数患者有蛋白尿,一般较轻,通常每天尿蛋白不超过 3.5g。大部分患者数月后可消失,少数会持续一年以上,长期的蛋白尿存在,尤其是清蛋白,提示预后不良。

(4)高血压:见于 80% 的患者,一般为轻、中度高血压,大多利尿后能控制。血压持续升高,提示肾脏病变严重。

(5)水肿:常为首发症状,见于 80% 以上的患者。典型表现为晨起眼睑水肿、颜面部肿胀,指压凹陷性不明显,儿童可能出现腹腔积液和全身性水肿。

(6)肾功能异常:部分患者可有尿量减少和一过性轻度氮质血症。起病 1~2 周后,尿量渐增,可逐渐恢复,极少数发展成急性肾功能衰竭。

(7)其他:常有乏力、食欲缺乏、恶心、呕吐、腰部钝痛等。

(8)并发症:部分患者可出现心力衰竭、高血压脑病、急性肾功能衰竭等较严重的并发症。

3.辅助检查

(1)尿液检查:尿中有肉眼或镜下血尿,尿蛋白多为 +~++,尿沉渣可有白细胞管型、上皮细胞管型、红细胞管型和颗粒管型等。

(2)免疫学检查:起病初期血清总补体、补体 C3 下降,约 8 周内恢复正常,此为本病的特征性表现。血清抗链球菌溶血素"O"抗体(ASO)滴度升高,升高程度与链球菌感染严重性相关。

(3)经皮肾穿刺活组织检查术:简称肾穿刺活检术,是确诊肾病病理类型最可靠的方法。典型病例不需要肾活检,如肾小球滤过率进行性下降或病情于 1~2 个月未见全面好转,应及时做肾活检。

(4)肾功能检查:可有一过性血尿素氮升高。

4.心理—社会状况

患者多数为儿童,需要卧床休息,且会影响到日常活动;家属多数因担心患儿病情,容易产生紧张、焦虑心理。

5.处理原则

(1)一般治疗:急性期应卧床休息,待肉眼血尿消失、水肿消退、血压正常后逐渐增加活动量。水肿或高血压患者应低盐饮食,氮质血症时应限制蛋白质摄入。

(2)感染灶治疗:应选用无肾毒性抗生素治疗,如青霉素、头孢类等,青霉素过敏者可用大环内酯类抗生素,不宜长期预防性使用抗生素。

(3)对症治疗:限制水钠摄入后,水肿仍明显者,适当使用利尿剂治疗,常选噻嗪类利尿剂,必要时改用袢利尿剂;限制水钠摄入和应用利尿剂后血压仍不能控制者,应选用降压药物,防止发生脑血管并发症。

(4)透析治疗:少数发生急性肾衰竭有透析指征的患者应及时给予透析治疗,一般无须长期透析。

(三)常见护理诊断问题

1.体液过多

与肾小球滤过率降低、水钠潴留有关。

2.有感染的危险

与机体抵抗力下降有关。

3.知识缺乏

缺乏急性肾小球肾炎的相关知识。

4.潜在并发症

心力衰竭、高血压脑病、急性肾功能衰竭。

(四)护理目标

(1)患者能自觉控制水钠的摄入,水肿程度减轻或消失。

(2)患者能掌握预防感染的方法。

(3)患者具备一定的疾病相关知识。

(4)患者未发生并发症。

(五)护理措施

1.病情观察

(1)观察水肿及血压:观察水肿的范围、程度、出现时间,有无胸腔、腹腔积液等,每日测体重一次。动态监测血压变化,若血压突然升高呕吐、头痛、复视及躁动等,提示高血压脑病,应及时报告医生。

(2)观察脉搏、心率,有无呼吸困难,及时识别心力衰竭。

(3)观察尿液的量、颜色和性状,记录24h液体出入量,及早发现有无肾衰竭的表现。

2.一般护理

急性期应绝对卧床休息2～3周,以增加肾血流量和减少肾脏负担,症状明显者应卧床休息4～6周,待肉眼血尿消失、水肿消退、血压正常后方可离床,逐渐增加活动量,1～2年内避免重体力活动和劳累。

3.饮食护理

患者有水肿或高血压时,应严格限制钠盐的摄入,一般每日盐的摄入量<3g,急性期氮质血症者应限制蛋白质摄入,同时保证充足的热量和维生素。

4.用药护理

注意利尿剂和降压药的使用情况,密切观察患者尿量、血压的变化及药物不良反应。少尿时应慎用保钾利尿剂和血管紧张素转换酶抑制剂,以防诱发高血钾。

5.心理护理

患者可产生焦虑、抑郁等负性情绪,要及时疏导,帮助患者建立起有效的支持系统。

6.健康教育

(1)急性肾炎大多预后良好,仅少数转变为慢性肾炎。患病期间应加强休息,痊愈后可适当参加体育活动;1～2年内不应从事重体力劳动,避免劳累。

(2)告知患者及其家属应积极预防上呼吸道和皮肤感染。慢性扁桃体炎反复发作的应摘除扁桃体。

(3)急性肾炎的完全康复可能需要1～2年,临床症状消失后,蛋白尿、镜下血尿可能仍然存在,应定期随访,监测病情。

(六)护理评价

(1)患者水肿程度是否减轻或消失。

(2)患者是否有感染发生,若发生感染是否能够及时发现和处理。

(3)患者是否具备一定的疾病相关知识。

(4)患者是否发生并发症,若发生是否能够及时发现和处理。

三、慢性肾小球疾病患者的护理

慢性肾小球肾炎,简称慢性肾炎,临床特点为病程长、进展缓慢,有不同程度的血尿、蛋白尿、高血压、水肿和肾功能损害。可发生于任何年龄,以中青年多见,男性多于女性。

(一)病因和发病机制

慢性肾小球肾炎多数病因不明,仅少数患者由急性肾小球肾炎发展所致。大部分患者通过免疫机制引起。血液循环免疫复合物沉积于肾小球,或肾小球原位的抗原抗体结合激活补体,导致持续性进行性肾实质损伤,肾小球滤过率降低,水钠潴留。另外,非免疫因素如疾病过程中高血压、“健存”肾单位代偿性血液灌注压升高、脂质代谢紊乱等也起重要作用。本病病理类型常见有系膜增生性肾小球肾炎、系膜毛细血管性肾小球肾炎、膜性肾病及局灶性节段性肾小球硬化等,表现可多样化,到晚期均可发展为硬化性肾小球肾炎。

(二)护理评估

1.健康史

询问患者既往有无急性肾炎病史,发病前有无上呼吸道感染、皮肤感染等,对病情急骤进展的患者询问有无感染、劳累、高血压、使用肾毒性药物等。

2.身体状况

本病起病缓慢、隐匿,可有一个相当长的无症状尿异常期。表现呈多样性,以血尿、蛋白尿、高血压。水肿为基本临床表现。可有不同程度的肾功能减退,早期可有乏力、疲倦、贫血、腰部疼痛、食欲缺乏等。

(1)水肿:轻重不一,多数表现为颜面部和(或)下肢轻中度水肿,一般无体腔积液。

(2)血尿:多为镜下血尿,也可有肉眼血尿。

(3)蛋白尿:出现较早,是本病必有的表现,多为轻度蛋白尿,表现为排尿时有泡沫,泡沫越多,提示蛋白尿越严重。

(4)高血压:可正常或轻度升高,以舒张压升高为主。部分患者呈血压持续性中等以上程度升高,严重者可致高血压危象、高血服脑病,如血压控制不好,则导致肾功能恶化较快,预后较差。

(5)肾功能损害:多数为轻度到中度。肾功能呈慢性渐进性损害,最后发展为慢性。其进展速度主要与病理类型相关。但感染、劳累、妊娠、应用肾毒性药物、高蛋白饮食等可加剧恶化进程。

(6)其他:贫血、心脑血管并发症等。

3.辅助检查

(1)尿液检查:尿蛋白＋～＋＋＋,尿蛋白定量一般为 1～3g,并且小于 3.5g/d。尿红细胞＋～＋＋,呈多形性,可有颗粒管型、透明管型。

（2）血液检查：肾功能不全时，血尿素氮、血肌酐增高，并发贫血时，可有红细胞和血红蛋白下降。

（3）B超检查：双肾可有结构紊乱、皮质变薄及缩小等。

（4）经皮肾穿刺活组织检查术：可确定病理类型。

4.心理—社会状况

由于病程长，长期服药治疗效果不显著，并带来经济负担，也影响工作和学习，使患者部分产生悲观情绪。

5.处理原则

慢性肾炎的治疗不是以消除蛋白尿和血尿为目标，而是以防止或延缓肾功能进行性恶化、改善或缓解临床症状及防治严重并发症为主要目标。

（1）降压治疗：高血压可加速肾小球硬化，导致肾功能恶化，故控制高血压对控制病情恶化十分重要，但降压不宜过快、过低，尤其是老年人，尿蛋白定量＜1g/d者，血压应降至130/80mmHg以下，尿蛋白定量≥1g/d者，血压则应降至125/75mmHg以下。首选血管紧张素转换酶抑制剂和血管紧张素Ⅱ受体拮抗剂。这两类药物不仅能降低高血压，还能降低肾小球毛细血管内压、缓解肾小球高灌注、高滤过状态，减少蛋白尿，保护肾功能。常用的ACEI类药物有卡托普利、贝那普利等，ARB类药物有氯沙坦等。另外可应用钙通道阻滞剂、β受体阻滞剂、血管扩张剂和利尿剂等。

（2）饮食治疗：氮质血症的患者给予优质低蛋白饮食，如鸡蛋、鱼、瘦肉、牛奶等，限制磷的摄入。可辅以α酮酸和必需氨基酸，既可降低血尿素氮、血磷，减轻肾小球滤过负担，又可满足机体对蛋白质的需求。有明显水肿和高血压者，应给予低盐饮食。

（3）抗血小板聚集：高凝状态者可口服抗血小板聚集药，如双嘧达莫和阿司匹林，也有一定的降低蛋白尿的作用。

（4）中药活血化瘀：如冬虫夏草、大黄苏打及川芎等具有保护肾功能的作用。

（5）其他：预防和治疗感染，尤其是上呼吸道感染，禁用肾毒性药物，如氨基糖苷类抗生素、磺胺类等；及时治疗高脂血症。高尿酸血症等。

（三）常见护理诊断问题

1.体液过多

与肾小球滤过率降低、水钠潴留有关。

2.营养失调：低于机体需求量

与蛋白质摄入受限、长期蛋白尿导致蛋白丢失有关。

3.知识缺乏

缺乏本病防治知识。

4.焦虑

与疾病易复发及预后不良有关。

5.潜在并发症

慢性肾功能衰竭。

(四)护理目标

(1)患者能自觉控制水钠的摄入,水肿程度减轻或消失。

(2)患者能正确执行饮食计划,合理选择饮食。

(3)患者能认识疾病的诱因、防治要点,积极配合治疗。

(4)患者情绪平稳。

(5)患者未发生慢性肾功能衰竭。

(五)护理措施

1.休息与活动

明显水肿、严重高血压、大量血尿和蛋白尿、肾功能不全时,应绝对卧床休息;轻度水肿、高血压,血尿和蛋白尿不显著,且无肾功能不全者,可从事一些力所能及的体力劳动和活动,但不能过度劳累。

2.饮食护理

向患者解释饮食治疗的重要性,有肾功能减退的患者应限制蛋白质的摄入,一般应控制在 $0.6\sim0.8g/(kg \cdot d)$ 。低蛋白饮食可以减少蛋白尿,延缓肾损害。适当增加糖类补充热量,并控制磷的摄入。多补充维生素及锌(可刺激食欲)。

3.心理护理

多数患者病程较长,疗效较差,肾功能损害逐渐加重,甚至发展为肾衰竭;同时又逐渐失去正常的工作、学习和生活条件,患者常有紧张、焦虑等负面情绪,可引起肾血流量的减少,加重肾损害。护士应耐心细致地做好解释及护理工作,减轻患者心理负担。

4.健康教育

(1)告诫患者及其家属,避免加重肾损害的因素,如受凉、过劳、感染、妊娠、肾毒性药物等。

(2)指导进食高热量、高维生素、优质低蛋白、易消化食物,禁烟、戒酒。

(3)定期门诊随访。告知患者病情变化的特点,如出现水肿加重、尿液泡沫增多、血压增高或急性感染等情况应及时就医。

(六)护理评价

(1)患者能否自觉控制水钠的摄入,水肿程度是否减轻或消失。

(2)患者能否正确执行饮食计划,合理选择饮食。

(3)患者能否认识疾病的诱因、防治要点,积极配合治疗。

(4)患者是否情绪平稳。

(5)患者是否发生肾衰竭。

第四节　肾盂肾炎的护理

尿路感染是由各种病原微生物感染引起的尿路急、慢性炎症。可分为上尿路感染和下尿路感染,分别以肾盂肾炎和膀胱炎为代表。肾盂肾炎是指从肾盂至输尿管及肾实质的感染性炎症。临床上常有发热、腰部酸痛、脓尿和血尿等症状。根据病变特点和病程分为急性和慢性两类。本病多见于女性,男女发病之比约为 1：10,尤以已婚育龄妇女、女幼婴、老年及妊娠期妇女患病率最高。

一、病因和发病机制

急性肾盂肾炎常由单一的细菌感染,本病致病菌以大肠埃希菌最多见,占 60％～80％,其次是变形杆菌、葡萄球菌、粪链球菌、克雷白杆菌。少数为铜绿假单胞杆菌,偶有真菌、原虫、病毒等。

可侵犯单侧或双侧肾脏。急性期肾盂肾盏黏膜肿胀、充血,表面有脓性分泌物,黏膜下有细小脓肿。肾小球多无形态改变,周围可有白细胞浸润。慢性肾盂肾炎,由于反复多次发作导致肾脏外形缩小,表面瘢痕形成导致凹凸不平,皮质和髓质变薄,因瘢痕收缩而造成的肾盂肾盏变形、狭窄,肾实质损害加重,演变成“肾盂肾炎固缩肾”,最终导致慢性肾功能不全。

二、临床类型

(一)急性肾盂肾炎

急性肾盂肾炎是肾盂和肾间质的急性化脓性炎症。

1.病理变化

(1)肉眼观:肾肿大、充血,表面可见多个大小不等的黄白色脓肿,周围有充血带。切面见肾盂黏膜充血、水肿,表面有脓性渗出物覆盖,肾盂腔内可有脓性尿液。肾髓质内可见黄色条纹向皮质伸展,并见小脓肿。

(2)镜下观:肾盂黏膜充血、水肿,大量中性粒细胞浸润,以后病变沿肾小管及其周围组织扩散。肾间质内大量中性粒细胞浸润,并有小脓肿形成。肾小管管腔内充满脓细胞和细菌。

血源性感染病变首先累及肾小球或肾小管周围的间质,形成多数分散的小脓肿,并可逐渐扩大破坏邻近组织,也可破坏肾小管蔓延到肾盂。

2.临床病理联系

急性肾盂肾炎起病急,常有发热、寒战、白细胞增多等全身症状。肾肿大和化脓性病变常引起腰部酸痛和尿的变化,如脓尿、蛋白尿、管型尿、菌尿,有时甚至出现血尿。由于膀胱和尿道被急性炎症刺激可出现尿频、尿急、尿痛等膀胱刺激征。

3.结局

急性肾盂肾炎如能及时治疗,大多数可以治愈。如治疗不彻底或尿路阻塞未解除,则容易反复发作而转为慢性肾盂肾炎。如有严重尿路阻塞,可引起肾盂积水或肾盂积脓。

(二)慢性肾盂肾炎

慢性肾盂肾炎可由急性肾盂肾炎发展而来,也可起病时呈慢性经过。

1.病理变化

病变累及一侧或两侧肾,分布不均匀。

(1)肉眼观:两侧肾不对称,大小不等,体积缩小,质地变硬,表面高低不平,有不规则的凹陷性瘢痕。切面皮髓质界限不清,肾乳头萎缩。肾盂、肾盏因瘢痕收缩而变形。肾盂黏膜增厚、粗糙。

(2)镜下观:病变区肾组织破坏,肾间质和肾盂黏膜大量纤维组织增生,并有淋巴细胞和浆细胞等炎症细胞浸润。肾小管管腔狭窄、萎缩、坏死、纤维化。有些肾小管扩张,腔内充满均匀红染的蛋白管型。部分肾小球萎缩、纤维化和玻璃样变。病灶间的肾单位可呈代偿性肥大。

2.临床病理联系

慢性肾盂肾炎常反复急性发作,发作期间的症状与急性肾盂肾炎相似,出现脓尿、菌尿。由于肾小管病变比较严重,发生也较早,故肾小管功能障碍出现较早,也较明显。表现为肾小管浓缩功能下降,可出现多尿和夜尿。电解质如钠、钾和碳酸氢盐丢失过多,可引起低钠、低钾和代谢性酸中毒。晚期由于肾组织纤维化和小血管硬化,肾组织缺血,肾素分泌增加,导致高血压。因肾组织大量破坏可引起氮质血症和尿毒症。

3.结果

慢性肾盂肾炎病程较长,如能及时治疗,可控制病变发展。若病变广泛并累及两肾时,最终可导致高血压和慢性肾功能衰竭。

三、感染途径

(一)上行感染

上行感染是最常见的感染途径,约占90%。在机体抵抗力下降、尿路损伤,或入侵细菌的毒力大、黏附尿道黏膜和上行的能力强时,细菌沿输尿管周围的淋巴管上行到肾盂,引起肾盂和肾组织的炎症。病变多累及一侧,也可累及两侧肾。病原菌以大肠埃希菌为主。

(二)血行感染

细菌由体内某处感染灶侵入血液,随血流到达肾。首先侵犯肾皮质,后经髓质蔓延到肾间质,肾盂引起肾盂肾炎。病变常累及两侧肾。病原菌以葡萄球菌多见。细菌虽然是引起肾盂肾炎的必要条件,但入侵的细菌能否在肾内繁殖引起病变,还取决于机体的抵抗力及泌尿道局部防御功能。

(三)淋巴道感染

下腹部和盆腔器官的淋巴道与肾毛细血管有吻合支相通,升结肠与右肾之间也有淋巴管沟通,当盆腔炎症、结肠炎或阑尾炎时细菌可沿淋巴道入侵肾脏致病。

(四)直接感染

细菌通过肾脏邻近器官的外伤或感染直接侵入肾脏致病。

四、易感因素

(一)尿流不畅或尿液反流

尿流不畅是最重要的易感因素。泌尿道结石、尿道的瘢痕狭窄、前列腺增生、妊娠子宫及肿瘤压迫等均可引起尿路阻塞、尿液潴留,这样不仅影响尿液的正常冲洗作用,而且潴留的尿液又成为细菌生长繁殖的培养基,继而发生感染。膀胱三角区发育不良、下泌尿道梗阻(如膀胱肿瘤、尿道结石)等,可引起尿液从膀胱输尿管反流,使细菌进入输尿管、肾盂引起感染。

(二)女性生理特点

女性尿道短、直、宽,尿道口较接近肛门易被细菌污染,在经期、妊娠期、绝经期因内分泌激素改变及性生活后易受感染。

(三)医源性感染

留置导尿、尿路器械检查等既能损伤尿路黏膜,也易将尿道口的细菌直接带入,引起感染。

(四)机体抵抗力下降

全身抵抗力下降(如糖尿病、重症肝病、晚期肿瘤、长期使用免疫抑制剂)和局部抵抗力下降(如尿道口周围或盆腔炎症)都易发生尿路感染。

(五)尿道口周围或盆腔炎症

如妇科炎症、细菌性前列腺炎等。

五、护理评估

(一)健康史

询问患者既往有无腰痛、尿频,低热等表现,以及个人卫生习惯等。

(二)身体状况

1.急性肾盂肾炎

(1)全身表现:多数急骤起病,寒战、高热(体温可高达39℃以上),呈稽留热,伴头痛、全身不适、乏力、食欲缺乏等。

(2)泌尿系统表现:常有尿频、尿急、尿痛,排尿不畅及下腹部不适等尿路刺激症状。多数伴有肾区疼痛或不适。体检肾区有压痛和叩击痛,上、中输尿管点及肋腰点有压痛,可伴脓尿和血尿。

2.慢性肾盂肾炎

(1)全身表现较轻,甚至可无明显表现;泌尿系统表现亦不典型,可间断出现尿频、尿急、尿痛等。

(2)病程中若多次急性发作,每次发作表现类似急性肾盂肾炎者,称复发型;若以长期低热为主要表现者,称低热型;若以血尿为主要表现,并伴有较明显的肾区疼痛不适和尿频、尿急、尿痛者,称血尿型;若无临床表现或仅有低热、疲乏等,但多次尿细菌培养阳性者,称隐匿型,也称"无症状性菌尿",多见于老年人和孕妇,如不治疗,约20%可发展成急性肾盂肾炎。

3.并发症

(1)肾周围脓肿:好发于糖尿病和尿路梗阻等易感因素存在的患者,因输尿管梗阻、尿液积聚于肾盂。感染病灶可直接扩散至肾周围引起脓肿。表现为单侧明显腰痛,向健侧弯腰时疼痛加剧。

(2)肾乳头坏死:严重的炎症和感染中毒引起肾乳头及其邻近肾髓质的缺血性坏死。表现为高热。剧烈腰痛和血尿等,可有坏死组织脱落随尿排出,发生肾绞痛。

(三)辅助检查

1.血常规检查

常有白细胞和中性粒细胞增多。

2.尿常规检查

尿液混浊,有白细胞、红细胞增多,尤以白细胞尿(又称脓尿)最常见。出现白细胞管型为诊断肾盂肾炎的有力证据,少数有肉眼血尿。

3.尿细菌学检查

新鲜清洁中段尿细菌定量培养,菌落计数$\geq 10^5/mL$,称为真性菌尿。

4.肾功能检查

可能会出现尿渗透压下降、尿 β_2 微球蛋白增加、自由水清除率异常等,如暂时异常提示急性肾盂肾炎,持续异常提示慢性肾盂肾炎。

5.其他

如静脉肾盂造影可见慢性患者肾盂肾炎变形、缩窄,或者肾表面凹凸不平,且两肾大小不等,注意感染急性期不宜做静脉肾盂造影;B超也可见慢性患者双肾大小不等。

(四)心理—社会状况

肾盂肾炎患者因症状反复,影响工作,易出现焦虑情绪,应与患者做好沟通。

(五)处理原则

1.急性肾盂肾炎

(1)抗菌治疗:急性肾盂肾炎抗菌药物治疗极为重要。起病急、病情重,在留取尿液标本行细菌检查之后立即根据药敏结果选择药物。常用药物有以下几种:喹诺酮类(氧氟沙星等)、头孢类(头孢曲松等)、青霉素类(阿莫西林等)。通常先用注射剂,退热72h后可改口服。一般患者可用一种,较重者应联合用药。在治疗72h未显效的,应更换药物。疗程一般为2周,或用药至症状消失,尿检阴性后继续使用3～5天。停药后2周、6周复查尿细菌学检查,若均为阴性,即为临床治愈,若尿检阳性,再用一个疗程。

(2)碱化尿液:口服碳酸氢钠片,可减轻尿路刺激症状。

2.慢性肾盂肾炎

(1)积极查找病因,去除易感因素,如解除尿路梗阻或尿路畸形,加强营养,增强机体抵抗力等。

(2)抗菌治疗。①复发型每次急性发作时用药方法同急性肾盂肾炎,但通常需联合用药,且疗程要长,一般需2～4周。②其他类型应选用几组药物轮换使用,一般每组用一个疗程,停药3～5天后换另一组药物,总疗程2～4个月,不宜选用氨基糖苷类抗生素,因其有肾毒性。③慢性肾盂肾炎复发者,应另换敏感药物或改变治疗途径、方法和疗程等。④结合中医中药治疗。

六、常见护理诊断/问题

1.疼痛

与尿路感染有关。

2.体温升高

与尿路感染有关。

3.排尿异常(尿频、尿急、尿痛)

与尿路受炎症和理化刺激有关。

4.焦虑

与患者缺乏疾病相关知识有关。

5.潜在并发症

肾乳头坏死、肾周围脓肿、慢性肾功能衰竭等。

七、护理目标

(1)患者疼痛缓解或消失。

(2)患者体温恢复正常。

(3)患者排尿异常症状解除。

(4)患者焦虑症状减轻。

(5)患者并发症未发生或发生时及时得到处理。

八、护理措施

(一)腰痛的护理

观察腰痛的性质、部位、程度及有无伴随症状。若腰痛持续加剧,应考虑是否出现肾周脓肿、肾乳头坏死等并发症。肾区疼痛明显时应卧床休息,少站立、端坐或弯腰;可指导患者进行局部按摩、热敷,必要时给予止痛剂。

(二)一般护理

提供舒适的病室环境,患者应卧床休息,各项护理操作应尽可能集中进行,以避免过多地打扰患者;给予清淡、高热量、高蛋白、高维生素、易消化饮食,多饮水,保持每日尿量在2500mL以上,以冲洗尿路中的细菌和炎症物质。

(三)对症处理

对高热患者可给予冰敷、乙醇擦浴等物理降温方法,必要时遵医嘱给予退热药物,并注意观察及记录降温效果;出汗后应及时更换衣服,注意保暖,以免加重病情。

(四)用药护理

严格遵医嘱使用抗菌药物,观察药物的疗效与不良反应,如用奎诺酮类药后有无血管炎与消化道反应等。慢性患者避免使用对肾功能有毒性的抗菌药物,如氨基糖苷类抗生素等。

(五)健康教育

(1)告知患者必须按医嘱坚持用药,急性患者大多可痊愈,慢性患者也能明显缓解,多饮水,勤排尿是防止尿路感染最简便而有效的措施。

(2)加强营养,锻炼身体,增强体质,提高机体的抵抗力。

(3)去除诱因,如避免劳累、感冒,保持外阴清洁等,尤其是女性,不穿紧身裤、勤淋浴、勤换衣,局部有炎症及时诊治,性生活后立即洗澡,勤排尿。

(4)女性急性肾盂肾炎治愈后1年内应严格避孕。

(5)反复发作的慢性肾盂肾炎患者应定期复查。

九、护理评价

(1)患者疼痛是否缓解或消失。

(2)患者体温是否恢复正常。

(3)患者排尿异常症状有无解除。

(4)患者焦虑是否减轻。

(5)患者并发症有无发生或发生时是否得到及时处理。

第五节　肾病综合征的护理

肾病综合征是各种病因所致的以大量蛋白尿(尿蛋白定量＞3.5g/d)、低蛋白血症(血浆清蛋白＜30g/L)、水肿和高脂血症为特征的一组临床综合征。其中前两项为诊断所必需。

一、病因和发病机制

肾病综合征分为原发性和继发性两大类。原发性肾病综合征多因各种肾小球疾病引起;继发性肾病综合征可继发于系统性红斑狼疮、糖尿病、过敏性紫癜等。

免疫介导性炎症在原发性肾病综合征发病中起重要作用,肾小球基底膜通透性的变化是肾病综合征时蛋白尿形成的基本原因,当肾小球滤过血浆蛋白超过肾小管重吸收能力时,形成大量蛋白尿,导致血浆清蛋白降低而引起水肿。低蛋白血症刺激肝脏合成蛋白质时,脂蛋白合成也增加,加之后者分解下降,出现高脂血症。引发原发性肾病综合征的肾小球疾病的病理类型主要有微小病变型肾炎、系膜增生性肾小球肾炎、系膜毛细血管性肾小球肾炎、膜性肾病、局灶节段性肾小球硬化。

二、护理评估

(一)健康史

原发性肾病综合征发病一般较急,患者可能易出现焦虑情绪,应注意评估,此外,应评估患者有无发病的诱因、尿液、水肿、高血压等情况。

(二)身体状况

1.大量蛋白尿

主要与肾小球滤过膜受损,屏障作用减弱,对血浆清蛋白通透性增高,并超过了肾小管的重吸收功能有关。

2.低蛋白血症

主要与大量蛋白尿导致清蛋白从尿中丢失有关。除了清蛋白外,免疫球蛋白和补体成分、抗凝及纤溶因子、金属结合蛋白等蛋白成分也可丢失,导致机体及抵抗力下降、凝血功能障碍、微量元素缺乏等。

3.水肿

肾病综合征患者最突出的体征,主要原因为低蛋白血症。呈全身性,久卧或晨起以眼睑、颜面或骶部明显,活动后以身体下垂部位明显,指压呈凹陷性。严重者全身水肿,可有阴囊水肿或胸腔、腹腔及心包积液。

4.高脂血症

以高胆固醇血症最常见,主要原因为低蛋白血症刺激肝脏代偿性地增加脂蛋白合成及脂蛋白分解减慢。

5.并发症

(1)感染:常见并发症,也是导致复发和疗效不佳的主要原因。常见的致病菌为肺炎双球菌、溶血性链球菌、大肠埃希菌等。呼吸道感染最常见。

（2）血栓和栓塞：是直接影响本病治疗效果和预后的重要因素。主要由于有效血容量减少、高脂血症等导致高凝状态。肾静脉血栓最常见。

（3）急性肾功能衰竭：是原发性肾病综合征最严重的并发症。可发生在病程中的任何阶段，甚至可为首发表现。主要由于水肿导致有效循环血容量减少，肾血流量下降，大多数患者病情是可逆的，预后较好。

（4）其他：包括心血管并发症、营养不良、生长发育迟缓、钙磷代谢异常和铁、铜、锌缺乏等。

（三）辅助检查

1.尿液检查

尿蛋白一般＋＋＋～＋＋＋＋，可有红细胞管型；尿蛋白定量＞3.5g/d。

2.血液检查

血浆清蛋白明显降低，常低于30g/L。血胆固醇、三酰甘油、低密度脂蛋白、极低密度脂蛋白均增高。

3.肾脏B超

双肾正常或缩小。

4.肾功能检查

内生肌酐清除率正常或降低，血肌酐、血尿素氮可正常或增高。

5.经皮肾穿刺活组织检查术

可确定肾小球病变的病理类型。

（四）心理—社会状况

评估患者及其家属对疾病的认识，女性患者可能会由于长期服用激素引起体型变化而自行过快减量、过早停药等，引起症状反复。对反复发作的患者应了解是否有焦虑悲观情绪，家属是否给予支持。

（五）处理原则

1.一般治疗

卧床休息，给予高热量、高维生素、低盐、低脂饮食，肾功能下降者给予优质低蛋白饮食。

2.利尿

不宜过快过猛，建议每日体重下降0.5～1.0kg，一般选用噻嗪类（氢氯噻嗪）和保钾利尿剂（氨苯蝶啶或螺内酯）并用，疗效不佳时选用袢利尿剂（呋塞米）。

3.提高血浆胶体渗透压

静脉输注血浆或血浆清蛋白。

4.血管紧张素转换酶抑制剂（ACEI）和（或）血管紧张素抑制酶（ARB）

减少尿蛋白是肾病综合征治疗中的关键，也是有效阻止或延缓肾功能恶化的关键。ACEI和（或）ARB除具有降压作用外，还能减少尿蛋白，延缓肾功能的恶化。

5.糖皮质激素

抑制免疫反应，减轻修复滤过膜损害、抗感染、抗利尿等作用。因病理类型不同，疗效也不同，微小病变型肾病使用糖皮质激素疗效最好，系膜毛细血管型肾炎最差。遵循"首剂要足，减药要慢,维持时间要长"的原则,常用的有泼尼松、地塞米松等。

6.细胞毒类药物

用于"激素依赖型"或"激素无效型"患者。常用药物有环磷酰胺等。

7.中医中药治疗

雷公藤有抑制免疫,抑制肾小球系膜细胞增生、改善肾小球滤过膜通透性作用,一般与激素、免疫抑制剂合用。

三、常见护理诊断/问题

(一)体液过多

与低蛋白血症导致血浆胶体渗透压下降有关。

(二)有感染的危险

与水肿激素及免疫抑制剂的应用等有关。

(三)营养失调:低于机体需要量

大量蛋白尿、摄入量及肠道吸收减少有关。

(四)有皮肤完整性受损的危险

与水肿、营养不良等有关。

(五)焦虑

与疾病时间长及易反复发作有关。

(六)潜在并发症

急性肾功能衰竭、血栓形成等。

四、护理目标

(1)患者能积极配合治疗,水肿程度减轻或消失。

(2)患者认识感染与疾病复发及预后的关系,并能有效预防感染。

(3)患者能正常进食,营养状况有明显改善。

(4)患者未出现皮肤损害。

(5)患者情绪稳定。

(6)患者未出现并发症。

五、护理措施

(一)一般护理

1.休息与活动

全身水肿严重,出现呼吸困难的患者应绝对卧床休息,半坐卧位。待病情稳定后,可逐渐增加活动量。

2.饮食指导

(1)热量摄入:供给足够热量,一般为 35kcal/(kg·d),肥胖、老年人和糖尿病患者可酌减为 30kcal/kg·d。

(2)适量蛋白质:提倡适量的优质蛋白,一般为 0.8~1.0g/(kg·d)。高脂血症患者应多吃富含不饱和脂肪酸的食物,如芝麻油等。

(3)限盐:轻中度水肿患者摄盐量<3g/d,严重水肿患者摄盐量<1g/d。

(4)维生素和微量元素:长期肾病综合征患者应补充 D 族维生素、B 族维生素、C 族维生素、叶酸及钙、锌、铁、铜等。

(二)用药护理

(1)按医嘱给予糖皮质激素或细胞毒类药物,并向患者及其家属介绍所用药物的治疗作用、用药方法、注意事项、不良反应等,切勿自行加量、减量甚至停药。

(2)观察用药不良反应,使用糖皮质激素者应注意有无水钠潴留、上消化道出血、精神症状、继发感染、骨质疏松等不良反应发生,告诉患者停药后可以恢复正常,以消除患者的顾虑。应用细胞毒类药物者应注意观察血常规、尿的颜色及肝功能的改变等。应用中药雷公藤时,要注意其对血液系统、消化系统、生殖系统及内分泌系统的不良反应。

(三)心理护理

向患者解释本病短期内疗效不会很显著,要树立长期治疗的观念,增强战胜疾病的信心。

(四)健康教育

(1)指导患者合理饮食,注意休息,适度进行体育锻炼,增加机体抵抗力,避免劳累。

(2)告诫患者应避免受凉受寒,注意个人卫生及预防感染,尤其应避免呼吸道感染。

(3)告知患者出院后坚持按治疗方案正规口服用药,勿自行减药或停药。

(4)学会每天自测尿蛋白并定期到医院复诊。

六、护理评价

(1)患者能否积极配合治疗,水肿程度是否减轻或消失。

(2)患者能否认识感染与疾病复发及预后的关系,是否能有效预防感染。

(3)患者能否正常进食,营养状况有无明显改善。

(4)患者有无出现皮肤损害。

(5)患者有无出现焦虑等情绪。

第六节　慢性肾功能衰竭的护理

慢性肾功能衰竭,简称慢性肾衰,是指各种原因引起肾实质进行性损害,致使肾脏不能维持基本功能而出现的代谢产物潴留、水电解质和酸碱平衡紊乱为主要表现的一种临床综合征。

一、病因和发病机制

(一)病因

1.原发性肾脏疾病

如肾小球肾炎、慢性肾盂肾炎、肾小管间质性肾病、遗传性肾炎、多囊肾等。

2.继发性肾脏病变

如系统性红斑狼疮性肾炎、糖尿病肾病、高血压肾小动脉硬化症、各种药物和重金属所致的肾脏疾病等。

3.尿路梗阻性肾病

如尿路结石、前列腺肥大等。

(二)发病机制

本病的发病机制尚未完全明了,主要有以下学说。

1.慢性肾衰进行性恶化的发生机制

(1)健全肾单位学说:肾实质疾病导致部分肾单位破坏,当肾单位破坏至一定数量时,剩下的"健存"肾单位为了代偿而发生肥大,使肾小球和肾小管的功能增强,以维持机体正常的需要,但随着肾实质的进一步破坏,健存肾单位逐渐减少至无法代偿时,便会出现肾衰竭的症状。

(2)矫枉失衡学说:当机体发生肾衰竭时,就会出现一系列病态现象,机体为了矫正这些现象,需做出相应的调整,在调整过程中,却不可避免地要付出一定的代价,因而发生新的失衡,从而使机体蒙受新的损害。典型的例子即磷的代谢:当肾衰竭出现血磷增高时,机体为了矫正磷的潴留,促使甲状旁腺功能亢进,以促进磷的排泄,这时血磷有所下降,但甲状旁腺亢进却引起新的损害,如广泛的纤维性骨炎、转移性钙化症等。

(3)肾小球高压力、高灌注和高滤过学说:随着肾单位的破坏增加,残余肾单位的代谢废物的排泄负荷增加,代偿性发生肾小球毛细血管的高灌注(血浆流量增高)、高压力(毛细血管跨膜压增高)和高滤过(肾小球滤过率升高),导致肾小球毛细血管壁损伤,系膜区大分子物质沉积加重,肾小球进行性损伤。

(4)肾小管高代谢学说:残余肾单位的肾小管,尤其是近端肾小管的代谢亢进,导致氧自由基产生增多,引起肾小管损害、小管间质炎症、增生和肾单位功能丧失。

(5)其他:慢性肾功能衰竭的发生与脂类代谢紊乱、肾内凝血异常、细胞因子和多肽生长因子等也有密切关系。

2.尿毒症各种症状的发生机制

尿毒症各种症状的发生与水电解质、酸碱平衡失调,尿毒症毒素,肾的内分泌功能障碍等有关。

(三)分期

慢性肾功能衰竭可分为4个阶段:肾功能代偿期、肾功能失代偿期、肾衰竭期(尿毒症前期)和尿毒症期。

二、护理评估

(一)健康史

慢性肾功能衰竭的患者一般有多年的慢性肾脏疾病病史,详细评估患者的患病经过、既往治疗及用药情况;评估患者有无出现恶心、呕吐、消化道出血、头晕、胸闷、气促、皮肤瘙痒、下肢水肿、少尿等表现。

(二)身体状况

1.水、电解质和酸碱平衡失调

可出现"三个可高可低,二高一低,一酸",即高钾或低钾血症、高钠或低钠血症、水肿或脱水。高磷血症、高镁血症、低钙血症、代谢性酸中毒等。

2.胃肠道表现

食欲缺乏是最常见和最早期的表现。此外,恶心、呕吐、腹胀、腹泻、舌和口腔黏膜溃疡也很常见,严重者可发生上消化道出血,主要与胃黏膜糜烂有关。

3.心血管系统表现

(1)高血压:高血压主要是由于水钠潴留引起,也与肾素活性增高有关。高血压可引起左心室肥厚扩大、心力衰竭、动脉硬化并加重肾损害,个别可发展为恶性高血压。

(2)心力衰竭:是慢性肾功能衰竭患者常见的死亡原因之一。其发生大多与水钠潴留、高血压有关,部分也与尿毒症性心肌病有关。

(3)心包炎:可分为尿毒症性心包炎或透析相关性心包炎,后者主要见于透析不充分者。严重者可发生心脏压塞。

(4)动脉粥样硬化:常有高三酰甘油血症及轻度胆固醇升高,动脉粥样硬化发展迅速,也是主要的死亡原因之一。

4.呼吸系统症状

可出现尿毒症性支气管炎、肺炎、胸膜炎等表现。若发生酸中毒,可表现为深而长的呼吸。晚期患者呼出的气体伴有尿臭味。

5.血液系统表现

(1)贫血:是尿毒症患者必有的症状,多为正细胞、正色素性贫血。导致贫血的原因包括:肾脏促红细胞生成素(EPO)生成减少、铁摄入不足、各种原因造成的急慢性失血、体内叶酸和蛋白质缺乏、血中存在抑制血细胞生成的物质以及红细胞寿命缩短等。

(2)出血倾向:常表现为皮下出血、鼻出血、月经过多等。出血倾向与外周血小板破坏增多、血小板聚集与黏附力下降以及凝血因子减少等有关。

(3)白细胞异常:部分患者可有白细胞计数减少,中性粒细胞趋化、吞噬和杀菌的能力减弱,易发生感染等现象。

6.神经、肌肉系统表现

神经系统异常包括中枢和外周神经病变。中枢神经系统异常称为尿毒症脑病,早期表现为疲乏、失眠,注意力不集中等精神症状,后期可出现性格改变、抑郁、记忆力下降、谵妄、幻觉、昏迷等。外周神经病变多见于晚期患者,可出现肢体麻木、感觉异常,深反射消失。终末期尿毒症患者常可出现肌无力和肌肉萎缩等。

7.皮肤表现

常有皮肤瘙痒,面色深而萎黄,轻度水肿,呈"尿毒症"面容,与贫血、尿素霜的沉积等有关。

8.肾性骨营养不良症

简称肾性骨病,可出现纤维性骨炎、尿毒症骨软化症、骨质疏松症和骨硬化症,但有症状者少见,早期诊断主要靠骨活组织检查。与活性维生素 D_3 不足、继发性甲状旁腺功能亢进等有关。

9.内分泌失调

肾衰竭时可出现多种内分泌紊乱,如女性闭经、不孕,男性阳痿、不育等。

10.感染与机体免疫功能低下、白细胞功能异常等有关

最常见为肺部感染和尿路感染,而血透患者易发生动静脉瘘感染以及肝炎病毒感染等。感染为患者主要死因之一。

11.代谢失调

可有体温过低、糖类代谢异常、高尿酸血症和脂代谢异常等。

(三)辅助检查

1.血常规检查

红细胞计数下降,血红蛋白浓度降低,白细胞计数可升高或降低。

2.尿液检查

夜尿增多,尿渗透压下降。尿沉渣检查中可见红细胞、白细胞、颗粒管型和蜡样管型。

3.肾功能检查

内生肌酐清除率降低,血肌酐、血尿素氮水平增高。

4.血生化检查

血浆清蛋白降低,血钾和血钠可增高或降低,血磷增高、血镁增高、血钙降低、代谢性酸中毒等。

5.B超或 X 线片

双肾缩小。

(四)心理—社会状况

慢性患者的预后不佳,治疗费用又较昂贵,患者及其家属心理压力较大,会出现各种情绪反应,如抑郁、恐惧、绝望等。护理人员应细心观察,以便及时了解患者及其家属的心理变化。评估患者的社会支持情况,如经济状况等。

(五)处理原则

1.治疗原发病,纠正加重慢性肾功能衰竭的因素

纠正某些可逆因素,如水电解质紊乱、感染、尿路梗阻、心力衰竭等,保护残存肾功能。

2.延缓慢性肾功能衰竭的发展

(1)饮食治疗:饮食控制可以缓解尿毒症症状,延缓"健存"肾单位的破坏速度,个体化给予低蛋白饮食。

(2)应用必需氨基酸:适当地应用必需氨基酸可使尿毒症患者维持较好的营养状态,避免负氮平衡,并有助于减轻尿毒症症状。

(3)控制高血压:控制高血压对延缓肾衰竭具有十分重要的意义。首选药物为血管紧张素Ⅱ抑制剂,包括血管紧张素转换酶抑制剂(ACEI)和血管紧张素Ⅱ受体拮抗剂(ARB),既可降压,又可降低肾小球内压,减轻蛋白尿。血管紧张素Ⅱ抑制剂使用越早,时间越长,疗效越明显。

(4)中医中药治疗:在西医治疗基础上,进行中医辨证施治,加用冬虫夏草、川芎等中药,有一定疗效。

(5)其他:高脂血症者降血脂,可用他汀类药物等。高尿酸血症通常无须治疗,但若有痛风,则可口服别嘌醇。

3.并发症的治疗

(1)水、电解质和酸碱平衡失调。①钠、水平衡失调:有水肿者,应限制盐和水的摄入。若水肿较重,可使用利尿剂(如呋塞米)。已透析者,应加强超滤。若水肿伴稀释性低钠血症,应严格限制摄水量,每天入量以前一天的尿量加 500mL 为宜。如果水钠平衡严重失调致病情危重,可选用透析治疗。②高血钾症:尿毒症患者易发生高钾血症,应定期监测血钾。当血钾超过 6.5mmol/L,心电图表现异常变化时,应予紧急处理:予 10％葡萄糖酸钙 10～20mL,稀释后缓慢静脉注射(不少于 5min);5％碳酸氢钠静脉滴注,纠正酸中毒并同时促使钾离子向细胞内移动;50％葡萄糖液 50mL 加普通胰岛素 10U 缓慢静脉注射;钠型离子交换树脂 15～30g 口服,每天 3 次。以上措施无效时,选用透析治疗。③代谢性酸中毒:一般可通过口服碳酸氢钠纠正,严重者静脉补碱。若经过积极补碱仍不能纠正,应及时透析治疗。④钙、磷代谢失调:一般进餐时口服碳酸钙 2g,每天 3 次,既可供给机体钙,又可减少肠道内磷的吸收,同时还有利于纠正酸中毒。若血磷正常、血钙过低,可口服葡萄糖酸钙。若血磷正常、血钙过低、继发性甲状旁腺功能亢进明显者,给予骨化三醇口服,有助于纠正低钙血症。

(2)心血管系统并发症。①尿毒症心包炎:透析可改善心包炎的症状,当出现心脏压塞时,应紧急切开心包引流。②心力衰竭:限制水和钠的摄入、使用利尿剂、洋地黄类、血管扩张剂等,但疗效较差。肾衰竭并发心力衰竭主要是由于水钠潴留所致,可用透析疗法脱水。

(3)呼吸系统并发症:尿毒症肺炎可用透析疗法,能迅速获得疗效。

(4)血液系统并发症:主要是治疗贫血,常用重组人类促红细胞生成素(rHuEPO),疗效显著,应注意同时补充造血原料,如铁、叶酸等,也可小量多次输血。治疗目标为血红蛋白达110～120g/L。

(5)感染:根据细菌培养和药物敏感试验合理选择无肾毒性或肾毒性低的抗菌药物治疗,并按肾小球滤过率来调整药物剂量。一般常选用青霉素类、头孢类等,不用或少用氨基糖苷类抗生素。

(6)神经—精神和肌肉系统症状:充分透析可改善神经—精神和肌肉系统症状,肾移植成功后,外周神经症状可显著改善。骨化三醇和加强营养补充可改善部分患者肌肉的症状。

(7)其他:皮肤瘙痒者可外用乳化油剂或炉甘石洗剂涂抹,此外,口服抗组胺药、控制磷的摄入、强化透析及甲状旁腺切除术对部分患者皮肤症状有效。

4.替代治疗

(1)透析疗法:可替代肾的排泄功能,但无法替代其内分泌和代谢功能。血液透析和腹膜透析各有优缺点,可根据患者具体病情选用。

(2)肾移植:同种异体肾移植是目前治疗终末期肾衰竭最有效的方法。

三、常见护理诊断/问题

(一)营养失调:低于机体需要量

与长期限制蛋白质摄入、消化吸收功能紊乱等因素有关。

(二)潜在并发症

水、电解质、酸碱平衡失调。

(三)有皮肤完整性受损的危险

与体液过多致皮肤水肿、瘙痒、凝血机制异常、机体抵抗力下降等有关。

(四)活动无耐力

与心血管并发症、贫血等有关。

(五)有感染的危险

与机体免疫功能低下、白细胞功能异常、透析等有关。

四、护理目标

(1)患者能保持足够的营养物质的摄入,营养状况有所改善。

(2)患者能保持机体水、电解质、酸碱平衡。

(3)患者皮肤完整。

(4)患者活动耐力增强。

(5)患者不发生感染。

五、护理措施

(一)病情观察

注意神志和精神状态的变化;监测生命体征,特别是血压的波动情况;定期监测患者的体重变化、血尿素氮、血肌酐、血红蛋白水平等,以了解其肾功能损害情况和营养状况;准确记录24h出入量;注意观察贫血、出血倾向、呼吸困难、心率加快等,及时发现并发症。

(二)一般护理

保证休息和睡眠,适当运动,避免劳累。休息与活动的量视病情而定:

(1)病情较重或心力衰竭者,应绝对卧床休息,并提供安静的休息环境,协助患者做好各项生活护理。

(2)能起床活动的患者,应鼓励其适当活动,如室内散步、在力所能及的情况下自理生活等,但应避免劳累和受凉。活动时要有人陪伴,以不出现心慌、气喘、疲乏为宜。一旦有不适症状,应暂停活动,卧床休息。

(3)贫血严重者应卧床休息,坐起、下床时动作宜缓慢,以免发生头晕。有出血倾向者活动时应注意安全,避免受损伤。

(4)对长期卧床患者应鼓励其深呼吸和有效咳嗽,防止发生坠积性肺炎,同时协助其定时翻身,防止发生压疮。

(三)饮食护理

饮食治疗在慢性肾功能衰竭的治疗中具有重要的意义,因为合理的营养膳食调配不仅能减少体内氮代谢产物的积聚及体内蛋白质的分解,以维持氮平衡,而且能在维持营养、增强机体抵抗力、减缓病情发展及延长生命等方面发挥其独特的作用。饮食原则是高热量、低蛋白、低磷及高必需氨基酸为主。

1.蛋白质

根据患者的肾小球滤过率(GFR)来调整蛋白质的摄入量。当 GFR≥60mL/(min·1.73m²)时,摄入量为 0.8g/(kg·d);GFR<60mL/(min·1.73m²)时,摄入量为 0.6g/(kg·d);GFR<25mL/(min·1.73m²)时,摄入量为 0.4g/(kg·d)。血液透析患者蛋白质摄入量为1.0~1.2g/

(kg·d);腹膜透析患者蛋白质摄入量为 1.2～1.3g/(kg·d)。饮食中 50%以上的蛋白质应富含必需氨基酸,如鸡蛋、牛奶、鲜肉等。尽量少食植物蛋白,如花生、豆类及其制品,因其含非必需氨基酸多。米、面中所含的植物蛋白也要设法去除。

2.热量

供给患者足够的热量,以减少体内蛋白质的消耗。每天供应的热量为 126～147kJ/kg (30～35kcal/kg),并主要由糖类供给。

3.磷

给予低磷饮食,少吃动物内脏。摄取过多,会导致血清中钙、磷沉积过高,有沉淀于体内软组织的危险。

4.其他

避免摄取含钾高的食物,如白菜、萝卜、桃、梨、西瓜等。提供符合患者口味的色、香、味俱全的食物,少量多餐。

(四)用药护理

必需氨基酸疗法主要用于低蛋白饮食的肾衰竭患者和蛋白质营养不良问题难以解决的患者。以 8 种必需氨基酸配合低蛋白高热量饮食治疗尿毒症,可使患者达到正氮平衡,改善症状。必需氨基酸有口服制剂和静脉滴注剂,能口服者口服为宜。静脉输入应减慢速度,注意有无恶心、呕吐等不良反应,勿在氨基酸内加入其他药物,否则可能会引起不良反应。

(五)皮肤护理

(1)评估皮肤的颜色、弹性、温湿度及有无水肿、瘙痒,检查受压部位有无发红、水疱、感染及脱屑等。

(2)避免皮肤过于干燥,每日可用温水或中性肥皂清洗皮肤,并在清洗后涂上润肤剂。必要时,按医嘱给予抗组胺类药物和止痒剂,如炉甘石洗剂等。指导患者修剪指甲,以防抓破皮肤,造成感染。如患者有水肿,应指导抬高水肿部位,且每 2h 改变体位 1 次。

(六)预防感染

(1)注意患者有无体温升高、寒战、疲乏无力、咳嗽、咳脓性痰、尿路刺激征白细胞计数增高等。及时留取各种标本如痰液、尿液、血液等送检。

(2)采取切实可行的措施,预防感染的发生。具体措施如下:①最好将患者安置在单人房间,病室定期通风并进行空气消毒。②严格无菌操作,避免不必要的检查。③做好口腔护理及会阴部皮肤护理。卧床患者定期翻身,指导其有效咳痰。④教导患者尽量避免去公共场所。⑤接受血液透析的患者,其乙型和丙型肝炎的发生率明显高于正常人群,应尽早进行乙肝疫苗的接种,并减少血液制品输注。

(3)遵医嘱合理使用无肾毒性或肾毒性低的抗菌药物。

(七)健康教育

1.疾病知识指导

向患者及其家属讲解慢性肾功能衰竭的相关疾病知识,坚持积极治疗,消除或避免加重病情的各种因素,延缓病情进展,提高生存质量。

2.合理饮食,维持营养

强调合理饮食对治疗本病的重要性,严格遵从治疗饮食的原则,尤其是蛋白质的合理摄入和水钠限制,强调保证足够热量供给的重要性,教会其选择适合自己病情的食物品种及数量。有高血钾症时,应限制含钾高的食物。

3.维持液体出入量平衡

指导患者准确记录24h液体出入量,并根据病情合理控制水钠的摄取,指导患者自我监测血压。若血压升高、水肿和少尿时,应严格限制水钠摄入。

4.预防感染

根据病情适当活动,以增强机体的抵抗力,但需避免劳累,做好防寒保暖。注意个人卫生;注意室内空气清洁,经常开窗通风,但避免对流风。避免与呼吸道感染者接触,尽量避免去公共场所,指导患者监测体温变化,及时发现感染征象并及时就诊。

5.治疗指导与定期随访

遵医嘱用药,避免使用肾毒性药物。注意保护和有计划地使用血管,尽量保留前臂、肘等部位的大静脉,以备用于血透治疗。已行血液透析者应指导其保护好动静脉瘘管,腹膜透析者应保护好腹膜透析管道。

六、护理评价

(1)营养状况是否有所改善。

(2)是否保持机体水、电解质、酸碱平衡。

(3)皮肤是否完整。

(4)活动耐力有无增强。

(5)有无发生感染。

第七节　泌尿系结石的护理

尿路结石又称尿石症,是泌尿外科常见的疾病之一。近年来,我国泌尿系结石的发病率有上升趋势,是世界上三大结石高发区之一。尿石症包括肾结石、输尿管结石、膀胱结石及尿道结石。按尿路结石所在部位基本分为上尿路结石和下尿路结石。临床以上尿路结石多见,上尿路结石包括肾脏和输尿管结石,各占所有结石的40%左右;下尿路结石中,膀胱结石约占所有结石的17%,尿道结石约占3%。

一、病因

尿路结石的病因较为复杂,许多因素可影响尿路结石的形成,其中尿中形成结石晶体的盐类呈超饱和状态、抑制晶体形成物质不足和核基质的存在是形成结石的主要因素。上尿路结石和下尿路结石的形成机制、病因、结石成分和流行病学有显著差异。结石成分有草酸钙、磷酸钙和磷酸镁铵、尿酸、胱氨酸等。上尿路结石以草酸钙结石多见,膀胱结石和尿道结石以磷酸镁铵结石多见。

(一)流行病学因素

包括年龄、性别、职业、饮食成分和结构、水摄入量、气候、代谢和遗传性疾病等。尿石症以25～40岁多见,男性高峰年龄为35岁,女性为30岁及55岁。男性多于女性,比例约为3∶1。某些人群中,如高温作业的人、飞行员、海员、外科医生、办公室工作人员等发病率较高。饮食中动物蛋白过多、精制糖多、纤维少者,上尿路结石发病多。原发性膀胱结石多见于男孩,与营养不良和低蛋白饮食有关。热带、干燥地区或水质中含钙高,会增加尿结石的形成。

(二)尿液因素

1.尿液中形成结石的物质增加

尿液中钙、草酸或尿酸量增加,如长期卧床使骨质脱钙,甲状旁腺功能亢进使尿钙增加,痛风患者、使用抗结核药物和抗肿瘤药物使尿中尿酸增加,服用维生素过多,草酸过多等。

2.尿 pH

磷酸钙和磷酸镁铵结石易在碱性尿液中形成,尿酸结石和胱氨酸结石易在酸性尿液中形成。

3.尿液浓缩

尿量减少、尿液浓缩时,尿中盐类和有机物质的浓度相对增高。

4.抑制晶体形成的物质不足

尿液中枸橼酸、焦磷酸盐、酸性黏多糖、肾钙素、某些微量元素等可抑制晶体形成和聚集,这些物质含量减少时可促进结石形成。

(三)泌尿系统局部因素

1.尿液淤滞

由于机械性因素导致的尿路梗阻、尿动力学改变、肾下垂等原因均可引起尿液的淤滞,促进结石的形成。

2.尿路感染

泌尿系统感染时,细菌、坏死组织、脓块等均可成为结石的核心,尤其与磷酸镁铵和硫酸钙结石的形成有关。

3.尿路异物

长期留置尿管、小线头等可成为诱发结石的核心而逐渐形成结石。

二、病理生理

尿路结石通常在肾和膀胱内形成,在排出过程中可停留在输尿管和尿道。如肾结石可至肾盂和肾盏,输尿管结石常停留或嵌顿在输尿管的三个生理狭窄处,即肾盂输尿管连接处、输尿管跨越髂血管处和输尿管膀胱连接处,尤以输尿管下1/3处最多见;尿道结石常停留在前尿道膨大部位。尿路结石所致的病理生理改变与结石部位、大小、数目、是否有继发性炎症和梗阻的程度等因素有关。

泌尿系各部位的结石都能造成梗阻,致结石以上部位尿液潴留。结石引起的梗阻大部分属于不全梗阻,双侧完全梗阻时可造成无尿。较大的结石或表面粗糙的结石可损伤尿路黏膜,损伤后易合并感染。如肾盂输尿管连接处和输尿管结石梗阻时,肾的感染易发展为肾积脓;尿道结石合并感染常有排尿困难、脓尿、尿道口出血或脓性分泌物,甚至导致尿道周围脓肿,脓肿破溃后形成尿道瘘。此外,肾盂和膀胱黏膜可因结石长期慢性刺激而发生恶变。

结石引起损伤、梗阻、感染,梗阻与感染也可使结石增大,三者互为因果,加重泌尿系损害。

三、护理评估

(一)健康史

了解患者的年龄、职业、生活环境,饮食和饮水习惯、特殊爱好、疼痛性质,有无血尿、排尿困难、膀胱刺激征和尿路感染表现。了解患者的既往史和家族史,有无泌尿系梗阻、感染和异物史,有无甲状腺功能亢进、痛风、肾小管酸中毒、长期卧床病史。了解止痛药物、钙剂等药物的应用情况。

(二)身体状况

1.肾、输尿管结石

(1)疼痛:为最突出的症状,肾结石表现为肾区疼痛伴肋脊角叩击痛,肾盂结石或肾盏结石表现为上腹或腰部钝痛,输尿管结石可表现为肾绞痛,还可放射至同侧中下腹部、外生殖器或腹股沟。

(2)血尿:表现为肉眼血尿或镜下血尿,常出现在活动或疼痛后,当结石固定不动或引起尿路完全性梗阻时,可不出现血尿。

(3)恶心、呕吐:由于肠与输尿管有共同的神经支配,当输尿管结石导致尿路完全梗阻时,输尿管管腔内压力升高、管壁痉挛而引起恶心、呕吐。

(4)输尿管膀胱壁段结石或结石伴发感染时,可引起膀胱刺激征。

(5)并发症:合并急性肾盂肾炎时,可出现畏寒、高热等全身症状;合并肾积水时,可扪及肿大的肾;合并双侧尿路完全性梗阻时,可出现无尿,引起尿毒症。

2.膀胱结石

表现为排尿突然中断,伴排尿困难和膀胱刺激征,改变体位后疼痛可缓解,能继续排尿。

3.尿道结石

表现为排尿困难、尿痛、点滴状排尿,严重者可发生急性尿潴留。

(三)辅助检查

包括实验室、影像学和有关手术耐受性方面的检查,了解结石情况及其对尿路的影响,判断总肾功能和分肾功能。

(四)心理-社会状况

结石复发率高;肾、输尿管结石梗阻可引起肾功能进行性衰退,特别是双肾结石,最终可发展为尿毒症。此类患者对疾病的预后有很多担忧,希望能经过非手术办法使结石排出。体外冲击波碎石技术在临床的应用,拓宽了治疗的范围,但治疗的周期较长,有时疗效不明显,患者可能产生焦躁心理,故应了解患者及其家属对相关知识的掌握程度和对治疗的期望。

(五)处理原则

去除病因。根据结石的大小、数目、部位、肾功能和全身情况及有无并发症制订治疗方案。

1.非手术治疗

适用于结石直径<0.6cm、表面光滑、无尿路梗阻、无感染,纯尿酸或胱氨酸结石的患者。

90％的表面光滑,直径＜0.4cm 的结石,可自行排出。

(1)大量饮水:每日饮水 1000～400mL 保持每日尿量＞2000mL。大量饮水配合利尿解痉药物有利于小结石的排出;有助于稀释尿液、减少晶体沉积,起到内冲刷作用,可延缓结石的增长和术后结石的复发。合并感染时,尿量多可促进引流,有利于感染的控制。

(2)加强运动:选择跳跃性运动可促进结石的排出,如跳绳、爬楼梯。

(3)调整饮食:根据结石的成分、生活习惯及条件适当调整饮食,起到延缓结石增长速度、术后减少复发的作用。

(4)药物治疗。①调节尿 pH:口服枸橼酸钾。碳酸氢钠等碱化尿液可治疗与尿酸和胱氨酸相关的结石。口服氯化铵时尿液酸化,有助于防止磷酸钙及磷酸镁铵结石的生长。②调节代谢的药物:别嘌呤可降低血和尿的尿酸含量,D 青霉铵、α 丙酰甘氨酸、乙酰半胱铵酸有降低尿胱铵酸及溶石的作用。③解痉止痛:主要治疗肾绞痛。常用药物有阿托品、哌替啶。此外,局部热敷、针刺、应用钙离子阻滞剂、吲哚美辛、黄体酮等也可缓解肾绞痛。④抗感染:根据尿培养及药物敏感试验选用合适的抗菌药控制感染。⑤中医中药:如通过中草药解痉、止痛、利水,促进小结石排出。有此功效的中药有金钱草、石韦、滑石、车前子、鸡内金、木通、瞿麦等。

(5)体外冲击波碎石在 X 线、B 超定位下,将冲击波聚焦后作用于结石使之粉碎。然后随尿流排出。此法最适宜于结石直径＜2cm、结石以下输尿管通畅、肾功能良好、未发生感染的上尿路结石患者。必要时可重复治疗,但再次治疗间隔时间不少于 7 天。伴有结石远端梗阻、严重心脑血管病、急性尿路感染、出血性疾病、妊娠者不宜使用此法。

2.手术治疗

(1)非开放手术。①输尿管镜取石或碎石术:适用于因肥胖、结石梗阻、停留时间长而不能用 ESWL 的中,下段输尿管结石者。②经皮肾镜取石或碎石术:适用于直径＞2.5cm 的肾盂结石及下肾盏结石,此法可与 ESWL 联合应用治疗复杂性肾结石。③腹腔镜输尿管取石:适用于直径＞2cm 的输尿管结石,原采用开放手术,或经 ESWL 输尿管镜手术失败者。④其他:经膀胱镜机械、液化效应、超声或弹道气压碎石、取石。前尿道结石可在麻醉下、注入无菌液态石蜡,压迫结石近端尿道并轻轻向远端推挤、钩取和钳出结石;后尿道结石,在麻醉下用尿道探条将结石轻轻推入膀胱,再按膀胱结石处理。

(2)开放手术:适用于结石远端存在梗阻、部分泌尿系统畸形、结石嵌顿紧密、既往非手术治疗失败、肾积水感染严重或病肾无功能等尿路结石患者。手术方式有输尿管切开取石术、肾盂切开取石术或肾窦内肾盂切开取石术、肾部分切除术、肾切除术、耻骨上膀胱切开取石等。

四、常见护理诊断/问题

(一)疼痛

与结石刺激引起的炎症、损伤及平滑肌痉挛有关。

(二)排尿形态异常

与结石、血块引起的尿路梗阻有关。

(三)血尿

与结石损伤黏膜有关。

五、护理目标

(1)患者自诉疼痛减轻,舒适感增强。

(2)患者恢复正常的排尿功能。

(3)患者血尿症状缓解。

六、护理措施

(一)缓解疼痛

1.观察

密切观察患者疼痛的部位、性质、程度、伴随症状有无变化及生命体征的关系。

2.休息

发作期患者应卧床休息。

3.镇痛

指导患者采用分散注意力、深呼吸等非药物性方法缓解疼痛,不能缓解时,遵医嘱应用解痉镇静药物。

(二)保持尿路通畅和促进正常排尿

1.多饮水、多活动

鼓励非手术治疗的患者大量饮水,在病情允许的情况下。适当做一些跳跃或其他体育活动,以促进结石排出。ESWL后以及手术治疗后患者均可出现血尿,嘱患者多饮水以免形成血块堵塞尿路。

2.注意体位

结石位于中肾盏、肾盂、输尿管上段者,碎石后取头高脚底位,上半身抬高;结石位于肾下盏者碎石后取头低位。左肾结石取右侧卧,右肾结石取左侧卧位,同时叩击肾区,利于碎石由肾盏进入输尿管。巨大肾结石碎石后可因短时间内大量碎石突然填充输尿管发生堵塞,引起"石街"和继发感染,严重者引起肾功能改变;因此,碎石后因采取患侧卧位,以利于结石随尿液逐渐排出。非开放性手术的患者经内镜钳夹碎石后,也应适当变换体位,增加排石。

3.观察排石效果

观察尿液内是否由结石排出,每次排尿于玻璃瓶内或金属盆内,可看到或听到结石的排出。用纱布过滤尿液,收集结石碎渣作成分分析;定期摄腹部平片观察结石排出情况。

(三)血尿的护理

1.止血

遵医嘱应用止血药物。

2.加强观察

注意患者生命体征、尿液颜色和性质的变化,以及尿液检查结果。

3.饮水

鼓励患者多饮水,可起到内冲洗的目的。

(四)健康教育

1.饮水

以增加尿液,稀释尿液,可减少尿中晶体沉积。成人保持每日尿量在 2000mL 以上,尤其是睡前及半夜饮水,效果较好。

2.活动与休息

有结石的患者在饮水后多活动,以利结石排出。

3.解除局部因素

尽早解除尿路梗阻感染、异物等因素,可减少结石形成。

4.饮食指导

根据所患结石成分调节饮食。含钙结石者宜进纤维丰富的食物,限制含钙、草酸成分多的食物,如牛奶、奶制品、豆制品、巧克力、坚果等含钙高的食物;浓茶、菠菜、番茄、土豆、芦笋等含草酸量高。避免大量摄入动物蛋白、精制糖和动物脂肪。尿酸结石者不宜使用含嘌呤高的食物,如动物内脏、豆制品、啤酒等。

5.药物预防

根据结石成分,血、尿钙磷、尿酸、胱氨酸和尿 pH,应用药物降低有害成分、碱化或酸化尿液,预防结石复发。维生素 B_6 有助于减少尿中草酸含量,氧化镁可增加尿中草酸溶解度。枸橼酸钾、碳酸氢钠等可使尿 pH 保持在 6.5 以上,对尿酸和胱氨酸结石有预防意义。口服别嘌醇可减少尿酸形成,对含钙结石有抑制作用。口服氯化铵使尿液酸化,有利于磷酸钙及磷酸镁铵结石的生长。

6.预防骨脱钙

伴甲状腺功能亢进者,必须手术摘除腺瘤或增生组织。鼓励长期卧床者功能锻炼,防止骨脱钙,减少尿钙含量。

7.复诊

定期行尿液检查、X 线或 B 超检查,观察有无复发及残余结石情况。若出现剧烈肾绞痛、恶心、呕吐、寒战、高热、血尿等症状,及时就诊。术中留置双 J 管的患者,一个月后来院取双 J 管。

8.留置双 J 管(即输尿管内支架管)的注意事项

(1)避免剧烈活动、重体力劳动及过伸展的活动,做下蹲、站起动作时宜缓慢,以防止双 J 管移位。

(2)鼓励患者多饮水,每日饮水>2000mL,行"自然冲洗"尿路的作用。若尿液突然呈鲜红色并逐渐加重时,应及时回医院就诊。

(3)避免憋尿,有小便时要及时排空膀胱。

(4)1 个月后来医院门诊,在膀胱镜下取双 J 管,即取即走。

9.结石的预防

预防草酸钙结石可服用噻嗪类利尿剂,能够明显降低钙盐结石的复发;别嘌醇对尿路结石病没有特别的疗效;镁治疗镁缺乏的结石患者及别嘌醇治疗高尿酸患者均有效。

七、护理评价

(1)患者的疼痛是否减轻。

(2)患者是否恢复正常的排尿功能。

(3)患者的血尿症状是否缓解。

第八节　泌尿系损伤的护理

泌尿系损伤包括肾、输尿管、膀胱及尿道损伤。其中以男性尿道损伤最多见,肾、膀胱损伤次之,输尿管损伤最少见。泌尿系损伤大多合并胸、腹、骨盆等部位损伤,其表现有时与这些合并的脏器伤表现相互掩盖,所以在临床上应引起注意。

一、肾损伤患者的护理

肾脏深藏于腹膜后,受周围组织的保护:前面有腹壁和腹腔脏器,后面有脊柱、肋骨和肌肉,上面则被盖膈肌。且肾脏随呼吸有一定活动度,故肾脏一般不易受伤。但随着意外事故发生率的增加,肾损伤的发生率有增加的趋势。

(一)病因和分类

肾开放性损伤多见于刀刃伤、火器伤、枪刺伤等,多合并有胸腹脏器损伤。闭合性肾损伤致伤原因又分为直接暴力和间接暴力。直接暴力如撞击、挤压、跌打等,多见于交通事故,也为最常见的原因;间接暴力如高处跌落时足部或臀部着地的震荡伤,急剧刹车时所产生的减速性损伤等,这种间接暴力可引起肾蒂的撕裂或肾盂输尿管交界处破裂。此外,在肾本身有肾积水、肾肿瘤等病理改变时,受轻微外伤亦可造成肾破裂,常被称为"自发性"肾破裂。偶然发生医源性损伤如肾穿刺或做肾镜时的肾损伤。

1.肾挫伤

包膜及肾盂黏膜完整,只限于肾实质内损伤或包膜下血肿。血尿症状轻,可自愈。

2.肾部分裂伤

肾实质有一处或多处较深裂口。裂口若与肾盂肾盏相通,血尿严重。若伴有包膜破裂,可致肾周围血肿。此类伤势重者可导致休克,但非手术治疗尚可治愈。

3.肾全层裂伤

肾实质深度裂伤,外及肾包膜,内达肾盂肾盏黏膜,血尿和尿外渗致肾周围血肿均较严重。包括肾横断伤和粉碎伤,往往伤势严重,需积极手术治疗。

4.肾蒂损伤

这是最严重的肾损伤。如肾蒂血管完全断裂,大量出血时常来不及抢救。也包括肾动脉内膜撕裂及血栓形成,应立即施行手术或介入治疗。

(二)护理评估

1.健康史

了解患者受伤史,评估患者局部和全身情况,了解血常规、尿常规及 B 超等检查结果,了解有无其他合并伤及其他疾病。

2.身体状况

(1)休克:严重的肾损伤多有程度不同的休克,主要为大量出血导致,伴有腹内实质脏器损伤时更易出现,休克可危及生命。

(2)血尿:肾损伤大多有血尿,且以肉眼血尿多见,是肾损伤最常见的症状,但血尿与肾损伤的病理严重程度可不一致,如肾蒂血管断裂、肾动脉内血栓形成等严重肾损伤时血尿却轻微或没有。见尿中伴有条索状的铸型血块,更说明血从上尿路而来。血尿一般持续2～4周,若伤后活动过早、腹内压增加或并发感染,可再继发出血或血尿时间延长。

(3)疼痛或压痛:肾损伤时,肾包膜激惹可引起腰部或上腹部疼痛,血块阻塞输尿管或在输尿管内移动可产生肾绞痛,外渗的血和尿流入腹腔或合并腹内脏器损伤可引起腹膜炎。

(4)局部肿块:肾损伤时,血和尿外渗至肾周围组织,可在上腹部和腰部扪及肿块,伴明显触痛和肌强直。

(5)其他:累及合并伤的表现肾损伤可有吸收热,合并感染时可出现发热等全身中毒表现;可合并软组织损伤处的伤口、伤道或伤痕,亦可合并胸、腹脏器及脊柱或远处组织损伤的相应表现。

3.辅助检查

(1)化验:尿常规有大量红细胞,可监测血尿的严重程度;血常规可监测有无活动性出血或是否合并感染等。

(2)影像学检查:可发现肾损伤的部位、程度、有无血肿或尿外渗,明确合并伤及肾功能的情况等。①B超、CT或MRI:可查出为肾损伤的程度、尿外渗和血肿范围等,是肾损伤明确是否合并腹内实质性脏器伤的首选检查。②X线:平片可发现骨盆、脊柱及其他骨折,肾损伤时可见肾影增大或模糊,腰大肌影消失,脊柱凸向健侧。排泄性尿路造影可评价肾损伤的程度和范围,了解对侧肾功能的情况。逆行肾盂造影、肾动脉造影及放射性同位素扫描不作为常规性检查。

4.心理—社会状况

评估患者对伤情、手术的危险性及术后并发症产生的恐惧、焦虑的认知程度,家属的认知程度和患者治疗所需费用的承受能力。

5.处理原则

肾损伤的处理与损伤程度直接相关。轻微肾挫伤经短期休息可康复,多数肾损伤可用保守治疗,仅少数需手术治疗。

(1)紧急处理:有大出血、休克等危及患者生命的情况应迅速采取抢救措施,输血、输液同时明确有无合并其他器官损伤,并做好紧急手术的准备。

(2)保守治疗:肾损伤者需绝对卧床休息2～4周,待病情稳定,血尿消失后才可以允许离床活动,而过早、过多离床活动,有可能引发再度出血。补充血容量和热量,维持水、电解质、酸碱平衡,保持足够尿量,必要时输血。应用抗生素以预防感染并使用止痛、镇静剂及止血药物。

(3)手术治疗:开放性肾损伤,闭合性肾损伤在保守治疗期间出现手术指征者都应施行手术探查,对肾损伤可依具体情况决定行肾修补术、部分肾切除术或病肾切除术。

(4)并发症处理:肾损伤血肿继发感染致肾周围脓肿应切开引流,持久性血尿可施行选择性肾动脉栓塞术等。

(三)常见护理诊断问题

1.组织灌流量改变

与肾损伤引起休克、失血有关。

2.疼痛

与肾损伤血肿、尿外渗等有关。

3.有感染的危险

与肾损伤后血肿，尿外渗及全身免疫力低下有关。

4.皮肤完整性受损的危险

与肾损伤或术后需卧床有关。

5.焦虑

与肾损伤程度、治疗方法疗效及心态变化等有关。

(四)护理目标

(1)患者组织灌注量正常，生命体征平稳。

(2)患者疼痛减轻。

(3)患者未发生感染。

(4)患者皮肤完整，未发生压疮。

(5)患者焦虑减轻、情绪稳定。

(五)护理措施

1.非手术治疗护理或术前护理

(1)心理护理：主动帮助、关心、照顾患者，解释各项检查和治疗措施的必要性和重要性，解除其思想顾虑，以取得其配合。

(2)休息：绝对卧床休息 2～4 周，期间即使血尿消失，仍需继续卧床休息至目标时间；过早、过多离床活动，有可能再度发生出血。骨凸受压处可经常按摩，避免压疮发生，但患侧腰部禁忌按摩以避免出血。合并骨折的患者，应睡硬板床。勿搬动或小心轻微地平移搬动患者，不可随意翻身，防止骨折移位，刺伤附近的组织而加重肾损伤。

(3)病情观察：密切观察生命体征，每隔 1～2h 测量血压、脉搏、呼吸 1 次。并注意局部和全身症状和体征；观察血尿的颜色、量及次数变化，可每 2～4h 留取尿液于试管中，观察血尿颜色深浅，若颜色逐渐加深，说明出血加重；准确测量并记录腹部肿块的大小，观察腹膜刺激症状的轻重，以判断渗血、渗尿情况，若肿块逐渐增大，说明有进行性出血或尿外渗。定时检测血红蛋白和血细胞计数，以判断有无出血情况及其变化；定时观察体温和血白细胞计数，以判断有无继发感染。

(4)营养支持，维持水电解质平衡，补充血容量：予高营养饮食，多饮水，保持足够的尿量，按医嘱输液；根据病情及时补充血容量，预防休克发生。

(5)对症处理：高热者给予物理降温或药物降温；腰腹部疼痛明显者，可给予止痛镇静剂，以减轻疼痛，避免患者出现躁动。加重出血；应用止血药物，减少和控制出血；应用抗生素，预防或控制感染。

(6)术前准备：有手术指征者，积极进行各项术前准备。

2.术后护理

(1)体位与休息：麻醉作用消失且血压平稳者，可取半卧位，以利于引流和患者呼吸。肾切除术后卧床休息 2～3 天，肾损伤修补术、肾周引流术后需卧床休息 2～4 周，骨盆骨折后需卧床6~8周。

（2）饮食与营养：术后禁食2~3天，待肠蠕动恢复后开始进食。患者应加强营养，促进康复。

（3）观察病情：严密监测生命体征至平稳；继续观察尿液的量、颜色变化，手术后12h内，尿大多带有血色，但当尿色鲜红且浓时应视为异常；准确测量并记录尿量，如果发现一侧肾脏全切除术后尿量突然减少或尿量逐日减少，均应寻找原因，需立即报告医生处理。

（4）切口及各种引流管护理：保持手术切口清洁干燥，防止感染；引流管妥善固定，保持引流通畅，翻身活动时避免引流管被拉出扭曲或引流袋接口脱落，注意观察引流液的量、颜色及性状，引流管一般于术后3~4天引流停止后可拔除，若发生感染或尿漏，则延迟拔管时间。

（5）心理护理：术后给予患者及其家属心理上的支持，解释术后恢复过程。术后疼痛、腹胀及各种引流管的安放多为暂时性的，若积极配合治疗和护理可加快康复。

3.健康教育

（1）告诉患者绝对卧床休息2~4周以及观察血尿、肿块、腹痛等症状的注意事项和重要性。

（2）介绍卧床期间保护皮肤的意义，解释疾病转归的情况。

（3）宣教保肾者出院后2~3个月避免重体力劳动的意义，一侧肾切除术者保护对侧肾的重要性及方法。

（六）护理评价

（1）患者组织灌注量是否正常，生命体征是否平稳。

（2）患者疼痛是否减轻。

（3）患者是否发生感染。

（4）患者皮肤是否完整，有无发生压疮。

（5）患者焦虑是否减轻、情绪是否稳定。

二、膀胱损伤患者的护理

膀胱是贮存、排泄尿液的空腔器官，并随着贮存尿液的多少而呈膨起或空虚状态。膀胱空虚时位于骨盆深处受到周围组织保护，不易受外界暴力损伤，其充盈时壁紧张而薄，且高出耻骨联合伸展至下腹部，则可遭受损伤。膀胱损伤的类型、部位和范围可因膀胱的位置、与周围脏器的关系及患者年龄、性别不同而不同。

（一）病因

膀胱以闭合性损伤多见，且多见于膀胱充盈时，下腹部遭受直接撞击、挤压或骨盆骨折的骨片刺破膀胱壁。膀胱开放伤多见于火器伤、锐器伤，常合并盆腔内脏器损伤。医源性原因有膀胱内器械操作如膀胱镜检查、输尿管镜操作、腔内碎石、前列腺增生或膀胱癌电切等的操作不当；盆腔手术及疝修补术等可误伤膀胱；难产时胎头的压迫亦可造成膀胱阴道瘘。

（二）病理

1.膀胱挫伤

膀胱壁未破裂，仅伤及黏膜或肌层，可发生血尿但无尿外渗，经休息后可自愈。

2.膀胱破裂

膀胱全层破裂,有尿外渗,可分为以下两类。

(1)腹膜内型:膀胱壁破裂伴腹膜破裂,多发生于有腹膜覆盖的膀胱顶部和后壁,结果膀胱与腹腔相通,大量膀胱内尿液流入腹腔,引起腹膜炎。

(2)腹膜外型:多由骨盆骨折引起。膀胱破裂口在无腹膜覆盖的前壁或颈部,腹膜完整,故尿外渗在腹膜外膀胱周围组织及耻骨后间隙。

(三)护理评估

1.健康史

了解患者受伤史,评估患者局部及全身情况,了解血常规、尿常规及 B 超等检查结果,了解有无其他合并伤及其他疾病。

2.身体状况

(1)休克:膀胱损伤多无休克,若伴骨盆骨折、巨大血肿或其他脏器损伤时可出现休克。

(2)疼痛和肿胀:膀胱损伤疼痛、压痛在下腹部或耻骨上区且可见腹壁伤痕,血尿外渗于膀胱周围和耻骨后间隙可导致局部肿胀。伴有骨盆骨折时尤为明显。腹膜内型膀胱破裂可引起腹膜炎表现。

(3)排尿障碍和血尿:膀胱挫伤仅有少量终末血尿,可无排尿障碍;膀胱破裂时有尿急,或排尿感,但排尿障碍,或因血块堵塞或尿外渗,血尿也少见或无血尿。

(4)尿瘘:开放性膀胱损伤可见尿液自伤口溢出,如膀胱腹壁瘘、膀胱直肠瘘及膀胱阴道瘘等,易合并泌尿系感染。

3.辅助检查

(1)导尿或膀胱测漏试验:若无尿道损伤,导尿管可顺利插入膀胱,是否有膀胱破裂则需在插入导尿管后做膀胱测漏试验,即经导尿管注入无菌生理盐水 200mL,片刻后进行抽吸,若吸出的液体量明显多于或少于注入量,提示有膀胱破裂。

(2)X线检查:平片可发现是否骨盆骨折,经导尿管注入造影剂行膀胱造影可确诊膀胱破裂。排泄性尿路造影可评价上尿路情况。

4.心理—社会状况

评估患者对伤情的认知程度和承受能力,有无焦虑或恐惧心理反应。

5.处理原则

膀胱破裂的处理原则为:①完全的尿流改道;②外渗尿的充分引流;③闭合膀胱壁缺损。

(1)紧急处理:有大出血、休克等危及患者生命的情况应迅速采取抢救措施,输血、输液同时明确有无合并其他器官损伤,并做好紧急手术的准备。

(2)保守治疗:主要适用于膀胱挫伤者,通过支持疗法、适当休息、充分饮水、给予抗菌药物和镇静剂在短期内即可痊愈。较重者可插入导尿管留置 1 周左右,多饮水和保持通畅。

(3)手术治疗:腹膜外型膀胱破裂作膀胱修补加耻骨上膀胱造瘘术,2 周左右待伤口愈合后拔除尿管。腹膜内型膀胱破裂应行剖腹探查,修补膀胱壁及处理其他脏器损伤和清洗腹腔,并做腹膜外耻骨上膀胱造瘘。

(四)常见护理诊断/问题

1.排尿异常

与膀胱损伤后尿液贮存、排泄异常有关。

2.疼痛

与损伤、血肿,尿外渗等有关。

3.有感染的危险

与损伤后出血、尿外渗及尿瘘有关。

4.组织灌流量改变

与损伤引起休克、失血有关。

(五)护理目标

(1)患者排尿或引流通畅。

(2)患者疼痛减轻,感觉舒适。

(3)患者感染得到预防或控制。

(4)患者组织灌流量充足,生命体征平稳。

(六)护理措施

1.术前护理

(1)休息与营养:患者应卧床休息,合并骨盆骨折应睡硬板床;予高营养支持,根据病情输液及补充血容量,预防休克发生。

(2)病情观察:密切观察患者生命体征,每隔 1～2h 测量血压、脉搏、呼吸 1 次直至平稳。注意观察排尿、血尿及疼痛症状,症状有否改善或腹膜炎是否出现,监测体温和血白细胞计数,以判断有无感染存在。

(3)用药护理:伤情明确且疼痛剧烈者,可给予止痛镇静剂,以减轻疼痛;应用止血药物,减少和控制出血;应用抗生素,预防或控制感染。

(4)术前准备:膀胱破裂者,应积极做好各项术前准备。

2.术后护理

除腹部术后常规护理外,应做好各种引流管护理,尤其是耻骨上膀胱造瘘管的护理。管道应妥善固定,防止过度牵拉造成患者不适;保持引流通畅,注意有无血块堵塞、导管扭曲、受压、脱落等情况,若堵塞可用无菌生理盐水或 0.02% 呋喃西林液间断冲洗导管,每次冲洗量不宜超过 100mL,早期压力也不宜太大,以免外渗;保护清洁造瘘口周围皮肤,可涂氧化锌软膏,避免尿液刺激,瘘口周围敷料浸湿时要及时更换;瘘管一般留置 10 天左右,拔管前先夹管,观察排尿通畅后才可拔管。

3.健康教育

告诉患者膀胱破裂愈合前禁止自行排尿,尤其是用力排尿,以免加重尿外渗,甚至发生尿瘘。

(七)护理评价

(1)患者排尿或引流是否通畅。

(2)患者疼痛是否减轻。

（3）患者感染是否得到预防或控制。

（4）患者组织灌流量是否充足，生命体征是否平稳。

三、尿道损伤患者的护理

男性尿道长而弯曲，约 20cm 长，有耻骨下和耻骨前两个弯曲，又以尿生殖隔为界可分为前后两段，前尿道包括阴茎部和球部，后尿道包括膜部和前列腺部。其为一肌肉黏膜管，且血供丰富。故男性尿道因解剖上的特点，易遭受损伤。男性尿道损伤是泌尿外科常见的急症，可产生尿外渗、感染、尿道狭窄和尿瘘等并发症。女性尿道短而直，易受到致病菌侵害，引发泌尿感染。

（一）病因

尿道闭合伤多见于骑跨伤、骨盆骨折、尿道内检查和治疗不当等。骑跨伤指会阴部骑跨于硬物上，致尿道球部挤压于耻骨弓与硬物之间而受伤；骨盆骨折的骨断端可刺破尿道或骨折断端移位使尿生殖隔移位而撕裂尿道膜部；尿道内检查和治疗操作不当为医源性损伤，如尿道探子、导尿管、膀胱镜或经尿道电切镜、输尿管镜等操作不当。尿道开放伤为锐器、火器等引起，但少见。

（二）病理

男性尿道损伤多在前尿道的球部和后尿道的膜部。

1.尿道球部损伤

病理类型可为挫伤、裂伤或完全断裂。尿道挫伤时仅有水肿和出血，愈合后不留瘢痕。尿道裂伤可引起尿道周围血肿和尿外渗，愈合后有明显的瘢痕性尿道狭窄。尿道完全断裂除血肿大，尿外渗多而广外，可使断端退缩、分离，尿道的连续性破坏而发生尿潴留。尿道球部损伤其血肿和尿外渗的部位及范围在会阴，可蔓延至阴囊、阴茎，甚至下腹壁。

2.尿道膜部损伤

骨盆骨折时尿生殖隔移位而撕裂尿道膜部，甚至在前列腺尖端处撕断，使前列腺向后上方移位。骨盆骨折可引起大量出血，在前列腺和膀胱周围形成血肿。膜部尿道膜部损伤尿外渗范围均在尿生殖隔以上的膀胱周围和耻骨后间隙。

（三）护理评估

1.健康史

了解患者受伤史，评估患者局部及全身情况，了解血常规、尿常规及 B 超等，检查结果，了解有无其他合并伤及其他疾病。

2.身体状况

尿道损伤的表现取决于致伤的病因、程度、范围和伴发其他脏器伤的情况。

（1）休克：常见于严重的尿道损伤，尤多见于伴有骨盆骨折的后尿道损伤，因出血多而引起休克。

（2）局部疼痛、肿胀和瘀斑：会阴部和下腹部等受损伤处有疼痛，有时可放射到尿道外口，排尿时疼痛更为剧烈。受伤处组织可见肿胀、瘀斑等伤痕，如尿道骑跨伤可发生会阴部、阴囊处明显血肿。

（3）尿道出血：前尿道损伤可见尿道外口滴血；后尿道损伤则可见排尿前或后有少量血液

滴出,而大部分出血逆流至膀胱或渗至尿道周围形成血肿。

(4)排尿困难和尿潴留:尿道完全断裂时,患者无法完全排出尿液出现急性尿潴留;尿道挫裂伤时,可因局部出血、水肿或疼痛致尿道括约肌痉挛而出现排尿困难,甚至发生尿潴留。

(5)尿外渗和尿瘘:尿道全层裂伤后,尿液可由裂口外渗到周围组织中,易继发感染致蜂窝组织炎,甚至脓毒症。排尿困难和尿潴留患者用力排尿时更会导致尿外渗。尿道开放性损伤则尿液可从皮肤伤口、肠道或阴道瘘口流出,晚期形成尿瘘。

(6)直肠指检:后尿道膜部断裂时,可出现前列腺尖部浮动、触及血肿。

3.辅助检查

(1)导尿试验:试插导尿管可以检查尿道是否连续、完整,一般情况下,临床上为明确是否有尿道损伤已足够。如果导尿管能插入膀胱,说明无尿道损伤或损伤轻微,反之说明尿道有明显的病理损伤,连续性、完整性破坏。但插导尿管可形成假道或插入血肿、耻骨后间隙。

(2)X线检查:平片可发现是否合并骨盆骨折,经导尿管注入造影剂行尿道造影可显示造影剂从尿道损伤处外渗,明确尿道损伤的部位和范围。

4.心理—社会状况

评估患者焦虑或恐惧心理反应的程度,对伤情、并发症及手术治疗的认知程度和承受能力。

5.处理原则

尿道损伤的治疗原则为:纠正休克、引流尿液、恢复尿道连续性、引流外渗尿、防治尿道狭窄。具体处理方法如下。

(1)紧急处理:有大出血、休克等危及患者生命的情况应迅速采取抢救措施,输血、输液同时明确有无合并其他器官损伤,做好紧急手术的准备。

(2)保守治疗:尿道连续性尚未破坏的尿道挫裂伤不需手术治疗,轻微尿道挫伤能自行排尿者,无须特殊治疗;不能自行排尿但能插入导尿管至膀胱者,留置导尿管2周左右;导尿管无法插入膀胱又不宜做一期手术者,可经耻骨上膀胱造瘘引流尿液;多饮水并保持管道通畅,抗感染、止血、止痛、补充热量、维持水、电解质、酸碱平衡等即可。

(3)手术治疗:前尿道球部断裂可行急症经会阴尿道修补术或断端吻合术,留置导尿管2～3周;有休克或会阴、阴囊血肿巨大者,可先做膀胱造瘘术,以后再做尿道瘢痕切除端吻合术。后尿道膜部断裂一部分患者可采用急症尿道会师术,合并骨盆骨折而休克严重者则不宜做此手术,先做一期高位膀胱造瘘,3个月后再行二期尿道瘢痕切除端吻合术或其他手术。明显的尿外渗区需做切开引流术,以防感染。

(4)并发症处理:尿道损伤后期及术后常并发尿道狭窄,一般在导尿管拔除后排尿线变细时需定期做尿道扩张术。尿瘘者适时再进行手术治疗。

(四)常见护理诊断问题

1.排尿异常

与尿道损伤后尿液排泄异常有关。

2.组织灌流量改变

与损伤引起的休克、失血多有关。

3.疼痛

与损伤、血肿、尿外渗等有关。

4.潜在并发症

尿道狭窄、感染和尿瘘。

5.焦虑或恐惧

与尿道损伤、排尿异常、并发症及治疗效果等有关。

6.知识缺乏

与缺乏尿道损伤的并发症及后续处理知识有关。

(五)护理目标

(1)患者尿管引流通畅。

(2)患者生命体征平稳,组织灌流量充足。

(3)患者疼痛不适减轻。

(4)患者感染、尿道狭窄等并发症得到预防或及时处理。

(5)患者无焦虑或恐惧,情绪保持稳定。

(6)患者能复述尿道损伤的相应医护知识。

(六)护理措施

1.术前护理

除参照肾、膀胱损伤的非手术治疗护理或术前护理外,应着重或加强以下几点。

(1)心理护理:尿道损伤并发症多,后期尚有尿道狭窄、闭锁、阳痿等并发症,患者常常情绪低落,不愿与人交往,食欲下降,难以入睡等。这种心理状态可导致机体生理功能紊乱,从而加重病情,所以应对患者多进行心理疏导,积极进行本病的健康教育指导,介绍与其病情相似患者的恢复情况,在精神上进行鼓励,使之积极配合治疗与护理,争取早日康复;同时做好家属工作,使患者能得到更多的关怀、理解和帮助,解除其后顾之忧。

(2)留置导尿管、膀胱造瘘管的护理:积极做好留置时的配合工作,留置膀胱造瘘管的护理在膀胱损伤处已述,留置导尿管的护理见术后护理。

(3)术前准备:尿道损伤若行急症手术,应做好急症的各项术前准备。

2.术后护理

除泌尿系损伤术后的常规护理外,还有以下两点需要加强。

(1)各种引流管护理:留置导尿管的护理:向患者及其家属解释留置导尿管的目的与意义;应妥善固定管道;保持引流通畅,避免受压、扭曲、堵塞等造成引流不畅,以致膀胱胀尿不适,若引流不畅应根据原因给予相应处理,如挤捏、冲洗尿管等;定时观察尿的颜色、性质、量,以判断双肾功能和尿路情况;防止逆行感染,每日定时更换尿袋,引流管应低于耻骨联合,每日2次尿道口和外阴消毒,除去分泌物和血痂,鼓励患者多饮水;尿管一般留置2～3周,拔管前先定时夹闭尿管以训练膀胱的反射功能,拔管后观察能否自行排尿及尿线粗细等情况。

(2)并发症护理:伴骨盆骨折长期卧床的患者,应鼓励其做深呼吸、帮助排痰,防止坠积性肺炎的发生;防止便秘、导尿管不畅情况发生,禁止用力排尿,排便,遵医嘱给予己烯雌酚,避免阴茎勃起,防止尿道修补的吻合口撕裂,继发出血感染;后期并发尿道狭窄应接受定期尿道扩张,开始每周1次,1个月后每2周1次,以后可再延长间隔时间,直至尿线不再变细。

3.健康教育

(1)告诉患者及其家属留置导尿管、膀胱造瘘管的使用目的与意义。

(2)宣教卧床、多饮水、进易消化饮食、防止感染、配合医护的知识。

(3)讲清出院后注意事项,并嘱定期来院复查,讲清后期尿道狭窄进行尿道扩张的重要性及意义。

(七)护理评价

(1)患者尿管引流是否通畅。

(2)患者生命体征是否平衡,组织灌流量是否充足。

(3)患者疼痛不适是否减轻。

(4)患者感染、尿道狭窄等并发症是否得到预防或及时处理。

(5)患者焦虑或恐惧是否减轻,情绪是否保持稳定。

(6)患者能否复述尿道损伤的相应医护知识。

第九节　泌尿系统肿瘤的护理

泌尿及男性生殖系肿瘤是人体常见的肿瘤之一,绝大多数都是恶性的,其中以膀胱癌发病率最高,其次为肾肿瘤,生殖系的睾丸肿瘤、阴茎肿瘤少见,但随着我国人口平均寿命的不断延长,前列腺癌的发病率有明显的增长趋势。

一、肾肿瘤患者的护理

肾脏肿瘤绝大多数为恶性,常见的有肾癌、肾盂癌、肾母细胞瘤三种,良性肾肿瘤相对少见,如纤维瘤、脂肪瘤、血管瘤、平滑肌瘤以及各种组织来源的混合性错构瘤等。肾肿瘤占成人恶性肿瘤的2%～3%。

肾癌多见于50～70岁,肾盂癌见于40～70岁,两者男女发病比例均约为2∶1,多数单侧发病,两侧肾脏发病无明显差异,同时发病者少见。肾母细胞瘤又称肾胚胎瘤或Wilms瘤,绝大多数5岁前发病,是幼儿最常见的恶性肿瘤,多为一侧发病,男女无明显差异。引起肾肿瘤的原因至今未完全清楚,但可能与吸烟、职业接触染料化工毒物、病毒、激素、肥胖、慢性刺激及遗传因素等有关。

(一)病理

1.肾癌

起源于肾实质的肾小管上皮细胞又称肾细胞癌,是肾脏最常见的肿瘤,大体观其外有包膜,切面呈黄色,可伴有出血、中心坏死、钙化及囊性变。显微镜下可见透明细胞癌、颗粒细胞癌、梭形细胞癌、嗜色细胞癌及嫌色细胞癌等,以透明细胞癌和透明颗粒细胞混合癌常见,透明细胞癌的癌细胞由大的多角形细胞所组成,胞质含有较多的胆固醇,在切片过程中胆固醇被溶解,故细胞在镜下呈透明状,其恶性程度较颗粒细胞癌、梭形细胞癌低。

肾癌早期局限于包膜内,恶性程度较小,但生长迅速可直接突破肾包膜而侵犯肾周围组织,或向肾盂、肾盏方向侵及而引起血尿,或直接扩散至肾静脉、下腔静脉而形成癌栓。肾癌主要是通过淋巴和血行两条途径转移,淋巴转移最先是转移至肾蒂淋巴结,以后再转移至肺门淋巴结等远处淋巴结及经血流转移至肺、骨骼、肝、脑等器官。

2.肾盂癌

在肾肿瘤中属少见,是起源于肾盂或肾盏上皮的一种肿瘤,多数为移行细胞癌,少数为鳞癌或腺癌。移行细胞癌在肾盂或肾盏内呈乳头状生长,分化中等,恶性程度远较鳞癌和腺癌低。肾盂癌主要经淋巴途径转移。

3.肾母细胞瘤

起源于肾实质中胚胎性组织,由上皮、间质和胚芽组成的恶性混合瘤。常为一大的实体性肿瘤,切面呈灰白色,外有包膜,内含多种组织,如腺体、神经、肌纤维、软骨、脂肪等。肿瘤早期即可发生转移,转移途径同肾癌,常转移至肺、肝、骨骼等,恶性程度高。

(二)护理评估

1.健康史

评估患者的年龄、性别、婚姻、职业,了解患者发病的时间、既往史、家族史等。

2.身体状况

(1)血尿:全程间歇肉眼血尿是肾癌患者的主要症状,常无任何诱因,可不伴其他症状。数次血尿后病情逐渐加重;肾盂癌直接长于尿路,无痛性肉眼血尿是其最早、最常见的症状,有时可见典型的条状输尿管管型血块排出;肾母细胞瘤血尿少见,因为该肿瘤一般不侵犯肾盂。

(2)疼痛:肾肿瘤早期体积小常无任何疼痛不适,病变晚期肿瘤增大后则可侵及肾包膜或牵拉肾蒂或侵犯周围组织器官而引起腰部胀痛、钝痛及隐痛,血尿严重时可因血块通过或阻塞输尿管引起肾绞痛。

(3)肿块:肾癌进展后可在肋缘下触及包块,质硬,表面不平;血尿、疼痛、肿块三者被称为"肾癌三联征",同时出现表明肾癌已为晚期。肾盂癌因肿瘤恶化或梗阻可引起肾积水出现腰部包块,但少见。腹部肿块是肾母细胞瘤最常见、最重要的症状,肿块质地中等,表面光滑,长大迅速。

(4)其他:肾癌可出现副瘤综合征即肾癌肾外表现,如发热、高血压、血沉加快、高血钙、高血糖及红细胞增多症等。左肾肿瘤可引起左侧精索静脉曲张,癌栓侵及下腔静脉时可出现下肢水肿;癌肿肺转移可出现咳嗽、咯血;骨骼转移可出现病理性骨折等。晚期患者可出现明显的贫血消瘦,低热、食欲缺乏、体重锐减等恶病质表现。

3.辅助检查

(1)B超检查:可发现肾脏占位性病变,是无创伤性的简便方法,且分辨率高,可为临床首选。

(2)CT扫描或核磁共振:CT扫描是目前肾肿瘤诊断最可靠的影像学检查方法,准确率高,也是术前的常规检查,核磁共振检查准确性与CT近似。

(3)X线检查:尿路平片可见肾外形改变和肿瘤钙化影等。静脉肾盂造影即排泄性尿路造影可见到肾癌、肾母细胞瘤引起的肾盂肾盏受压、变形、缺损、不显影等情况;见到肾盂或肾盏内有不规则的充盈缺损,提示肾盂癌;患肾不显影,提示肾功能受损严重,这时可做逆行肾盂造影显示患肾情况。上述影像检查不能明确病情时,可选择肾动脉造影检查。

(4)实验室检查:血、尿常规检查,肾盂癌患者有时尿中细胞学检查可找到癌细胞,但阳性率低;肿瘤标志物检测是一项新的检查方法,但特异性不高。

(5)其他:检查肾盂癌患者做膀胱镜检查可见患侧输尿管口喷血,并可明确膀胱情况。

4.心理—社会状况

评估患者及其家属对病情、肿瘤的危害性和手术治疗的认知程度以及对治疗所需费用的承受能力。

5.处理原则

肾肿瘤一经诊断,均应尽早施行手术治疗并加上其他辅助治疗。

(1)手术治疗:肾癌主要行根治性肾切除术,手术可经腹或第11肋间途径。充分暴露后尽快阻断肾蒂血管,避免肿瘤细胞扩散,肾切除的同时,尚应切除肾周脂肪、筋膜组织及淋巴结清扫,累及肾上腺切除,肾静脉、下腔静脉癌栓取出。肾盂癌手术时,除应切除患肾和全长输尿管外,还应切除输尿管开口处的膀胱壁一部分。肾母细胞瘤多经腹行患肾切除术。目前也有应用腹腔镜手术的。

(2)放疗、化疗:因为肾癌、肾盂癌对放疗、化疗不敏感,所以肾癌、肾盂癌一般可不采用放疗、化疗。而肾母细胞瘤采用放疗、化疗可显著改善预后,提高患者的生存率。

(3)生物治疗:干扰素、白细胞介素,基因疗法等对预防复发或缓解病情发展有一定作用,条件允许时可积极采用。

(三)常见护理诊断问题

1.焦虑或恐惧

与对肾肿瘤及其治疗的认知不足有关。

2.营养失调:低于机体需要量

与肿瘤消耗机体营养及营养摄入不足有关。

3.知识缺乏

与缺乏肿瘤预防及术后康复、随访的知识有关。

4.潜在并发症

术后出血、感染等。

(四)护理目标

(1)患者焦虑或恐惧症状减轻,情绪稳定。

(2)患者营养均衡。

(3)患者对有关的疾病、健康知识获取增加。

(4)患者出血、感染等并发症得到预防或控制。

(五)护理措施

1.术前护理

(1)心理护理:解释各项检查和治疗措施的必要性和重要性,消除思想顾虑,以取得配合;主动帮助、关心照顾,并经常访视患者,及时发现患者过度焦虑或恐惧的心理并做恰当处理,帮助患者树立战胜疾病的信心。

(2)休息和饮食营养:戒烟忌酒,保证患者充足的睡眠;给予易消化富于营养的食物及具有防癌抗癌作用的食物,尽量改善术前的全身营养状况,必要时按医嘱输血、输清蛋白等,提高机体抵抗力和对手术的耐受力。

(3)术前准备:术前晚或术晨做清洁灌肠。以清洁肠道内积便和积气,以避免麻醉或术中大便失禁而污染手术床,同时防止术后的便秘和腹胀。积极做好备皮、皮试和备血。

2.术后护理

(1)卧位与休息:生命体征平稳后可取半卧位,有利于呼吸,循环及引流,肾肿瘤根治术后应卧床休息 5~7 天,可进行被动翻身和肢体的活动,但避免腹内压增高和过早下床活动,以防手术部位出血。

(2)饮食与营养:术后禁食 2~3 天,待肛门排气后开始进食,应进食高蛋白、高维生素的饮食,有利于术后伤口的修复和患者的全身恢复。

(3)观察病情:严密监测生命体征至平稳;观察尿液的量、颜色和次数变化,并准确记录24h尿量,因一侧肾被切除后,健肾负担会加重,尿量的多少能直接反应健肾功能的好坏;发现任何异常,应立即报告医生处理。

(4)切口护理:保持伤口敷料清洁干燥,若敷料被渗湿或污损应及时更换;取正确的体位,避免切口受压;若出现切口疼痛,可先给予精神安慰,减轻压力,分散其注意力,严重的切口疼痛可遵医嘱给予镇痛剂,以免影响患者呼吸和睡眠。

(5)肾窝引流管护理:妥善固定引流管;保持引流通畅,防止折叠、扭曲、受压等,定期挤捏疏通;观察并记录引流液的量、颜色及性状;无菌状态下,更换引流袋。

(6)心理护理:及时告知患者及其家属良好的手术效果,树立患者对疾病恢复及以后生活的信心。

3.健康教育

(1)加强营养,适当锻炼,提高抗病力。

(2)嘱患者平时多饮水,每天 2000~2500mL,以增加尿量来达到尿路内冲洗的作用。

(3)遵医嘱坚持放疗、化疗等辅助治疗,并定期来院复查。

(六)护理评价

(1)患者焦虑或恐惧症状是否减轻,情绪是否稳定。

(2)患者营养是否均衡。

(3)患者对有关疾病、健康的知识有无增加。

(4)患者出血、感染等并发症是否得到预防或控制。

二、膀胱肿瘤患者的护理

膀胱肿瘤在泌尿系肿瘤中是最常见的,发生率居首位,且绝大多数是来自上皮组织的恶性肿瘤即膀胱癌。膀胱癌发病年龄多在 50~70 岁,男性多于女性,比例为 4∶1,但目前年龄＜40 岁的人群发病率也有增长趋势。膀胱癌治疗后复发概率极高,且其生物学行为也随之改变,病理和临床分期向更高级别发展。

(一)病因

膀胱肿瘤起病原因复杂多样,可能与下列因素有关。

1.长期接触某些外源性致癌物质

β-萘胺、联苯胺、4-氨基联苯等是膀胱肿瘤致癌物,其主要存在于染料纺织、橡胶皮革、油漆塑料及印刷等化工行业中,处于这些环境和职业中暴露的人员膀胱肿瘤发病率极高。

2.不良的生活饮食习惯

吸烟是常见的诱发膀胱肿瘤的因素之一,可能与烟中含有芳香胺的衍生物有关。过多摄入甜味剂糖精也是膀胱肿瘤的危险因素。

3.长期慢性的膀胱黏膜刺激或炎症

膀胱慢性感染、膀胱埃及血吸虫病、膀胱结石、腺性膀胱炎及异物刺激等是诱发膀胱肿瘤的病因之一。

4.内源性致癌物质及基因因素

色胺酸和菸酸代谢异常,其中间产物邻羟氨基酚类物质具有致癌性,膀胱肿瘤患者尿内色胺酸代谢产物增多。癌基因和抑癌基因的突变致膀胱肿瘤发生。

5.其他

病毒感染、长期尿潴留(憋尿)、药物(非那西丁、环磷酰胺)等都有可能增加膀胱肿瘤发生的概率。

(二)病理

膀胱肿瘤多发生于膀胱侧壁及后壁,其次为三角区和膀胱颈部,顶部最少,其可单发,也可为多中心癌灶,同时可伴尿路中的肾盂、输尿管及尿道肿瘤。

膀胱肿瘤大多为乳头状的移行上皮细胞癌,占 90% 以上,鳞状细胞癌和腺癌较少见,非上皮来源的肿瘤如横纹肌肉瘤等则较为罕见,但恶性程度远较移行细胞癌高。膀胱移行上皮细胞癌在生长方式上,有原位癌、乳头状癌和浸润性癌三种。在膀胱镜下或大体标本观察,仅有黏膜红点状改变,无蒂无隆起者为原位癌,肿瘤呈粉红色有细长蒂者为乳头状癌,广基无蒂团块状或溃疡形成者为浸润性癌。其中,膀胱乳头状癌最为常见,据癌细胞分化不同,可分为Ⅰ、Ⅱ、Ⅲ三级。根据膀胱移行上皮细胞癌的浸润深度,大致的 TNM 分期为:T_{is} 原位癌;T_a 无浸润乳头状癌;T_1 浸润黏膜固有层;T_2 浸润肌层;T_3 浸润膀胱周围脂肪组织;T_4 浸润膀胱周围器官但局限于盆腔内。

膀胱肿瘤的直接扩散主要是向膀胱壁深部浸润,转移途径以淋巴转移为主,如髂淋巴结、腹主动脉淋巴结等,晚期可血行转移至肺、骨、肝等器官。

(三)护理评估

1.健康史

评估患者的一般状况、饮食习惯、吸烟史、职业,是否有长期接触联苯胺和β-萘胺等致癌物的经历,以及发病时间、既往史和家族史等。

2.身体状况

(1)血尿:无痛性血尿是膀胱肿瘤患者最常见和最早的症状,且常为间歇性肉眼血尿,具有全程性和终末加重的特点,易造成"治愈"或"好转"的假象,常被患者所忽视而延误诊治。

（2）膀胱刺激征：当肿瘤浸润、坏死、溃疡及合并感染时，患者可出现尿频、尿急、尿痛等膀胱刺激征，表明膀胱肿瘤已属晚期。

（3）排尿困难或尿潴留：肿瘤体积较大会影响膀胱容量，或肿瘤发生在膀胱颈口附近，或出血严重形成血块阻塞尿道内口时，可引起排尿困难甚至尿潴留。

（4）其他表现：当肿瘤浸润肌层。盆腔及转移时，可出现疼痛症状。膀胱肿瘤位于输尿管口附近影响上尿路尿液排空时，可造成患侧肾积水，影响肾功能。晚期膀胱肿瘤患者可有贫血、水肿、下腹部肿块等症状。非上皮性的膀胱鳞癌、腺癌血尿轻，浸润表现重，恶性程度高，病程短。

3.辅助检查

（1）尿液脱落细胞检查：可查找肿瘤细胞，方法简便易行，可做血尿患者的初步筛检，但检出的阳性率不高，故临床上已少用。

（2）影像学检查：B超无创、清晰、简便易行，为临床首选检查。CT扫描和MRI可看清肿瘤浸润的情况，可在决定治疗方案前检查。X线膀胱造影检在可见膀胱内充盈缺损，静脉肾盂造影对排除上尿路有无肿瘤和全面了解尿路等有一定意义。

（3）膀胱镜检查：通过该检查不但能确诊有无膀胱肿瘤，而且可直接看到肿瘤生长的部位、大小、数目及形态，可同时进行活检。其缺点是当肿瘤体积较大、膀胱容量很小、炎症或出血较重、尿液混浊时，膀胱镜检查无法进行或无法看清。

4.心理—社会状况

评估患者对病情的认知程度和经济承受能力，有无焦虑或恐惧心理。

5.处理原则

膀胱肿瘤原则上以手术治疗为主。根据肿瘤的部位、数目、病理及患者全身情况来决定手术方式。手术方式分为保留膀胱手术（经尿道膀胱肿瘤电切术、膀胱切开肿瘤切除和膀胱部分切除术）和膀胱全切术两类。膀胱内灌注化学治疗、免疫治疗等可作为一种保留膀胱手术的辅助治疗方法，预防或延迟肿瘤复发。

（1）腔内手术。对较小的单发的肿瘤部位又易于操作的表浅性膀胱肿瘤（T_{is}、T_a、T_1），可施行经尿道肿瘤电灼或电切术，该术创伤小，恢复快，但有一定的技术和设备要求。

（2）开放手术。①膀胱切开肿瘤切除术或膀胱部分切除术：对多发表浅性肿瘤可切开膀胱施行电灼和电切或肿瘤膀胱黏膜下切除术。对局限 T_2 和部分 T_3 期患者可行膀胱部分切除术，切除包括肿瘤的全层膀胱壁及距肿瘤不少于 2cm 的部分膀胱，肿瘤若邻近输尿管口则一并切除，输尿管另行膀胱移植。②膀胱全切术：适用于浸润性膀胱肿瘤（T_2、T_3、T_4）、肿瘤范围广或肿瘤位于膀胱三角区内等上述治疗方法难以根治者。根治性膀胱全切术包括膀胱全切、切除除直肠外的膀胱邻近盆腔器官、清扫盆腔淋巴结及尿流改道。尿流改道方式有回肠或结肠代膀胱术（非可控性）、肠管膀胱术（可控性）及输尿管皮肤造口等，最经典的仍是回肠代膀胱术。

（3）化学治疗。对膀胱肿瘤主要采取经膀胱内灌注化学抗癌药的方法，是一种局部化疗。膀胱内灌注药物有丝裂霉素、阿霉素、羟喜树碱、顺铂及长春新碱等，每次药液灌注后在膀胱内保留 2h 左右再排出，以使药液充分起作用，刚开始每周 1 次，共 8 次，以后延长间隔时间，4 周

1次,最好坚持1～2年。全身化疗主要用于肿瘤晚期转移的患者。

(4)免疫治疗。膀胱内灌注卡介苗对保留膀胱手术后预防肿瘤复发或再发疗效最好,也可全身应用干扰素、白细胞介素等免疫治疗提高疗效。

(5)放射治疗。对肿瘤晚期(T_4)无法手术根治者,可用钴60或电子加速器治疗,对控制病情及延长生命有一定作用。

(四)常见护理诊断问题

1.排尿异常

与膀胱肿瘤引起血尿,浸润膀胱壁、刺激尿路等有关。

2.营养失调:低于机体需要量

与肿瘤夺取机体营养及营养摄入不足有关。

3.焦虑或恐惧

与对膀胱肿瘤疾病及其治疗措施与预后的认知不足等有关。

4.自理缺陷

与医疗限制、术后有多根引流管、腹部造瘘口等有关。

5.有皮肤完整性受损的危险

与术后卧床时间较长,尿液刺激造瘘口或肛周皮肤有关。

6.自我形象紊乱

与全膀胱切除后尿流改道有关。

7.潜在并发症

术后出血、感染、尿瘘和肠瘘、高氯性酸中毒等。

(五)护理目标

(1)患者排尿或引流通畅。

(2)患者营养得到加强。

(3)患者焦虑或恐惧减轻,情绪保持平稳。

(4)患者自理能力提升。

(5)患者皮肤完整,未发生压疮。

(6)患者能接受并适应排尿方式的改变。

(7)患者未发生术后出血、感染等并发症。

(六)护理措施

1.术前护理

(1)心理护理:帮助患者寻找产生焦虑或恐惧的原因,进行心理疏导,使其树立战胜疾病的信心,可利用散步、看书报、听音乐、与室友交谈等方式分散注意力,保持情绪稳定及良好的精神状态;告诉患者血尿等症状的来源,只有切除肿瘤,才能彻底消除血尿;向患者适当解释膀胱肿瘤的治疗方法和效果,增强患者的治疗信心,以便主动配合治疗和护理。

(2)休息与营养:戒烟忌酒,保证充足的睡眠;给予易消化富于营养的食物和具有防癌抗癌作用的食物,尽量改善术前的全身营养状况,必要时按医嘱输血输清蛋白等,提高机体抵抗力和对手术的耐受力。

（3）病情观察：密切监测患者生命体征的同时注意观察血尿、膀胱刺激征、排尿困难等症状，监测体温和血白细胞计数，以判断有无感染存在。

（4）术前准备全膀胱切除术从术前1周开始，进行深呼吸锻炼，每日数次，降低术后发生肺不张、肺炎的危险；练习床上排便，以减轻术后疼痛，防止便秘；指导患者进行代膀胱功能训练，如有规律的收缩提肛肌、腹肌，每天练习4～6次，加强提肛肌收缩力，能增强代膀胱睡眠时的闭锁压，从而防止尿失禁，加强利用横膈和腹肌的收缩，可使代膀胱内压力增高促使排尿。肠代膀胱术前需做肠道准备，如术前3天给予肠道抑菌药，补充维生素K，进无渣半流质饮食，术前1～2天改流质，术前晚或术晨做清洁灌肠。术前1～2天应使用抗生素预防感染。完善各项检查（代膀胱手术需做肠道钡剂检查以明确肠道无病变）、备皮、皮试、备血等常规性准备。

2.术后护理

（1）一般护理：生命体征平稳后可取半卧位。全膀胱切除术后应卧床休息8～10天，术后禁食，一般待肛门排气后开始进食，尤其是肠代膀胱术后进食不宜过早，以防肠瘘，进食时给予高蛋白、高维生素的饮食，有利于术后切口和吻合口的修复。加强生活护理和基础护理。

（2）观察病情：严密监测患者生命体征至平稳；观察尿液的量、颜色及性状，并做准确记录，以便及时发现出血、尿路感染及漏尿等并发症；观察腹壁造瘘口乳头的血运，如有无水肿、出血、发绀及回缩等情况，一旦发现异常立即报告医生处理。肠代膀胱术后定期测定血电解质，以便及时纠治高氯性酸中毒。

（3）引流管护理：经尿道膀胱肿瘤切除术后留置导尿管，膀胱部分切除术后留置导尿管和耻骨后引流管，肠代膀胱术后留置膀胱窝引流管、输尿管支架管、代膀胱造瘘管或引流管、胃肠减压管。同时有多根管道时，应分别标注清楚，以便记录各管的引流情况。保持各引流管固定、通畅，床旁引流袋低于导尿管出口水平，防止逆流。引流袋、冲洗用物等每天更换，操作时严格执行无菌技术。因出血凝成血块或尿液刺激肠黏膜产生较多黏液，输尿管支架管、代膀胱引流管易发生阻塞，此时应用生理盐水或4%碳酸氢钠10～15mL低压冲洗疏通。

（4）腹壁造瘘口护理：用柔软的毛巾或棉球清洗造瘘口周围皮肤，有漏尿刺激时用0.5%氯乙定液清洗，每天1～2次，保持瘘口周围皮肤清洁与干燥；发现湿疹时，涂氧化锌软膏保护。待瘘口愈合、收缩完成后，使用开口与瘘口匹配的永久性集尿袋，及时清洗和更换集尿袋，以防逆行尿路感染。

（5）膀胱内灌注护理：将药液稀释至40～50mL，抽于50mL注射器内，患者排空膀胱平卧位，无菌插入普通导尿管，通过导尿管将药液注入膀胱内并保留2h，每隔15min改变体位，可按仰卧、左右侧卧、俯卧改变，以使药液充分与膀胱壁接触，发挥作用，提高疗效。

（6）心理护理：让患者表达术后的内心感受，引导患者正视造瘘口及尿路改道后排尿方式的改变，减轻心理负担，增强康复信心。

3.健康教育

（1）解释膀胱肿瘤治疗后的复发倾向，定期复查的必要性，凡保留膀胱术后2年内每隔3个月做1次膀胱镜检查，以便尽早发现复发或再发肿瘤及时进行治疗，复发后及时治疗仍有治愈的可能。

（2）告诉患者按医嘱进行膀胱灌注化疗、放疗及免疫治疗等综合治疗的重要性，防止肿瘤复发或再发；提醒患者放疗和化疗可能有骨髓抑制现象，应定期检查血常规以便指导治疗。

（3）指导可控性代膀胱术后患者用腹压排尿，非可控性代膀胱术后患者的集尿袋更换及使用，保持会阴或瘘口周围皮肤清洁，防止尿路逆行感染。

（4）注意休息，增强营养，改变不良生活饮食习惯，鼓励每日饮水 2000～3000mL，适当锻炼身体，提高抵抗力。

（七）护理评价

（1）患者排尿或引流是否通畅。

（2）患者营养是否均衡。

（3）患者焦虑或恐惧是否减轻，情绪是否保持平稳。

（4）患者自理能力是否提升。

（5）患者皮肤是否完整，有无发生压疮。

（6）患者是否接受并适应排尿方式改变。

（7）患者是否发生术后出血、感染等并发症。

第十节　前列腺增生的护理

前列腺增生全称为良性前列腺增生，是一种老年男性常见的疾病之一，是引起老年男性排尿困难的最常见病因，也是泌尿外科的常见病。前列腺增生在成人即出现，但产生症状的年龄大多在 50 岁以后，且随着年龄增长其发病率也不断升高，50 岁后出现症状的人达 40%～50%，60 岁后约为 60%，70 岁后约为 70%，80 岁后达到 90%。前列腺增生造成尿路梗阻，影响排尿，最终损害肾功能，给老年男性的生活与健康带来严重的危害，值得临床高度重视。

一、病因

前列腺增生有两个必要的条件：一是男性年龄的增长，二是有功能的睾丸出现异常，这已得到社会一致的公认和证实。其发病机制有多种学说或多种学说的综合作用，其中最主要的是与雄性激素的作用关系最密切：男性雄激素主要是睾酮，其在 5α 还原酶的作用下转变为双氢睾酮，双氢睾酮通过血运与前列腺腺上皮细胞的受体结合并被转送到细胞核中，与染色质相互作用促使腺上皮细胞增生，所以双氢睾酮是刺激前列腺增生的主要活性激素。另外，体内雄激素与雌激素的平衡失调（雌激素能增加雄激素与腺上皮细胞的受体结合即雌、雄激素的协同效应），前列腺腺上皮细胞与间质细胞的相互影响，多种肽类生长因子（表皮生长因子、胰岛素样生长因子及成纤维细胞生长因子等）的作用，可能都参与了前列腺增生的发生。

二、病理

前列腺正常的解剖结构大致由前列腺移行带（围绕尿道精阜部位的腺体）、中央带（射精管通过的部位腺体）和外周带三部分组成，各部分分别占前列腺组织的 5%、25% 和 70%。前列腺增生部位起始于移行带，中央带和外周带是前列腺癌的好发部位。前列腺的组织主要由纤维组织、平滑肌组织及腺组织构成，其增生的组织类型有基质型（纤维和平滑肌）、腺泡型（腺组织)及混合型(纤维和腺组织)三种,基质型是前列腺增生的主要病理组织类型和重要特征。由移行带开始增生的前列腺组织将外周的腺体压扁形成假包膜,又称外科包膜。外科包膜使增生的腺体与被挤压的正常前列腺有明显的界线,给手术摘除增生腺体时的分离提供了方便,也不会有使直肠受到损伤的风险。

前列腺增生的病理危害主要是增生体使前列腺段尿道延长、弯曲、受压变窄等引起的尿道梗阻,前列腺基质和膀胱颈部有丰富的α肾上腺素能受体。当α肾上腺素能受体兴奋时,后尿道平滑肌刺激收缩,进一步加重了膀胱流出道的梗阻。尿道梗阻的程度与前列腺增生的大小不一定成正比,而主要取决于增生的前列腺对尿道压迫的程度。尿道梗阻出现的早期,由于膀胱代偿,可仅为膀胱逼尿肌增强收缩而增厚,肌束形成小梁或假性憩室,输尿管间嵴肥厚;如梗阻继续发展膀胱会失代偿,膀胱容量也会减小,逼尿肌退变,顺应性变差,出现逼尿肌不稳定收缩,患者会出现更加明显的排尿异常症状(尿频、尿急和急迫性尿失禁),长期排尿困难、尿潴留使膀胱高度扩张,输尿管开口处括约肌活瓣功能丧失,膀胱内尿液逆流入输尿管,导致肾积水和肾功能损害。尿道梗阻引起尿潴留还会继发膀胱结石、尿路感染。

三、护理评估

(一)健康史

评估患者的饮食饮水、排泄情况、并发症、既往史和家族史等。

(二)身体状况

前列腺增生的症状与体征,随着前列腺增生的进展而逐渐出现,但其严重程度并不与增生病理呈正比,而是与前列腺增生引起尿路梗阻的程度、膀胱的功能、前列腺增生并发的情况及症状诱发因素等有关。其症状主要有两类:一类是尿路梗阻相关症状,另一类是并发症的症状。

1.尿频

是前列腺增生患者最早出现也是最常见的症状,且逐渐加重,尤其是夜尿次数增多,一般是每夜 2～3 次,多到十余次,严重影响患者睡眠。引起尿频的早期原因是膀胱颈口充血、膀胱逼尿肌代偿,后期是由于尿道梗阻严重后膀胱的残尿量增多、有效容量减少、顺应性降低等因素所致。当前列腺增生并发尿路感染和结石时,还可伴有膀胱刺激征即尿频、尿急、尿痛。

2.排尿困难

前列腺增生典型的症状为排尿困难,其原因有增大前列腺的机械性梗阻和膀胱出口平滑肌痉挛的动力性梗阻等。患者刚开始表现为排尿缓慢、费力、用腹压、尿射程缩短,逐渐发展为尿线变细,再以后尿流不成线呈滴沥状、尿不尽等。

3.尿潴留和尿失禁

当排尿严重困难后,患者每次排尿结束,膀胱内残余尿量不断增加引起尿潴留;当存留大量残余尿的膀胱过度膨胀,膀胱内压力增高超过尿道的阻力时,尿液可随时自行从尿道口溢出引起充盈性或充溢性尿失禁,患者夜间熟睡盆底肌肉松弛时更易出现,也可伴有强烈尿频、尿急的急迫性尿失禁。当有天气寒冷、疲劳、饮酒或辛辣饮食、久坐、便秘及感染等诱发因素作用时,患者会突然完全无法排尿,不久即感下腹胀满,疼痛难忍,引起急性尿潴留,常需去急诊处理,其原因可能是由上述的各种诱发因素致前列腺腺体和膀胱颈口急性充血水肿,从而完全阻塞尿道。

4.并发症及其他症状

前列腺增生患者的膀胱三角区或颈口或尿道前列腺部黏膜表面常有静脉血管扩张或充血，排尿时可破裂出血引起血尿，可为间歇性肉眼血尿；出血量大时形成血块充满膀胱，刺激膀胱黏膜，甚至阻塞尿道，出现相应的症状，所以有时也需与膀胱炎症、结石及肿瘤等引起的血尿相鉴别。前列腺增生的慢性尿潴留可引起上尿路扩张肾积水，最终损害肾功能，出现食欲缺乏、乏力、恶心呕吐、高血压及贫血等表现。患者长期排尿困难而导致腹内压增加，可出现痔、脱肛、腹沟沟疝等表现。

5.直肠指检

前列腺紧贴直肠前壁，直肠指检时可清楚触及，正常前列腺一般为栗子大小，质地韧或中等，表面光滑，中央有沟存在。若摸到前列腺增大、中央沟变浅或消失甚至凸出即为前列腺增生。按指检情况可对前列腺增生进行分度描述，但有多种经验分度，没有统一，如有这样三度分法：Ⅰ度增生为腺体增大、中央沟变浅；Ⅱ度增生为腺体明显增大，中央沟消失或略凸出；Ⅲ度增生为腺体显著增大，中央沟明显凸出，甚至手指不能触及腺体上缘。直肠指检前列腺不大不能说明其不增生，当前列腺增生的部位和方向不凸入直肠时，指检不一定能触及。直肠指检是前列腺增生初步诊断首先应进行的简便而重要的方法，也可与前列腺癌、膀胱颈口硬化及神经源性膀胱等引起的排尿困难做初步鉴别。

(三)辅助检查

1.B超检查

不仅可检测前列腺的大小、形态及结构(正常前列腺的大小为 4cm×3cm×2cm，呈椭圆形，左右对称)，还可测定残余尿量，明确膀胱内有无结石，肿瘤、憩室及了解上尿路情况。前列腺 B超主要经直肠或下腹部进行，专科以经直肠途径最常用。

2.尿流动力学检查

对前列腺增生患者主要做尿流率测定，是反应前列腺增生引起下尿路梗阻严重程度(排尿困难)的客观指标，能作为治疗方案决定的参考，手术前后对比可判别治疗效果；最大尿流率＜15mL/s，平均尿流率＜8mL/s，说明尿路梗阻存在，最大尿流率＜10mL/s 可作为手术治疗指征。要明确膀胱和尿道内压变化、膀胱逼尿肌和尿道括约肌的功能改变等，还需收集尿流动力学检查的其他客观数据，以较全面了解排尿困难的原因。

3.膀胱尿道镜检查

能直接观察前列腺增生凸入膀胱或后尿道的情况，并可明确膀胱内有无肿瘤、结石、憩室等，从而鉴别导致血尿的原因，并决定手术治疗的方案。

4.其他检查

血清前列腺特异性抗原(PSA)测定可鉴别前列腺癌，除 B超测定残余尿量外，还可用排尿后导尿法、膀胱造影法测定，放射性同位素肾图可了解两肾功能和上尿路通畅情况，术前做实验室检查和心、肺、肝、肾功能等检查。

(四)心理－社会状况

评估患者及其家属对伤情、手术风险及术后并发症的认知程度，以及治疗所需费用的承受能力。

(五)处理原则

前列腺增生如无尿路梗阻症状和膀胱,肾功能障碍等并发症者可先观察,无须特殊治疗;如已有尿路梗阻症状但较轻或年老体弱、心肺功能不全等而不能耐受手术者可采用药物治疗等非手术治疗;如出现手术指征者应尽早手术治疗。

1.紧急处理

当前列腺增生引起急性尿潴留时,一般应先插导尿管并留置以引流尿液,若普通导尿管插入困难,可在应用α肾上腺素受体阻滞剂松弛膀胱颈和后尿道,或尿道表面麻醉下试插前列腺导尿管;如仍不能放入,待膀胱剧烈胀尿时可行耻骨上膀胱穿刺抽尿或造瘘术;留置导尿或膀胱造瘘引流尿液一段时间后,膀胱功能改善又无手术禁忌患者再择期手术治疗。

2.药物治疗

目前常用的药物主要有三大类。

(1)5α还原酶抑制剂:主要代表药物为非那雄胺(保列治),每次 5mg 口服,每天 1 次。该药通过抑制 5α还原酶,使睾酮转变为活力更强的双氢睾酮减少,增生的前列腺部分萎缩而改善排尿症状。其特点为疗效确切,但起效时间较长,需长期服药,停药后症状易复发。

(2)α₁受体阻滞剂:第一代代表药为酚苄明(竹林胺),每次 5～10mg 口服,每天 1 次。第二代代表药有哌唑嗪,每次 1～2mg 口服,每天 2 次;阿夫唑嗪(桑塔),每次 2.5～5mg 口服,每天 2 次;特拉唑嗪(高特灵),每次 1～2mg 口服,每晚睡前 1 次。第三代代表药为坦索罗辛(哈乐),每次 0.2mg 口服,每日 1 次。该类药通过抑制膀胱颈部、尿道前列腺部的 α₁肾上腺能受体,降低该部平滑肌张力,使排尿通畅。其疗效显著,与保列治合用更受推崇。

(3)天然植物类药物:代表药有前列康、舍尼通、伯必松、通尿灵等,作用有调节性激素代谢,抑制 5α还原酶、生长因子,协调膀胱功能等。

3.腔内手术治疗

当前列腺增生患者出现严重尿路梗阻症状,残余尿量＞60mL,或曾有过急性尿潴留、并发尿路感染或膀胱结石或肾功能损害等,药物治疗效果不佳而一般情况良好时,应尽早手术治疗。腔内手术有经尿道前列腺电切术、经尿道前列腺电气化术、激光消融术等多种,现已被临床广泛应用,但以 TURP 较成熟。

4.开放手术治疗

是前列腺增生治疗最有效的方法,包括耻骨,上经膀胱前列腺增生体摘除术、耻骨后前列腺切除术及经会阴前列腺切除术,临床上采用前两者居多。

5.其他治疗

有冷冻治疗、微波和超声治疗、球囊扩张术及前列腺尿道支架等的应用。

四、常见护理诊断/问题

(一)排尿异常

与膀胱出口梗阻、逼尿肌损害、留置导管和手术刺激等有关。

(二)疼痛

与手术、导管刺激引起的膀胱痉挛有关。

（三）有感染的危险

与尿路梗阻、留置导尿、伤口引流不畅、术后免疫能力低下有关。

（四）恐惧或焦虑

与自我观念（老年）和角色地位受到威胁，担忧手术及预后有关。

（五）潜在并发症

术后前列腺窝出血、膀胱痉挛、尿失禁、感染、电切综合征等。

五、护理目标

（1）患者排尿正常。

（2）患者疼痛缓解或消失。

（3）患者未出现感染。

（4）患者情绪平稳。

（5）患者并发症未发生或发生时得到及时处理。

六、护理措施

（一）非手术治疗护理或术前护理

1.一般护理

嘱患者进食富营养易消化、含粗纤维的食物，以防便秘；忌饮酒和辛辣食物；鼓励患者白天多饮水，勤排尿。生活规律，保证充足睡眠，天气寒冷时应注意保暖，避免劳累、情绪激动、久坐或长时间骑车等，防止引起急性尿潴留。

2.心理护理

向患者介绍经管医师、护士及病室环境，消除患者的陌生感，增强患者的安全感。耐心地给患者做本病的健康教育指导。多与患者交流，耐心地听患者倾诉，及时答疑解惑。做好家属工作，解除患者的后顾之忧。

3.用药护理

按医嘱正规、及时地服用 5α 还原酶抑制剂和 α_1 受体阻滞剂等；保列治一般服用 3 个月才开始起效，应长期坚持服用，停药易使症状复发加重；同时注意药物的不良反应，如头晕、头痛、鼻塞、恶心呕吐、乏力、直立性低血压等，但多较轻微，严重者可再就诊处理。

4.术前准备

控制血尿，凝血机能差者，可给予适当补全血、血小板等，并备足血量待输。急性尿潴留留置导尿或膀胱造瘘者，应保持管道通畅，解除梗阻，改善肾功能；伴尿路感染者，应鼓励多饮水，必要时给予间断膀胱冲洗或遵医嘱应用抗生素，待膀胱逼尿肌功能恢复、肾功能改善、尿路感染控制后再做手术。前列腺增生患者大多年事已高，往往合并心、肺、肝、肾等脏器功能的损害，术前应进行全面仔细的检查及相应治疗，待病情稳定后再行手术，减少麻醉和手术的危险。预防感冒，做深呼吸，进行咳嗽排痰练习。训练床上大小便，便秘者给予缓泻剂，术前晚灌肠，术前禁食 12h，晨起禁水，术前 1 天备皮等。

（二）术后护理

1.一般护理

手术后第 1 天取平卧位，减少活动，防止出血；第 2 天改半卧位，以利于引流。鼓励患者做深呼吸和有效咳嗽,痰多者给予雾化吸入,减少肺部并发症;卧床期间给予患者下肢肌肉按摩,防止下肢静脉血栓形成;拔管后方可下床活动,活动应循序渐进,须有人陪护,防止意外。手术后禁食、禁水,肠蠕动恢复后可进流质饮食,逐步过渡到半流质、普食;多饮水以增加尿量,多食纤维素高的食物以防便秘,避免因排便用力使前列腺窝出血。加强基础护理和生活护理,如做好晨、晚间口腔护理;保持床铺整洁干燥,保持腹部、臀部、会阴部皮肤清洁干燥,预防湿疹和压疮发生,尽量满足患者需要等。

2.观察病情

严密监测生命体征和意识状态,尤其是原有心血管系统疾病的患者,TURP 中采用截石位,双下肢血液因重力作用流向身体较低部位,而术后放平肢体,大量血液于一瞬间移向下肢,易出现血压骤降和心功能障碍。应密切观察引流液或膀胱冲洗液的颜色与量,以便及时发现和处理术后出血并发症,出血量多时极易造成管道阻塞,引发一系列问题。观察有无疼痛、腹胀、恶心呕吐、管周漏尿以及拔管后排尿情况等,以便分析原因,给予相应处理。记录24h出入量,尿量＝排出量－冲洗量。

3.三腔导尿管护理

手术结束时留置的三腔导尿管,气囊注入无菌盐水 30～40mL 并牵拉导尿管用布胶固定于大腿内侧或做一定牵引力的牵引,以气囊压迫前列腺窝防止窝面渗血,6h 后或术后第 2 天早晨放松。回到病房后立即做膀胱冲洗。

4.引流管护理

妥善固定各引流管;保持气囊导尿管、膀胱造瘘管的通畅,翻身时,注意引流管有无移位和脱落,确保各管不扭曲、不折叠,并定期挤压引流管,防止血块堵塞;每日用新洁尔灭棉球擦洗尿道口 1 次,每天或隔天更换引流袋,防止逆行感染。

耻骨后引流管术后 3～4 天,待引流量很少时拔除;TURP 术后 3～5 天即可拔出导尿管,耻骨上经膀胱前列腺切除术后 5～7 天及耻骨后前列腺切除术后 7～9 天拔除导尿管;术后 10～14 天,若夹闭膀胱造瘘管训练排尿通畅则可拔出造瘘管,然后用凡士林油纱布填塞瘘口,排尿时用手指压迫瘘口敷料以防漏尿,一般 2～3 天瘘口愈合。

5.术后出血的护理

早期出血多发生在术后 1～2 天,若发现引流液或膀胱冲洗回流液颜色深红或发生血凝块,甚至出现面色苍白、血压下降、脉搏细速等休克症状,提示术后出血并发症,需立即报告医生处理。晚期出血多发生在术后 1～4 周,由于电凝痂脱落,合并感染或过度活动等引起,需急诊处理,故手术 1 周后,患者逐渐离床活动时应避免腹压增高,保持大便通畅,避免用力排便,禁止灌肠或肛管排气,以免造成前列腺窝出血。

6.术后感染的护理

术后留置管道、出血、免疫力低下等原因易引发尿路感染和精道感染,为防止感染,每日以 0.5%碘伏棉球擦拭尿道口 2 次,尿道口保持清洁,勤换内裤;尿袋应低于膀胱水平以下,以防止逆流,及时更换尿袋并严格无菌操作;早期应用抗生素。

7.膀胱痉挛的护理

膀胱痉挛可引起阵发性剧痛,患者痛苦不适,严重时导致膀胱冲洗不畅、逆流及出血,多因逼尿肌不稳定。导管刺激、血块堵塞冲洗管等原因引起。术后留置硬脊膜外麻醉导管,按需定时注射小剂量吗啡进行自控镇痛,对预防阵发性剧痛有良好效果;也可用口服硝苯地平丙胺太林、地西泮或用维拉帕米 30mg 加入生理盐水内冲洗膀胱等方法处理。

8.尿失禁的护理

拔除导尿管后患者常出现尿频、尿急、轻度尿失禁,多为暂时性,原因为手术损伤尿道括约肌而未完全恢复。嘱患者做盆底肌肉收缩训练:放松腹部和大腿肌肉,收紧肛门 2～3s,放松片刻再收紧如此反复,每天数次,每次 20～30min;同时指导患者尽量忍耐以增加膀胱容量,一般 1～4 周可恢复。

9.TURS 的护理

因 TURP 时间过长,冲洗液被大量吸收入血使血容量急剧增加,血液被稀释,血钠降低,血浆渗透压下降,表现为血压一过性升高,继之下降,伴心动过缓、烦躁不安或神志淡漠、胡言乱语等,很快出现明显的脑水肿、肺水肿、心力衰竭等一系列临床表现。应立即减慢输液速度、吸氧,给利尿剂、脱水剂,以及强心、纠酸等处理。

10.心理护理

术后继续给予患者及其家属心理上的支持。向患者讲解治疗过程及护理措施,做好健康教育;帮助患者适应角色转换,当患者出现不良心理反应时应找出原因并加以干预。建立良好的护患关系。

(三)健康教育

(1)告诉患者即使在非手术治疗期间,也应避免受凉、劳累、饮酒、便秘等,以防急性尿潴留的发生。

(2)解释继发性出血的原因,术后 1～3 个月内应避免剧烈活动,如快速上下楼梯、登山、跑步、骑自行车、性生活等。

(3)术后前列腺窝的修复需 3～6 个月,因此术后可能仍会有排尿异常的现象。嘱患者白天应多饮水,每天保持尿量在 2000mL 以上,定期做尿常规、尿流率及残余尿量检查。指导患者经常有意识地锻炼提肛肌,以加强尿道括约肌功能。有明显的血尿等严重症状并持续发生时,速来医院就诊。

(4)说明前列腺手术后常会出现逆行射精,但不影响性生活,少数会出现阳痿,可予以心理辅导,并做针对性治疗。

七、护理评价

(1)患者排尿是否恢复正常,排尿是否通畅、能否控制。

(2)患者疼痛是否减轻,有无疼痛症状。

(3)患者的焦虑或恐惧是否消失,情绪是否稳定。

(4)患者有无发生感染,有无体温升高、伤口红肿及尿液混浊等。

(5)患者是否有血尿,血尿程度如何,生命体征是否平稳,并发症是否得到预防或及时处理。

第十一节　肾移植的护理

　　移植是将一个个体的细胞、组织或器官用手术或其他措施移植到自己体内或另一个体的某一部位的统称。移植的细胞、组织或器官称为移植物,提供移植的个体称为供者或供体。肾移植就是将健康转移者的肾脏移植给有肾脏病变并丧失肾脏功能的患者。肾移植是治疗终末期肾脏疾病最主要的手段,是所有的同种大器官移植中完成最多,成功率最高的一种。人类首例肾脏移植成功是在 1954 年。

　　肾移植是慢性肾功能不全最理想的治疗方法,故凡是慢性肾功能不全发展至终末期患者,均可用肾移植治疗。但为了提高肾移植存活率,临床上选择合适的患者较为严格,一般从病情、原发病种类、年龄等方面考虑。从原发病来讲,最常见的适合做肾移植受者的原发病是原发性肾小球肾炎,其次是慢性肾盂肾炎、间质性肾和囊性肾病。年龄虽然不是选择的主要指标,但以在 15～55 岁的青壮年为好。

　　肾移植手术多采用髂窝内移植,将供肾动脉与髂内动脉吻合,供肾静脉与髂外静脉吻合,供肾输尿管与膀胱吻合。一般情况下无须切除受者的病肾,但在某些特殊情况下则必须切除,如病肾为肾肿瘤、严重肾结核、巨大多囊肾、多发性肾结石合并感染等。

一、护理评估

(一)健康史

　　了解患者肾病的病因、病程及诊疗情况;出现肾衰竭的时间及药物治疗的经过,行血液透析治疗的频率和效果等。

(二)身体状况

1.全身

　　患者的生命体征是否平稳、营养状况、有无水肿、贫血或皮肤溃疡等;患者是否有排尿及尿量情况,有无排尿困难和排尿疼痛等;有无其他并发症或伴随症状。

2.局部

　　肾区有无疼痛、压痛、叩击痛以及疼痛的性质、范围、程度。

(三)辅助检查

　　除术前常规实验室、影像学检查外,还应评估供、受者间相关的免疫学检查情况,如血型是否相符、HLA 配型形容程度,淋巴细胞毒交叉配合试验及群体反应性抗体检测结果;了解尿及咽拭子细菌的培养结果等。

(四)心理—社会状况

　　肾移植患者常存在复杂的心理反应,如焦虑、恐惧、对手术期望值过高,而对手术可能出现的问题考虑较少等。

二、常见护理诊断/问题

(一)焦虑与恐惧

　　与担心手术及其效果有关。

（二）营养失调:低于机体需要量

与食欲减退、胃肠道吸收不良及低蛋白饮食有关。

（三）有口腔黏膜受损的危险

与应用免疫抑制剂及感染易感因素增加有关。

（四）潜在并发症

出血、感染、急性排斥反应、尿瘘等。

三、护理目标

（1）患者情绪稳定,焦虑减轻或缓解。

（2）患者营养状况得到改善。

（3）患者口腔黏膜完好无损。

（4）患者移植术后并发症得到预防或被及时发现及治疗。

四、护理措施

（一）术前准备

1.供体的选择

尽管人们都希望为受体找到配型完全相同的供者器官,但多数情况下这只能在同卵双生或者少数兄弟姐妹间实现。供体同卵孪生最佳,依次为异卵孪生、同胞兄弟姐妹、父母子女间、血缘相关的亲属及无血缘关系者之间。尸体供体是最后的选择。

2.供者器官的切取和保存

器官切取应尽量减少器官的热缺血时间,因为常温下缺血对器官的损伤最为严重,一般热缺血时间不应超过10min。切除供者脏器后,用器官灌洗液(0~4℃)快速灌洗器官,尽可能冲净其内血液,使器官保持冷缺血状态,并保存于2~4℃灌洗液的容器中直至移植。

3.患者准备

除手术前常规准备外,还应做好与手术本身有关的准备。

(1)查血型、交叉配血与细胞毒性试验和HLA定型。

(2)术前1~2天将患者转移至隔离病房。

(3)保证充足的睡眠和休息。

(4)遵医嘱给予抗生素、泼尼松、氢氧化铝、降压药等。

(5)特别注意纠正肾衰竭存在的氮质血症、水电解质及酸碱失衡、低蛋白血症等,使机体有充分的储备力。

4.病室准备

(1)病室消毒:隔离病房应朝阳、通气。术前1d用0.5%过氧乙酸擦拭室内一切物品和墙窗,再用福尔马林或乳酸熏蒸消毒;次日再用0.5%过氧乙酸擦拭一遍。

(2)病室物品:除手术后必备的一般物品外,另加尿相对密度计、量杯、痰杯、引流瓶、紫外线灯、专用药品柜、监护仪器及隔离衣、帽、鞋等。

（二）术后护理

1.病情观察

(1)生命体征:术后3天内每小时观察一次,以后根据情况调整为每4h一次。

(2)尿液:观察尿液颜色,术后 3d 内,每小时测量尿量及尿相对密度,3 天后可 4～8h 测量一次,每日查尿常规。

(3)肾功能和体液平衡:早期每日或隔日查血常规、血肌酐、尿素氮、电解质等,每日测量体重。

(4)排斥反应预兆:全身表现为突然精神不振、少语乏力、头痛、关节酸痛,食欲减退、心悸气短等;也可出现多汗、多语、恐惧、体温骤然升高、体重增加、血压增高、尿量减少、两肺啰音及喘鸣等。局部表现为移植肾区闷胀感、肾增大、压痛、质硬、阴茎水肿等。

(5)糖皮质激素不良反应:如皮疹、痤疮、脓疱疮、消化道出血等。

2.体位

安置平卧位,术侧下肢髋、膝关节各屈曲 15°～25°,禁止突然变化体位,以减少切口疼痛和血管吻合口张力,有利于愈合。待手术切口拆线后可起床适当活动,活动量应从室内逐渐扩展至室外。

3.饮食

合理的饮食和充足的营养素摄入对维持移植肾功能稳定、术后康复有重要意义。肠蠕动恢复后,可给予高热量、高维生素、低蛋白、低盐、易消化的饮食,忌油腻,鼓励患者多饮水。

4.静脉输液

肾移植后给患者静脉输液时,原则上不经手术侧的下肢或血液透析的动静脉造瘘的上肢为穿刺点。

5.引流管

肾移植患者术后通常有静脉输液导管、压引流管、导尿管等。护理人员要经常检查各种导管是否通畅,防止扭曲、堵塞、脱落等现象。保持引流管的正确位置,经常挤压引流管并保证其处于负压状态。

6.口腔护理

肾移植患者术后服用免疫抑制药物,机体抵抗力较差,易发生口腔溃疡和真菌感染。应每日给予口腔护理 2 次,漱口水应根据患者口腔 pH 来选择适宜的漱口液,pH 过高,易发生细菌感染,pH 过低,易发生真菌感染。

(三)术后并发症的护理

1.排斥反应

临床最常见的是急性排斥反应,可以发生在术后的任何时候,故应加强对肾移植术后患者的观察,以便及时发现排斥反应的征兆并处理。主要症状有寒战高热,移植物肿大而引起局部肿痛,患者一般状态较差,移植器官功能减退。术前、术中及术后常规使用免疫抑制剂,以抑制排斥反应。

2.感染

感染是常见并发症,也是导致移植患者死亡的主要原因之一。常发生在切口、肺部、尿路、皮肤、口腔等部位,致病菌可为化脓性菌,也可为真菌,故应严密观察,细心护理。如针对口腔感染,除定时进行口腔护理外,每周应做 1～2 次咽拭子培养,一旦发现真菌性口腔炎征象,如咽峡、上颌及舌根有白膜黏附,应及时涂片找真菌。对真菌阳性者,及早给予制霉菌素及克霉唑治疗。若发现患者呼吸急促,应怀疑肺部感染,及时行肺部 X 线检查。

3.消化道出血

术前应行钡餐检查,排除溃疡病;术后可用保护胃黏膜药物及抗酸药物(如氢氧化铝凝胶、复方氢氧化铝、西咪替丁等)预防;一旦出血,局部和全身用止血药,静脉滴注抗酸药;严重者,应输血,必要时进行手术治疗。

4.精神症状

用抗排斥药物可引起精神症状,如兴奋、情绪波动、烦躁、多疑、迫害妄想、拒绝治疗等,应严密观察,耐心护理,防止意外发生。

5.尿路梗阻

若移植肾突然出现尿闭,应立即手术,去除梗阻原因。

6.尿瘘

若发现尿量减少,切口有尿液外渗,表明有尿瘘存在,应立即更换切口敷料,行负压吸引,一般能自行愈合;对不能自愈者,应进行手术修补。

7.血管吻合口渗血

移植肾血管吻合口可有渗血,甚至形成血肿;渗血较多可出现血容量不足的症状,血肿压迫输尿管可引起尿闭。手术后安置患者平卧1周,是预防渗血和血肿的重要措施,一旦出现血肿,应行血肿清除及引流术。

8.蛋白尿

肾移植术后有不同程度的蛋白尿,可在数周后自行消失。术后可每日测尿蛋白含量,一般在2周后下降至0.1g/L以下。

9.高血压

应明确病因,及时治疗。

(四)健康教育

1.饮食

术后应给予高热量、低蛋白及高维生素的饮食,以利于术后的恢复。

2.正确服药,预防感染

肾移植术后患者需要长期服用免疫抑制剂,以预防排斥反应,在服用免疫抑制剂时应严格按照医嘱服用,切忌自行调节剂量。

3.自我监测

对于肾移植术后患者,要指导他们在出院后能对自己的病情进行简单的监测,如对体温、体重、血压、尿量等的观察。如发现近期有体重增加明显,尿量减少等症状,需考虑肾移植的功能不全,需来医院进一步检查。

4.保护移植肾

对移植肾部位进行保护,保暖等措施,避免该部位的受伤,尽量延长移植肾的存活时间。

5.定期复诊

因为大部分的移植肾均会或多或少地产生排斥反应,故患者应定期到医院复诊,以了解移植肾的情况,从而调整治疗方案,以达到更好的治疗效果。

五、护理评价

(1)患者的焦虑或恐惧是否消失,情绪是否稳定。

(2)患者营养状况是否得到及时改善或纠正,是否耐受手术。

(3)患者口腔黏膜是否完整,是否发生溃疡或愈合。

(4)患者是否发生抑制肾脏功能衰竭、排斥反应、感染、出血等并发症,是否得到及时发现并处理。

第十二节　泌尿系结核的护理

肾结核多发生在 20～40 岁的青壮年,男性多于女性,比例为 2:1。近年来,平均发病年龄有上升的趋势,老龄患者也相应增多。

一、病因

泌尿系结核的起源是肾,绝大多数由肺结核经血行播散引起,少数继发于肠结核或骨关节结核。可累及肾、输尿管、膀胱、尿道、前列腺、精囊、睾丸、输精管、输卵管等部位。肺结核经血行播散引起肾结核要经过 3～10 年甚至更长时间,故肾结核极少发生在 10 岁以内的小儿身上。

二、病理

结核杆菌由原发病灶经过血行进入肾小球血管丛,在双侧肾皮质形成多发性微结核病灶,即病理肾结核。若患者免疫状况良好,可全部愈合。若患者免疫力较低,肾皮质结核病灶不愈合则发展为肾髓质结核,即临床肾结核、多数为单侧病变。病理改变主要是结核结节、溃疡、干酪坏死、空洞、纤维化等。

肾髓质结核不能自愈,并进行性发展,肾乳头发生溃疡、干酪样坏死,病变蔓延至肾盏并扩散累及全肾。纤维化可使肾盏颈或肾盂出口狭窄,形成局限的闭合性脓肿或无功能的结核性脓肾。结核钙化可以是愈合的结核病灶,也可使全身成为弥散性钙化肾。

结核病变经肾盏黏膜表面,黏膜下层和结核杆菌尿液的直接接触扩散至输尿管、膀胱和尿道。纤维化的输尿管呈僵硬条索样,管腔狭窄可致肾积水和结核性脓肾。有时输尿管完全闭合,含菌的尿液不能再进入膀胱,膀胱病变反见好转,膀胱刺激征缓解,尿中亦无明显改变,即为临床所谓的"自截肾"。膀胱结核继发于肾结核,始于输尿管开口周围,后扩散至膀胱周围。起初膀胱黏膜充血、水肿,可有浅黄色结核结节,而后形成溃疡、肉芽肿或纤维化,使患侧输尿管口狭窄或呈"洞状",引起上尿路积水或反流。病变严重,广泛纤维化时,可形成挛缩性膀胱,容量不足 50mL;还可引起健侧输尿管口狭窄或"闭合不全",从而形成肾结核对侧肾积水。尿道结核形成的溃疡纤维化可导致尿道狭窄。

三、护理评估

(一)健康史

评估有无诱发泌尿系结核的因素,如营养不良、抵抗力下降等;有无与结核患者密切接触史。

(二)身体状况

早期肾结核患者多无临床表现,尿频是多数泌尿系统结核患者最早出现的临床症状,发病过程一般较为缓慢。

1.膀胱刺激征

75％～85％的患者有此症状。肾结核的尿频症状具有发生最早、进行性加重和消退最晚的特点。少数病例可由于输尿管病变导致早期闭塞,结核病变不能延及膀胱而不出现尿频、尿急、尿痛等症状。

2.血尿和脓尿

较为常见,有60％～70％的患者可出现血尿。血尿可为肉眼或显微镜下血尿,常与尿频症状并发,多为终末血尿,多由膀胱结核所致。少数病例可由于肾内病变而引起全程肉眼血尿。由于肾脏和膀胱的结核性炎症,尿液中可出现大量脓细胞,同时在尿液内亦可混有干酪样物质。脓尿的发生率为20％左右。

3.肾区疼痛和肿块

肾结核一般无明显腰痛。患侧腰痛常在晚期形成结核性脓肾或病变延及肾周围时出现。并发对侧肾积水时可出现对侧腰痛。病变严重者可引起结核性脓肾,肾脏体积增大,腰部存在肿块。

4.男性生殖系统结核

肾结核男性患者中50％～70％可合并生殖系统结核。虽然病变主要从前列腺、精囊开始,但临床上表现最明显的是附睾结核,附睾可触及不规则硬块。输精管存在结核病变时,变得粗硬并呈"串珠"样改变。

5.全身症状

多不明显。晚期肾结核或合并其他脏器活动性结核时可出现低热、盗汗、消瘦及贫血等症状。

(三)辅助检查

1.尿液检查

尿呈酸性,有脓细胞、少量蛋白及红细胞,连查三次晨尿均有结核杆菌,若结果为阳性对诊断肾结核有决定意义。结核杆菌培养费时较长但可靠,动物接种已较少采用。

2.影像学检查

可判断病变在何侧肾,也可判断肾损害程度,是确定肾结核治疗方案的主要手段,以X线检查最为重要。

(1)X线检查:泌尿系统平片可见到病肾钙化,甚至全肾钙化。排泄性尿路造影及逆行性肾盂造影,早期肾结核表现为肾盏边缘不光滑如虫蛀状,继而肾盏、肾盂不规则地扩大或模糊变形形成空洞。输尿管僵硬呈虫蛀状,管腔狭窄。若全肾广泛被破坏、肾功能低下或完全丧失,肾盏、肾盂不明显。

(2)超声检查:对严重肾结核可确定病变部位、明确对侧肾有无积水、膀胱是否挛缩。

(3)CT和MRI:一般不用于诊断肾结核,多在泌尿系统造影图像不清时采用。MRI水成像在肾结核对侧肾积水可有良好显示。

3.膀胱镜检查

早期可见黏膜充血水肿、结核结节;后期可见有溃疡,检查时易出血,以膀胱三角区、病侧输尿管口为显著,必要时取活组织检查。

(四)心理—社会状况

评估患者及其家属心理状态、认知程度和承受能力。病轻者心理反应可不明显,病重者需手术治疗、长期不愈或发生并发症等会产生焦虑、恐惧的心理反应。

(五)处理原则

肾结核的治疗原则:合理按时抗结核药物治疗、全身营养支持疗法、必要时进行手术治疗和晚期并发症的治疗。

1.药物治疗

适用于早期肾结核,病变较轻或局限,无空洞性破坏及结核性脓肿。常用药物:异烟肼300mg/d、利福平600mg/d、吡嗪酰胺1.0～1.5g/d(两个月后改用乙胺丁醇1.0g/d)、维生素C1.0g/d,顿服。一般至少治疗半年以上,服药期间注意药物的肝毒性。

2.手术治疗

手术前服用抗结核药不少于2周,术后继续服药。

(1)肾切除手术:适用于肾结核破坏严重,对侧肾功能正常或对侧结核病变较轻且经药物治疗一段时间后。健侧肾积水,肾功能不良应先引流积水肾,挽救肾功能,而后再切除结核肾。

(2)保留肾组织的肾结核手术:适用于局限的结核性脓肿或闭合性空洞。如结核病灶清除术、部分肾切除术可作为药物治疗的补充。

(3)挛缩膀胱的手术治疗肠膀胱扩大术适用于结核病肾切除、膀胱结核已愈合、无尿道结核的患者。尿流改道手术(输尿管皮肤造口术、回肠膀胱术等)适用于有尿道梗阻的挛缩膀胱患者。

四、常见护理诊断/问题

(一)恐惧/焦虑

与病程长、病肾切除、晚期并发症有关。

(二)排尿形态异常

与结核性膀胱炎、膀胱挛缩有关。

(三)有感染的危险

与机体抵抗力降低、肾积水、置管引流有关。

(四)潜在并发症

肾功能不全。

(五)体液不足

与肾功能不全引起的恶心呕吐,术前术后出血有关。

五、护理目标

(1)患者恐惧、焦虑减轻。

(2)患者能维持正常的排尿形态。

(3)患者感染的危险性下降或未发生感染。

(4)患者的体液维持在正常范围。

(5)患者肾功能不全的危险性下降。

六、护理措施

(一)术前护理

1.一般护理

鼓励患者进营养丰富的饮食,多饮水以减轻结核性脓尿对膀胱的刺激,保证休息,改善并纠正全身营养状况。

2.药物治疗的护理

患者术前均应进行一定时间的抗结核治疗,定期协助做好尿液常规和尿结核杆菌检查、泌尿系造影,以观察药物治疗的效果。及早发现药物的不良反应和对肝肾的损害,并及时处理。

3.心理护理

临床肾结核为进行性疾病,不经治疗不能自愈。向患者讲明全身治疗可增强抵抗力,合理的药物治疗及必要的手术治疗可消除病灶、缩短病程。消除患者的焦虑情绪,告诉其保持愉快的心情和良好的心理素质对结核病的康复有重要意义。

(二)术后护理

1.病情观察

注意观察患者的血压、脉搏及有无发生术后出血的迹象。当肾部分切除或肾病灶切除的患者出现大量血尿;肾切除患者伤口内引流血性液体 24h 未减少,每小时超过 100mL 并达到 300~500mL;术后 7~14 天因咳嗽、便秘等情况突然出现虚脱、血压下降、脉搏加快等症状时,均提示有内出血可能,应尽快通知医师并协助处理。

2.体位

肾切除患者血压平稳后可取半卧位。鼓励其早期活动,以减轻腹胀、利于引流和机体恢复。保留肾组织的手术患者,应卧床 7~14 天,减少活动,以避免继发性出血或肾下垂。

3.饮食

因手术刺激后腹膜,患者多腹胀,待肛门排气后可开始进食易消化、营养丰富的饮食。

4.引流管的护理

观察并记录各引流管引流液的量、质、色变化。

5.观察健肾功能

一侧肾切除,另一侧肾能否完成代谢需要,是肾手术后护理观察最关键的一点。因此要连续 3 天准确记录 24h 尿量,且观察第一次排尿的时间、尿量、颜色。若手术后 6h 仍无排尿或 24h 尿量较少,说明健肾功能可能有障碍,应通知医师处理。

6.预防感染

结核病灶使患者免疫能力降低,更因尿路梗阻或手术创伤等因素,可能引起感染。术后须注意观察体温及血白细胞计数变化,保证抗生素的正确应用,切口辅料渗湿应及时更换,充分引流,适时拔管、减少异物刺激及分泌物增加等,预防感染发生。

(三)健康教育

1.康复指导

加强营养、注意休息、适当活动、避免劳累,以增强机体抵抗力,促进恢复。有肾造瘘者注意自身护理,防止继发感染。

2.用药指导

(1)术后继续抗结核治疗 6 个月以上,以防结核复发。

(2)用药要坚持联合、规律、全程,不可随意间断或减量、减药,不规则用药可产生耐药性而影响治疗效果。

(3)用药期间需注意药物不良反应,定期复查肝肾功能、测听力、视力等。若出现恶心、呕吐、耳鸣、听力下降等症状,应及时就诊。

(4)结核、孤立肾结核、肾结核对侧肾积水的患者更应注意。

3.定期复查

单纯药物治疗者必须重视尿液检查和泌尿系造影的变化。术后也应每月检查尿常规和尿结核杆菌,连续半年尿中无结核杆菌称为稳定转阴。5 年不复发可认为治愈。

4.预后

早期正规治疗肾结核,防止膀胱产生严重的结核病变及肾积水,无肾功能不良及继发感染,可有较好的预后。若并发膀胱挛缩症,须正规抗结核治疗,待膀胱病变治愈后才能再次手术治疗,同时应加强支持疗法、保护肾功能。

七、护理评价

(1)患者焦虑是否减轻,情绪是否稳定。

(2)患者排尿形态是否正常,有无膀胱刺激征。

(3)患者有无体温升高、血白细胞和中性粒细胞计数是否正常。

(4)患者肾功能是否正常或有无好转。

(5)患者的体液能否维持在正常范围,有无脱水症状与体征,血压是否平稳。

第四章　神经系统疾病的护理

第一节　脑出血护理

脑出血是指自发性脑实质内出血,临床上可分为损伤性和非损伤性两大类,非损伤性又称原发性或自发性脑出血,是血液从破裂的血管直接进入脑组织所致,以脑动脉血管破裂引起者较多,也可由静脉或毛细血管破裂引起。约80%发生于大脑半球,以基底节区为主,其余20%发生于脑干和小脑。

一、病因

高血压和动脉硬化是脑出血的主要因素,还可由先天性脑动脉瘤、脑血管畸形、脑瘤、血液病、感染、药物、外伤及中毒等所致。具备上述改变的患者,一旦在情绪激动、体力过度等诱因下,出现血压急剧升高超过其血管壁所能承受的压力时,血管就会破裂出血,形成脑内大小不同的出血灶。

二、神经定位征

由于出血部位不同,其神经定位表现也不相同。

(一)内囊出血

最常见,主要是出现"三偏症",即对侧偏瘫、偏身感觉障碍及偏盲。瘫痪肢体早期肌张力偏低、反射消失,很快肌张力逐渐增高,腱反射增强、病理反射阳性。主侧半球出血时伴有失语症。

(二)脑桥出血

双侧面肌及四肢肌瘫痪,腱反射增强,病理反射阳性,双侧瞳孔针尖样大小。

(三)脑室出血

表现为剧烈头痛、呕吐,很快进入深昏迷,并可有全身强直性痉挛发作。

(四)小脑出血

表现为眩晕、头痛、呕吐、共济失调、瞳孔缩小、脑膜刺激征阳性。出血时白细胞计数增多,脑脊液检查多为血性,起病1周内CT检查可确诊直径大于或等于1cm的血肿。

三、临床表现

(1)发病以50岁以上的高血压患者最多见。

(2)多在白天情绪紧张、过度用力、过度兴奋及用力排便时发病。

(3)起病急骤,一般在数分钟至数小时达高峰。

(4)多表现为突然头痛、头晕、恶心、呕吐,随即有偏瘫、失语、意识障碍及大小便失禁等。

(5)发病时血压多有增高,重症者合并消化道出血,呕吐物呈咖啡色。

(6)体格检查,依据出血部位不同,体征表现各异:内囊出血有偏瘫、偏身感觉障碍和偏盲。

脑桥出血轻者有交叉性瘫痪,重者四肢瘫痪,双侧瞳孔极度缩小。小脑出血有病变侧共济失调,眼球震颤等。

四、诊断

诊断要点如下。

(1)活动中,或情绪激动时起病,起病急,出现有头痛、呕吐、昏迷、偏瘫、失语等。

(2)CT能直接显示出血灶,观察血肿形成、吸收和囊变三个阶段的过程及是否破入脑室。血肿形成期呈高密度(CT值60～100HU),CT表现为圆形或不规则块状均匀性高密度区,周围有较局限的水肿带(出现于发病后2～3天,持续1个月),并伴有占位表现(1～3周较明显,可持续2个月)。如血肿破入脑室,脑室内可见高密度影或与脑脊液形成分层液面。血肿吸收期开始于出血后一周,表现为血肿高密度区向心性缩小,周围水肿带相应增宽。约于四周后,血肿吸收成为等密度或低密度。一般在2个月后,血肿完全吸收液化成为低密度囊腔。边缘清楚光滑,CT值近似脑脊液。常伴有脑萎缩和脑室扩大。

(3)本病需要注意与脑梗死、出血、糖尿病性昏迷、肝性昏迷、尿毒症、急性酒精中毒、低血糖、药物中毒、一氧化碳中毒等鉴别。

(4)本病的主要并发症有肺部感染、应激性溃疡、尿路感染、压疮等。

五、治疗

(一)急性期

1.内科治疗

(1)一般治疗。①安静卧床,床头抬高,保持呼吸道通畅,定时翻身,拍背,防止肺炎、压疮。②对烦躁不安者或癫痫者,应用镇静、止痉和止痛药。③头部降温,用冰帽或冰水以降低脑部温度,降低颅内新陈代谢,有利于减轻脑水肿及颅内高压。

(2)调整血压:血压升高者,可肌内注射利血平1mg,必要时可重复应用,如清醒或鼻饲者可口服复方降压片1～2片,每天2～3次,血压维持在20.0～21.3/12.0～13.3kpa为宜。

(3)降低颅内压:脑出血后且有脑水肿,其中约有2/3发生颅内压增高,积极降低颅内压,阻断上述病理过程极为重要。可选用下列药物。①脱水剂:20%甘露醇或25%山梨醇250mL于30分钟内静脉滴注完毕,依照病情每6～8小时1次,7～15天为一疗程。②利尿剂:速尿40～60mg溶于50%葡萄糖液20～40mL静脉注射。

(4)注意热量补充和维持水、电解质及酸碱平衡。

(5)防治并发症。

2.手术治疗

进行开颅清除血肿术或行血肿穿刺疗法,目的在于消除血肿,解除脑组织受压,有效地降低颅内压,改善脑血液循环以求挽救患者生命,并且有助于神经功能的恢复。

(二)恢复期

治疗的主要目的为促进瘫痪肢体和语言障碍的功能恢复,改善脑功能,减少后遗症以及预防复发。

(1)防止血压过高和情绪激动,避免再次出血。

(2)功能锻炼:轻度脑出血或重症者病情好转后,应及时进行瘫痪肢体的被动活动和按摩,每日 2～3 次,每次 15min 左右,活动量应由小到大,由卧床活动,逐步坐起、站立及扶持行走。对语言障碍,要练习发音及讲话。当肌力恢复到一定程度时,可进行生活功能及职业功能的练习,以逐步恢复生活能力及劳动能力。

(3)药物治疗:可选用促进神经代谢药物,如脑复康、胞二磷胆碱、脑活素、γ-氨酪酸、辅酶Q10、B 族维生素类、维生素 E 及扩张血管药物等,也可选用活血化瘀、益气通络,滋补肝肾、化痰开窍等中药方剂。

(4)理疗、体疗及针灸等。

第二节　脑梗死的护理

脑梗死是由于脑的血液供应障碍,导致脑组织缺血、缺氧而引起脑组织坏死软化,是脑血管病中最常见者,约占 75％,包括脑血栓形成和脑栓塞,以及腔隙性梗塞和临床上不能分归入以上分类的脑梗死。

一、病因

引起脑血管阻塞的原因主要有两种:一种是脑血栓形成,它是由于脑血管本身的病变,常因脑动脉粥样硬化使管腔内膜粗糙,管腔狭窄,在某些条件下,如血压降低,血流缓慢;另一种是脑栓塞,这是身体其他部位的血栓脱落,随血流到脑堵塞血管,引起脑栓塞。

二、病理

脑梗死的主要病理变化是在脑动脉硬化的基础上,血管内形成血栓,阻塞了血流,造成脑组织的缺血、缺氧和坏死,使患者出现偏瘫、失语、偏侧肢体麻木、走路不稳、大小便失禁、精神错乱、痴呆,甚至成为植物人,部分脑干梗塞和大面积脑梗死可致命。早期治疗、早期干预可以改善患者预后,减轻和减少致残。因为大量临床资料表明,发病后 6 小时内经过有效的溶栓治疗,可以使血栓溶解血管再通、使脑梗死痊愈率达到 70％～80％,个别资料报道可达近 90％,不留有任何后遗症。

三、临床表现

(1)呈突然起病,常开始于一侧上肢,然后在数小时或一两天内其神经功能障碍症状进行性累及该侧肢体的其他部分。

(2)多数不伴头痛、呕吐等颅内高压症状,较大动脉闭塞后数日内发生的继发性脑水肿可使症状恶化并导致意识障碍,严重脑水肿还可引起致命性的脑疝危险。

(3)大脑中动脉及其深穿支:最易受累,出现对侧偏瘫(程度严重)、偏侧麻木(感觉丧失)、同向偏盲,主侧半球(通常为左侧)受累时可表现失语,非优势半球受累时则发生失用症。

(4)颈内动脉:可引起同侧眼失明,其他症状常常与大脑中动脉及其深穿支闭塞后出现的症状体征难于鉴别。

(5)大脑前动脉:不常见,一侧可引起对侧偏瘫(下肢重、上肢轻),强握反射及尿失禁。双侧受累时可引起情感淡漠、意识模糊,偶可出现缄默状态及痉挛性截瘫。

(6)大脑后动脉:可有同侧偏盲、对侧偏身感觉丧失、自发的丘脑性疼痛、或突然发生不自主的偏身抽搐症;优势半球受累时可见失读症。

(7)椎-基底动脉:眼球运动麻痹、瞳孔异常、四肢瘫痪、进食吞咽困难、意识障碍甚至死亡。

四、辅助检查

(一)颅脑 CT

CT 平扫就是对头颅的一般扫描,一般讲平扫被应用于急性脑血管病,区别急性脑出血或脑缺血,三天内的不明原因的出血;观察脑积水、脑萎缩或先天变异;外伤术后血肿的观察以及陈旧性脑梗死随诊等。可为低密度、等密度甚至高密度和混杂密度,这主要与病程有关,从总的趋势看密度表现越来越低,直至达到脑脊液水平。但在 2～3 周要考虑"模糊效应"或"雾期"的存在,这是由于梗死区内脑水肿消失和吞噬细胞浸润,淋巴细胞增多及与髓鞘崩解后的残留物质有关。增强扫描就是在扫描前由静脉内注入碘对比剂。注入方法可为滴注,也可为推注,或两者合用。对比剂在 CT 扫描时的显影机制,又分为血管内显影,如动脉瘤、动静脉畸形,这种显影存留时间短,应特别注意注药后立即扫描,或边注边扫。而更多的显影机会来自血管外的碘,如脑膜瘤扫描后 20min 还有增强就是如此。由于神经科使用对比剂增强十分有益于观察血脑屏障的破坏,因而有利于区别胶质瘤与水肿。对比剂增强扫描仅在观察肿瘤术后是否复发时才被单独使用。为了提高效率,有人提出对可疑脑瘤患者都可以首先使用增强 CT 扫描,只有在需要进行鉴别诊断时,才加做平扫。严格的正规程序还应是先平扫,然后增强 CT 扫描。以保证检查的高质量。一周至几个月内,由于血脑屏障的破坏及血管增生,可见病灶周围的脑回增强,就部位而言,脑梗死严格的按血管分布区而分布,常以脑灰质为主,好发于分水岭地带。增强部位可为病灶周边增强、全部增强、中心增强或部分增强。因此,正常的报告梗死部位应以血管分布区命名。脑梗死常呈楔形,占位效应从无到有,从有到无直至负压性改变。值得注意的是,在大脑中动脉分布区梗塞时,梗死的低密度脑组织有时可以衬托出大脑中动脉水平段的高密度阴影,即所谓的"条带征"。

(二)MRI 表现

脑梗死的 MRI 表现主要反映病灶水含量的改变。

(1)梗死 6h 内由于细胞毒性水肿,梗死区含水量增加,T1 和 T2 梗死区域时间延长。在 T1 加权图像上呈低信号强度,在 T2 加权像上为高信号强度,以 T2 加权像为敏感。

(2)发病后 6～24h,细胞毒水肿加重并发生血管原性水肿,髓鞘脱失,脑细胞死亡,血脑屏障破坏,T1 及 T2 值进一步延长。注射 Gd-DTPA 后梗死区异常强化。

(3)第 2～7 天,脑水肿进一步加重,梗死区呈长 T1,长 T2 信号,但由于血管源性水肿,病变内蛋白质含量增高,与发病第 1 天比,T1 和 T2 略有缩短。

(4)第 2～3 周,梗死中心坏死,周围血管增生,血脑屏障通透性增加,占位效应消退。增强扫描,梗死灶呈脑回样强化,此系亚急性脑梗死的特征性表现。

(5)慢性期脑梗死 T1 及 T2 值明显延长,信号强度类似于脑脊液,常伴有局限性萎缩征象,如脑室扩大、脑池、脑沟增宽。

MRI 对检出早期的后颅凹脑梗死意义更大。

（三）单子发射计算机断层扫描（SPECT）

SPECT 能在脑 CT 扫描发现梗死区之前就显示出病灶和显示出的病灶范围远大于 CT 扫描所示的面积。SPECT 在脑梗死的表现为：病灶中心放射性缺损区，病灶周围放射性减低区。对于陈旧性梗死灶也显示出放射性减低或缺损区。但对于小灶病变如腔隙性梗死，有时不能显示出病变，这一点不如脑 CT 扫描。

五、诊断

诊断主要有以下几点：多发于中老年；静态下发病；病后几小时或几天内达高峰；面、舌及肢体瘫痪、共济失调、感觉障碍等定位症状和体征；脑 CT 提示症状相应的部位有低密度影或脑 MRI 显示长 T1 和 T2 异常信号；腰椎穿刺检查提示颅内压、脑脊液常规和生化正常；有高血压、糖尿病、高血脂、心脏病及脑卒中史；病前有过短暂性脑缺血发作者。

六、治疗

脑梗死应尽早及时地治疗，虽然不及脑出血凶险，但是患者大多年老体弱，诸多慢性病缠身，在治疗上有许多谨慎用药的情况，加之梗塞区可以在短时间内扩大，还会发生许多并发症，所以脑梗死的病死率也是比较高的，而且残废率高于脑出血。

（一）治疗原则

主要是改善脑循环，防治脑水肿，治疗并发症。

1.适当地活动

可以起到改善脑循环的作用，但有神志不清的应卧床休息，加强护理。

2.改善脑部血循环

增加脑血流量，促进侧支循环建立，以缩小梗塞面积。选用低分子右旋糖酐、706 代血浆、维脑路通、复方丹参注射液、川芎嗪等药，每日 1～2 次，静脉滴注液量 250～500mL，连用 7～10 天。有头痛、恶心、呕吐或意识障碍者，可用 20％甘露醇脱水治疗，每日 2 次，每次 250mL。

3.溶血栓疗法

常用尿激酶、链激酶溶解血栓。用国产尿激酶 2 万～5 万单位加入 0.56mol/L10％葡萄糖液中静脉滴注，每日 1 次，每疗程 10 天。也可采用尿激酶颈动脉给药治疗脑梗死，一般在发病 24h 之内应用，由于采用颈动脉穿刺注药，难度较大，必须在医院应用。溶栓治疗应早期应用的原因是由于血栓形成的第 1 天内，富含水分，易溶解，这样见效快，疗程短，但要密切观察病情，以免引起脑出血的严重后果。

4.高压氧治疗

经实践证明对治疗脑梗死效果很好，可以大大降低脑梗死的病残率。宜于早期应用，每日一次，10 次为 1 疗程，每次吸氧时间 90～110min，必须在密闭加压舱进行，受条件限制。

5.调节血压，控制高血脂，高血糖

目的是控制发病的危险因素。但血压过高的不要降压太快；血压过低时适当给予提高。脑梗死患者往往血糖高，对治疗不利，必须积极控制。

6.昏迷患者注意保持呼吸道通畅

及时吸痰，翻身拍背，活动肢体，预防肺炎和压疮发生。

(二)脑梗死的预防措施

脑梗死容易复发,而且一次比一次严重。提倡小剂量阿司匹林口服,每日 0.1~0.3g 即可。其他可选用抗栓丸、西比灵、维脑路通等药,长期服用。出现先兆症状时,可以选用低分子右旋糖酐、复方丹参注射液、4% 碳酸氢钠注射液静脉滴注,每日 1 次,连用 7~10 天。积极治疗高血压病、糖尿病、冠心病,保持乐观豁达的生活态度,避免情绪激动,过度疲劳。限制钠盐摄入量,控制体重,忌烟酒。重视防治发热、脱水、腹泻、大汗等易促发脑梗死的情况。

七、心理护理

(1)医护人员必须具备良好的心理素养崇高的理想、稳定的情绪、良好的性格,敏锐的观察力、坚强的意志及善于沟通的技巧。

(2)提供舒适、安全的环境,减轻患者对环境不适应造成的心理负担,提高心理护理的质量。

(3)与患者建立良好的护患关系,对患者进行言语沟通的同时,进行非言语的沟通:目光的接触、身体的接触及保持微笑都可让患者感到可依赖及心理安抚,消除焦虑抑郁情绪。

(4)每天一定时间内与患者一对一的谈话。

(5)对患者进行必要的思想教育与健康教育,树立正确的观念,了解自我康复的重要意义,以积极配合治疗,自觉进行肢体的功能锻炼及语言功能的恢复训练。

(6)争取患者家属的支持,使家属对其更加重视、细心照顾,并满足患者心理需求,多陪伴患者,使患者始终感到家庭给予的温暖,消除患者的悲哀孤独感、无价值感、被遗弃感。

第三节　癫痫的护理

癫痫是一组反复发作的大脑神经元异常放电所致的暂时性中枢神经系统功能失常,是慢性疾病。根据异常神经元放电所涉及的部位,以及异常放电扩散的范围不同,功能失常可表现为运动、感觉、意识、行为、自主神经等不同障碍,或兼而有之。

一、病因

引起癫痫的原因繁多,分为原发性和继发性两类。

(一)原发性癫痫

又称真性或特发性或隐原性癫痫。其真正的原因不明。

(二)继发性癫痫

又称症状性癫痫。指能找到病因的癫痫。常见的原因有以下几个。

1.脑部疾病

(1)先天性疾病。

(2)颅脑肿瘤。

(3)颅脑外伤。

(4)颅内感染。

(5)脑血管病。

2.全身或系统性疾病

(1)缺氧。

(2)代谢疾病。

(3)内分泌疾病。

(4)心血管疾病。

(5)中毒性疾病。

二、电生理与病理基础

大脑神经元的功能是产生和发送神经冲动,神经纤维的任务是传送神经冲动。神经冲动的传导是通过一个神经细胞的轴突与另一个神经细胞的树突和胞体互相接触,形成所谓"突触"来实现的。每一树突受体的突触可达数千个。神经元末梢的囊泡释放神经递质,通过突触间隙,作用于另一神经元的胞体和树突的受体,改变突触后膜的极化状态,使其发生兴奋性或抑制性变化。正常大脑神经细胞的膜内和膜外的钾离子(K^+)和钠离子(Na^+)的浓度分布是不均匀的。K^+ 多在细胞膜内,而 Na^+ 多在细胞膜外。膜内带负电,膜外带正电,形成一个相对稳定的所谓"极化"状态。当各种直接或间接因素影响大脑神经细胞膜的渗透功能时,则导致细胞膜外的 Na^+ 通过细胞膜进入细胞内,而细胞内的 K^+ 渗出膜外,这样就形成所谓"去极化"状态,该处的膜电位降低,与相邻的膜电位形成一定的电位差,造成局部电流流动,称作"动作电位"。就单个神经细胞来说,其动作电位是极微弱的,如果大量神经细胞被累及,则其综合在一起的动作电位的电流就很强。通过上述神经细胞之间极为复杂的突触联系,当兴奋性刺激不断加强,抑制性刺激不断减弱,则可形成较为巨大的电冲动,如果形成同步化放电,就可成为发作性过度放电,成为癫痫发作的电生理基础。多数癫痫患者的脑组织存在有病理改变,即所谓"癫痫病灶"。在"癫痫病灶"中,神经病理改变主要为局限性硬化、局限性瘢痕(感染或外伤后)、脑膜粘连、新生物等导致局部脑组织崩解,供血障碍,神经细胞外液成分改变,组织结构发生紊乱,从而使细胞的生理功能、生物化学结构和新陈代谢等发生异常,给局部细胞电生理改变打下基础。典型的大脑皮层癫痫病灶有中心区和环形中间带,代之以瘢痕组织和胶质细胞增生,已不具有神经的兴奋性,所以也没有电活动。环形中间带的神经细胞数目减少,并由于供血不足及代谢紊乱而发生变性,具有过度兴奋性,有异常的电活动,是引起癫痫放电的区域。其异常放电通过周围正常脑组织而传播,这就构成了癫痫发作的病理基础。

三、发病机制

癫痫的发生机理至今尚未完全清楚,它涉及遗传的、解剖的、生理生化的、病理生理的、免疫的范围,目前比较统一的看法如下所述。

(1)癫痫的发生是由遗传因素、脑内癫痫性病理改变和促发因素三者相互结合所产生的,任何一个单独的因素都不可能导致癫痫发生。

(2)脑神经元的膜电位不稳定,惊厥阈值下降,并出现异常放电是癫痫发作的实质。

(3)每次的癫痫发作都包含起动、发作性放电的维持与扩展,以及发作性放电的抑制 3 个不同而连续的病理生理过程。在这个过程中,脑内钠、钾、钙、氯等离子的传导,兴奋性神经递质(如谷氨酸、天门冬氨酸)及抑制性神经递质(如 γ 氨基丁酸)均起重要作用。

四、症状

癫痫的临床发作形式繁多,常见的有如下类型。

1.全身强直—阵挛性发作

又称大发作。按其发展过程可分为如下三期。

(1)先兆期:约半数患者有先兆,指在意识丧失前的一瞬间所出现的各种症状。常见的先兆可为特殊感觉性的幻视、幻嗅、眩晕,一般感觉性的肢体麻木、触电感。

(2)痉挛期:继先兆期后,随即意识丧失,进入痉挛发作期。首先为强直性发作(强直期),表现突然尖叫一声,跌倒在地,全身肌肉强直,上肢伸直或屈曲,手握拳,下肢伸直,头转向一侧或后仰,眼球向上凝视。持续约一分钟。

(3)昏睡期:抽搐停止后患者进入昏睡、昏迷状态,然后逐渐清醒,部分患者在清醒过程中有精神行为异常,表现为挣扎、抗拒、躁动不安。

2.失神发作

又称小发作。通常有如下 4 种类型。

(1)简单性失神发作:又称典型失神发作。临床表现为突发突止的意识障碍,可在工作、活动、进食和步行等情况下发生。

(2)复杂性失神发作:又称失神发作自动症。除表现发作性意识丧失外,在发作期间还可有类似颞叶自动症的一些表现,如咂嘴、无目的摸索、双手摩擦、徘徊等一些刻板动作。

(3)肌阵挛性失神发作:又称肌阵挛性小发作。表现为两侧对称性眼、面、颈、四肢或躯干短暂肌阵挛发作,不伴有或伴有短暂意识障碍。

(4)运动不能性发作:又称失张力性猝倒发作。突然出现短暂意识障碍,肌张力丧失姿势不能维持而跌倒。脑电图表现与简单性失神发作相同。

3.简单部分性发作

又称局限性发作,是不伴有意识障碍的运动、感觉和自主神经症状的发作。

4.复杂部分性发作

又称精神运动性癫痫,是伴有意识障碍的部分性发作。其多数病例病灶在颞叶,故又称为颞叶癫痫(发作)。

五、检查

(1)依据病史资料:这是诊断癫痫的主要手段之一。应设法查明病因。在病史中应询问有无家族史,胎儿期、围产期的情况,有无产伤、头颅外伤、脑炎、脑膜炎、脑寄生虫等病史。查体中注意有无皮下结节、全身性疾病及神经系统局限体征。

(2)脑电图检查:这是诊断癫痫极为有价值的辅助手段。

(3)血糖、血钙、血脂、脑脊液、脑电图、经颅多普勒超声波、脑血管造影、核素脑扫描、rCBF、CT、MRI 等。①平扫 MRI:常规采用横断面,需要时再选择冠状面或(和)矢状面扫描。观察颅后窝和脊髓病变,首选矢状面扫描。一般层厚 8~10mm,薄层用 2~5mm。②增强MRI:对比剂用 Gd-DTPA,按千克体重 0.1~0.2mmol 计算。增强扫描可发现平扫未能显示的细小和多发病灶,明确病变的部位和范围,鉴别病变与水肿、肿瘤术后复发与术后改变。③MRA:MRA 无须注射对比剂也可获得颅内大血管的显影,是唯一无创性脑血管成像技术。

(4)排除其他发作性疾患。

六、治疗

(一)病因治疗

一旦病因明确,应对因治疗。

(二)药物治疗

对于病因未明或病因已明而暂不能治疗者一般均需行药物治疗。

1.发作期的治疗

(1)全身强直－阵挛性发作时的处理:首先应将患者置于安全处,解开衣扣,保持呼吸道通畅。若患者张口状态下,可在上下臼齿间垫于软物,以防舌咬伤,切勿强力撬开。

(2)全身强直－阵挛性发作持续状态的处理。①迅速控制抽搐:a.安定,b.异戊巴比妥钠,c.苯妥英钠,d.利多卡因,e.10％水合氯醛。②减轻脑水肿:可用 20％甘露醇、速尿 20～40mg 或 10％葡萄糖甘油利尿脱水,以减轻脑水肿。③其他:保持呼吸道通畅,注意循环功能,纠正水电解质及酸碱平衡紊乱,控制高热及感染等。

2.发作间歇期的处理

使用的抗癫痫药物。

(三)手术治疗

手术治疗主要适用于难治性癫痫。

(四)健康教育

(1)患者不应单独外出,并应随身带有卡片,注明姓名、诊断,以便急救时参考。

(2)长期服药者按时服药及复查,不宜私自停药或减量。

(3)劝告患者避免过度劳累,生活、工作有规律,不登高、不游泳、不驾驶车辆。

第四节　重症肌无力的护理

重症肌无力是一种神经性疾病,临床上主要表现为重复活动后肌肉无力或易疲劳,休息后症状缓解,它是一种自身免疫性疾病,已积累的大量证据表明重症肌无力是一种自身免疫性疾病,由于患者体内存在乙酰胆碱抗体,该抗体作用于运动神经原末梢和骨骼肌细胞所构成的运动终板,尤其是突触后膜的乙酰胆碱受体,结果是功能性乙酰胆碱受体数量减少从而导致动作电位产生障碍,乃至神经肌肉传导障碍,从而出现症状。

一、病因

与遗传有一定的关系,多数认为 MG 是由自身 AchR 致敏的自身免疫性疾病。由于这些抗体改变了受体调节能力,加速了受体的降解作用;在补体介导下破坏了突出后膜及受体;抗体与受体结合而阻碍了 Ach 与受体的结合,致使终板电位波幅降低,造成神经肌肉传导障碍。抗体产生的机制与胸腺的慢性病毒感染、胸腺瘤、胸腺增生等有关,经胸腺切除后症状缓解。

二、临床表现

女性多于男性,各年龄组均可发病,20～35 岁的患病最多,大多起病缓慢,以颅神经支配骨骼肌,特别是眼外肌的受累最为常见,表现为一侧或双侧的眼外肌麻痹,如眼睑下垂,斜视或复视,重者眼球运动明显受限,甚至眼球固定,但瞳孔括约肌一般不受累。也可以肢体症状为首发。虽然病因是全身性的,并非全身肌肉均受累,往往有所侧重,可累及脑神经所支配的肌群、颈肌、肩胛带,以及髋部的屈肌。

三、临床类型

(一)眼肌型肌无力

表现为一侧或两侧,或左右交替出现的眼睑下垂、眼球运动障碍等。

(二)延髓肌无力

表现为面部表情肌无力,眼睑闭合力弱,吹气无力,说话吐词不清且极易疲劳。

(三)全身肌无力型

表现为眼外肌、面部表情肌、延髓肌、颈肌、咀嚼肌和四肢肌肉同时受累而出现相应肌群无力的症状。

(四)单纯脊髓肌型

表现为四肢近端肌极度无力,上楼困难,易跌倒等,经休息或胆碱酯酶药物治疗后效果良好。

(五)肌无力危象

重症肌无力患者出现吞咽困难和呼吸困难,影响生活,危及生命情况称为肌无力危象。若不及时纠正,可因呼吸衰竭而危及生命,一个患者可发生多次危象,病死率较高。

四、检查

根据临床特征诊断不难。肌疲劳试验,如反复睁闭眼、握拳或两上肢平举,可使肌无力更加明显,有助诊断。为确诊可做以下检查。

(一)药物试验

(1)新斯的明试验。

(2)氯化腾喜龙试验。

(二)电生理检查

常用感应电持续刺激,受损肌反应及迅速消失。

(三)其他

血清中抗 AChRab 测定约 85% 患者增高。胸部 X 线片或胸腺 CT 检查,胸腺增生或伴有胸腺肿瘤,也有辅助诊断价值。

五、治疗

(一)药物治疗

(1)抗胆碱脂酶类药物:如口服吡啶斯的明,溴化新斯的明。

(2)极化液加新斯的明 $0.5\sim2.0mg$,地塞米松 $5\sim15mg$ 静脉滴注每天 1 次,10~12 次为一疗程。

(3)免疫抑制剂:根据免疫功能情况分别应用,如口服强的松,静脉滴注环磷酰胺,硫唑嘌呤。

(二)胸腺治疗

可考虑胸腺切除术,或钴 60 作放射源行胸腺放射治疗。

（三）血液疗法

有条件时可使用血浆替换疗法。

（四）健康教育

患者出院后应随身带有卡片，包括姓名、年龄、住址、诊断证明，目前所用药物及剂量，以便在抢救时参考。

第五节　急性脊髓炎的护理

急性脊髓炎即急性非化脓性脊髓炎，因病变侵犯脊髓横断面几个节段所以常称为急性横贯性脊髓炎。绝大多数在感染后或疫苗接种后发病，可见于任何季节，一年四季均有发病。

一、病因病理

病因未明，临床多在某种病毒感染或疫苗接种之后出现神经系统症状，因此一般为本病系自身免疫反应。脊髓受损部位多见上胸段和下胸段，临床占70%，尤以L3～5节段最常受累。

病理改变：呈炎症与变性表现。肉眼见软脊膜充血，受损部位脊髓变软、肿胀和出血。镜下见神经细胞大量变性或消失，轴索和髓鞘变性，胶质细胞增生，血管周围淋巴细胞、浆细胞浸润；病变严重者有坏死与空洞形成，后期病变部位萎缩，胶质瘢痕形成。

二、临床表现

散在发病，多见于青壮年。典型的病例多在症状出现前1～2周内有上呼吸道感染症状。然后症状急骤发生，常先有背部疼痛及胸部束带感，接着突然出现肢体麻木、无力和大小便障碍，多数患者在数日内（2～3天）病情发展到高峰。

（一）脊髓横贯性损害

病变水平以下的各种脊髓功能均障碍。

1.运动障碍

瘫痪肢体肌张力降低、深浅反射和跖反射消失，对任何刺激无反应，此现象称为脊髓休克。休克期一般持续3～4周，也有数天或2个月。经积极治疗脊髓自主功能逐渐恢复，瘫痪肢体肌张力由屈肌至伸肌渐渐增高，出现腱反射亢进，病理征（＋），弛缓性瘫痪转为痉挛性瘫痪。

2.感觉障碍

受损平面以下呈传导束型感觉障碍，有的患者在感觉减退或消失区的上缘有一感觉过敏区。有的有束带样疼痛感。

3.膀胱、直肠和自主神经功能障碍

病变早期大、小潴留，在脊髓休克期，膀胱对尿液充盈无感觉。因逼尿肌松弛，尿液充盈到300～400mL时即自动排尿。脊髓休克期的肛门括约肌也松弛，大便失禁。病变水平以下出汗减少或无汗，皮肤营养障碍，表现为皮肤水肿、干燥、脱屑、足底皲裂，趾甲松脆等。

（二）上升性脊髓炎

瘫痪从足底向大腿、腹部、肋间肌、上肢、颈部迅速不断地上升，数日内发展到全身瘫痪，引起呼吸肌麻痹而死亡。脊髓炎常见的并发症如下。

(1)压疮。

(2)泌尿系感染。

(3)长期卧床易产生坠积性肺炎。

三、实验室检查

(1)外周血常规白细胞可以轻度增高或正常。

(2)脑脊液:压力不高,一般无椎管阻塞,脑脊液外观清亮,白细胞增高,以淋巴细胞和单核细胞为主,蛋白质多在0.5~1.2g/L,少数患者可达2g/L以上,糖和氯化物正常。

(3)脊髓造影或MRI示病变部位脊髓增粗。

四、诊断

(一)基本检查

腰穿脑脊液检查可见脑脊液压力不高,白细胞数正常或轻度增高,蛋白含量可轻度增高,糖与氯化物含量正常。

(二)进一步检查

磁共振检查可见病变部位脊髓增粗,是确诊急性脊髓炎最可靠的措施。

(三)诊断要点

(1)急性起病,迅速出现四肢瘫或截瘫、传导束型感觉障碍和大小便功能障碍。

(2)脑脊液检查或脊髓MRI检查。

(3)本病需与周期性麻痹、急性感染性多发性神经炎、急性硬脊膜外脓肿、脊柱结核、脊柱转移性肿瘤、视神经脊髓炎、脊髓出血等鉴别。

(4)本病的主要并发症有肺炎、尿路感染、压疮等。

五、鉴别诊断

(一)急性感染性多发性神经炎

肢体呈弛缓性瘫痪,可有或不伴有肢体远端套式感觉障碍,颅神经常受损,一般无大小便障碍,起病十天后脑脊液常有蛋白—细胞分离现象。

(二)脊髓压迫症

脊髓肿瘤一般发病慢,逐渐发展成横贯性脊髓损害症状,常有神经根性疼痛史,椎管有梗阻。硬脊膜外脓肿起病急,但常有局部化脓性感染灶、全身中毒症状较明显,脓肿所在部位有疼痛和叩压痛,瘫痪平面常迅速上升,椎管有梗阻。必要时可做脊髓造影、磁共振象等检查加以确诊,一般不难鉴别。

(三)急性脊髓血管病

脊髓前动脉血栓形成呈急性发病,剧烈根性疼痛,损害平面以下肢体瘫痪和痛温觉消失,但深感觉正常。脊髓血管畸形可无任何症状,也可表现为缓慢进展的脊髓症状,有的也可表现为反复发作的肢体瘫痪及根性疼痛、且症状常有波动,有的在相应节段的皮肤上可见到血管瘤或在血客畸形部位所在脊柱处听到血管杂音,需通过脊髓造影和选择性脊髓血管造影才能确诊。

（四）视神经脊髓炎

急性或亚急性起病，兼有脊髓炎和视神经炎症状，如两者同时或先后相隔不久出现，易于诊断。本病常有复发缓解，胸脊液白细胞数、蛋白量有轻度增高。

六、治疗

（一）皮质类固醇激素

地塞米松 10～20mg，静脉滴注，每日 1 次，7～10 天后可改为强的松 40～60mg，口服，每日 1 次，每周减量 1 次，5～6 周内逐步停用。

（二）维生素

维生素 B_1 100mg，肌内注射，每日 1 次；维生素 B_{12} 100μg，肌内注射，每日 1 次。

（三）其他

烟酸 50mg，口服，每日 3 次。尼莫地平 30mg，口服，每日 3 次。

（四）健康教育

鼓励患者保持良好的心态，树立战胜疾病的信心。病情稳定后及早开始瘫痪肢体的功能锻炼。

第六节　出血的护理

出血是指各种原因导致颅内血管破裂后，血液流入的统称。临床上可分自发性与外伤性两类，自发性又分原发性和继发性两种，原发性是由于脑表面的血管破裂，血液流入者，为本节所述；继发性则是指继发于脑实质的出血，血液穿破脑组织而流入脑室者。

一、病因

凡能引起脑出血的病因也能引起本病，但以颅内动脉瘤、动静脉畸形、高血压动脉硬化症、脑底异常血管网和血液病等为最常见。多在情绪激动或过度用力时发病。动脉瘤好发于脑底动脉环的大动脉分支处，以该环的前半部较多见。动静脉畸形多位于大脑半球大脑中动脉分布区。当血管破裂血流入脑后，颅腔内容物增加，压力增高，并继发脑血管痉挛。后者系因出血后血凝块和围绕血管壁的纤维索之牵引（机械因素），血管壁平滑肌细胞间形成的神经肌肉接头产生广泛缺血性损害和水肿。另外，大量积血或凝血块沉积于颅底，部分凝集的红细胞还可堵塞蛛网膜绒毛间的小沟，使脑脊液的回吸收被阻，因而可发生急性交通性脑积水，使颅内压急骤升高，进一步减少了脑血流量，加重了脑水肿，甚至导致脑疝形成。以上均可使患者病情稳定好转后，再次出现意识障碍或出现局限性神经症状。

二、临床表现

（1）突发顽固剧烈的头痛，持续 2～4 周。普通止痛药无效。

（2）呕吐，甚至呕血。

（3）有短暂神志不清，时间数分钟至数小时。如发病初就进入昏迷状态，提示病情严重，预后不良。

(4)颈项部发硬,直腿抬高时疼痛。

(5)部分患者躁动不安、精神错乱、谵妄、定向力障碍。10%的患者发生癫痫。

(6)患者出现大汗、高血压、高烧(39~40℃),伴有白细胞升高,蛋白尿,尿糖阳性。

(7)腰穿做脑脊液检查为血性脑脊液,一般持续 6~30 天消失。

(8)脑 CT 检查可明确诊断,多显示脑池、脑沟高密度出血影。但是因为出血吸收快,发病 1 周后,脑 CT 检查已不易发现病变了。脑 CT 确诊后,病情允许应随即进行脑血管造影,可以早期发现动脉瘤和脑血管畸形的部位和程度,及时进行手术治疗。

由于出血多见于青壮年,虽有头痛、呕吐等症状,但因为意识障碍轻而短,无瘫痪或仅有轻瘫,在临床上发病早期常被误诊,以至于得不到及时治疗。出血患者经及时抢救治疗基本上可完全恢复健康,不遗留任何后遗症,这是与脑出血完全不同的。但由动脉瘤所致的出血,约1/3 的患者在出血后 48h 内死亡,病死率较高。另外,出血患者病愈后再次发生出血者,有半数死亡。

三、诊断

(一)基本检查

(1)CT 检查多数可见脑沟、脑池或外侧裂池中有高密度影。

(2)脑脊液检查腰穿脑脊液检查见血性脑脊液可以确诊。

(二)进一步检查

(1)脑血管造影可明确动脉瘤的部位、大小、单发或多发,脑血管畸形及其供血动脉和引流静脉的情况,也可了解侧支循环的情况,对诊断及决定手术方案均有重要价值。

(2)磁共振血管造影检查(MRA)可以替代 95%以上有创伤性的常规血管造影。

(三)诊断要点

(1)情绪激动等诱因下突发剧烈头痛,恶心呕吐,脑膜刺激征阳性。

(2)脑脊液检查呈均匀呈一致血性。CT 扫描示脑沟、脑池或外侧裂中有高密度影。

(3)本病需与脑出血、各种脑膜炎等鉴别。

(4)本病的主要并发症有蛛网膜粘连、交通性脑积水。

四、治疗

本病的治疗原则是防止继续出血,防治继发性脑血管痉挛,去除出血的原因和防止复发。

(一)一般治疗

(1)保持安静,绝对卧床休息 4~6 周,避免情绪激动,保持大便通畅。

(2)头痛、烦躁者,给予足量的止痛和镇静剂。

(3)有抽搐发作者应及时给予解痉药物:血压高者,宜缓慢降低过高的血压。

(二)西医治疗

(1)脱水降颅压,有脑水肿者使用。20%甘露醇 135~250mL,静脉点滴,每日 2~4 次。注意观察有无水电解质平衡及肾功能紊乱。

(2)止血剂可防止动脉瘤周围的血块溶解引起再度出血。

(3)氨基己酸(EACA)6g 溶于 5%葡萄糖溶液 250mL 中静脉滴注,每日 3 次,持续 7~10 天,不良反应有血栓形成的可能,肾功能不全者慎用。止血芳酸 0.2g 溶于 5%葡萄糖溶液

150mL 中静脉滴注,每日 2 次。

（4）钙离子拮抗剂可防治继发性脑血管痉挛。尼莫地平 20～40mg,口服,每日 3 次,连用 3 周以上。

（三）进一步治疗

（1）头痛剧烈者,慎重选择适应证,可行腰穿放脑脊液,每次可缓慢放液 3～5mL。

（2）根除出血原因,有手术指征者,选择手术时机和手术方法,如外科手术或伽玛刀,切除动脉瘤或动静脉血管畸形。

第七节　三叉神经痛的护理

三叉神经痛是指三叉神经支配区域内反复发作的短暂的阵发性剧痛。有原发性、继发性二种。本节主要指前者。常于 40 岁后起病,女性多见。

一、病因

目前认为可能的病因为以下几种。

（1）脑干三叉神经脊束核和感觉核的异常放电。

（2）丘脑损害。

（3）解剖结构异常、血管畸形、骨孔区骨膜炎症,动脉硬化等造成三叉神经感觉根或半月节或三叉神经周围支受到压迫或损害发生脱髓鞘性变,使得神经冲动发生"短路"。

（4）上下颌骨的病理性骨腔。

（5）中医认为三叉神经痛是外感风寒,内生虚火,风火寒痰客于三阳经筋,使痰血瘀阻,气血凝滞,发作疼痛。

二、临床表现

疼痛是本病最突出的表现。疼痛发作前常无先兆。为骤然闪电样发作,性质犹如刀割、烧灼、针刺或电击样,历时 1～2min 后骤然停止。一次发作期间完全无痛。发作期过后,自然间歇期可达数月至数年。随着病程加长,发作频率增加,疼痛程度加重。自然间歇期缩短及至终日发作。疼痛发作时患者十分痛苦,有的突然木呆而不敢多动,常以手掌紧按面部或用力揉搓,长此造成患侧面部皮肤粗糙,增厚,眉毛脱落、稀少。三叉神经痛的疼痛部位仅限于三叉神经分部区。多为单侧,右侧居多,双侧者极少见。初时疼痛常分布在某一部分区内,以后可逐渐扩散。最常见是Ⅱ、Ⅲ支分布区内,其次是单纯Ⅱ支或Ⅲ支,三支同时受累者少见,单纯Ⅰ支者少见。半数以上患者可有疼痛触发点,称为"触发点"或"扳机点"。常位于上唇、鼻翼、口角、门犬齿、上腭、颊黏膜等处,对轻触极为敏感,可引起疼痛发作。此外,面部的机械刺激,如谈话、进食、洗脸、刷牙或风吹等也可引起发作。以致患者对自己的行动极为小心,甚至畏惧进食、洗脸、漱口等,使面容污秽,营养不良。三叉神经痛患者在疼痛发作时尚可出现流泪、流涎、面部抽搐等伴随症状。原发性三叉神经痛患者虽疼痛剧烈,但神经系统检查却无阳性发现。少数患者,久病后疼痛区呈现感觉减退,这可能与以往经过多种保守治疗有关,如针灸、敷药、理疗、药物局部封闭等。对这类患者应详细询问病史和检查,以除外继发性三叉神经痛。

三、诊断

(一)病史

(1)应询问面部疼痛发作的特点和性质,通常表现为面部某一部位过电式剧烈疼痛,持续数秒或者至 $1\sim2\min$,反复发作,注意其频率及性质。

(2)疼痛部位应符合三叉神经分布区域,以单侧第二、第三支分布区疼痛多见,少数遍及三个分支或双侧同时发病。注意与牙痛、偏头痛及舌咽神经痛等鉴别。

(3)多数有精神紧张和发作诱因,如进食、洗脸及气温变化等。

(二)体格检查

(1)发作时患者面部肌肉痉挛,咬牙,常以手掌按压面部并用力揉搓,长期发作者因而面部皮肤粗糙变黑及眉毛脱落等。

(2)神经系统检查常无异常体征,少数有面部感觉减弱,常与药物封闭有关,但应详细检查以排除继发性三叉神经痛。

四、治疗

(一)药物治疗

(1)酰胺咪嗪,又称卡马西平。对三叉神经痛有较好的疗效,一般自小剂量开始,初服 $100\mathrm{mg}$,每天 2 次,以后每日增加 $100\mathrm{mg}$,直至疼痛痛不能控制或不能耐受时为止。通常有效剂量宜为 $200\mathrm{mg}$,每天 $3\sim4$ 次。不良反应可有嗜睡、恶心、呕吐、眩晕、共济失调、药疹和白细胞减少等。一般不严重,减量或停药可消除。

(2)苯妥英钠。通常剂量为 $0.1\sim0.2\mathrm{g}$,每天 $2\sim3$ 次,日总量不宜超过 $0.6\mathrm{g}$。不良反应有齿龈增生、共济失调、白细胞减少等。

(3)B 族维生素药物。维生素 B_1、B_6 各 $10\sim20\mathrm{mg}$,每天 3 次。维生素 B_{12} $100\sim200\mu\mathrm{g}$,肌内注射 1 次/d。

(4)山莨菪碱(654-2)。$10\mathrm{mg}$,肌内注射,每天 2 次或 $5\sim10\mathrm{mg}$,口服,每天 3 次。

(5)菸酰胺 $100\mathrm{mg}$,口服,每天 3 次。

(二)理疗

可用间动电(疏密波)疗法或旋磁疗法。也可用激光疗法,采用氦氖激光照射半月神经节。

(三)针刺疗法

1.体针

三叉神经第一支疼痛可针刺患侧太阳、头维等穴,第二支痛可针刺四白、下关、颧髎等穴,第三支痛可针刺颊车、承浆等穴,可配合谷。

2.耳针

取穴上颌、下颌、神门等。

(四)神经阻滞疗法

当药物治疗无效或有不良反应时,而疼痛严重者可行神经阻滞疗法。最常用的注射药物为无水酒精。三叉神经半月节或周围支,因感觉神经受破坏而止痛。疗效可持续数月至数年,但易复发。

（五）射频电流经皮选择性热凝术

该术优点为可选择性破坏三叉神经的痛觉纤维，而基本上不损害触觉纤维。近期疗效尚可，但容易复发。一般做 1～2 次，间隔 1～2 天。

（六）手术治疗

常用的有三叉神经周围支切断术、三叉神经感觉根部切断术。目前较少应用，因手术后可引起患侧面部麻木。

第八节　脑血管疾病的护理

按内科及本系统疾病的一般护理常规。

一、病情观察

（1）严密观察病情变化，如有意识障碍加重、头痛剧烈、瞳孔大小不等、血压升高、呼吸、脉搏慢，即有再次出血或脑疝的可能，应及时通知医生，做好降颅压、止血等抢救工作；如突然失语、肢体瘫痪程度加重、意识障碍加深等，可能有新的栓塞形成，应及时通知医生处理。

（2）脑梗死应用肝素抗凝或选用链激酶、尿激酶或 rt-PA 溶栓治疗者，每日测 KBTT1 次，密切观察有无出血倾向，如口腔黏膜、牙龈和皮下出血及血尿、黑便等；备好鱼精蛋白锌、6－氨基己酸等药物对抗治疗。

二、对症护理

（1）对出血患者头痛、呕吐严重者，应积极做好降低颅内压的治疗。

（2）高热、抽搐、瘫痪、失语者按相应的护理常规。

三、一般护理

（1）急性期绝对卧床脑梗死者取平卧位；脑出血者床头抬高 15°～30°；出血者卧床 4～6 周，复发者延长 8 周。尽量避免移动头部和不必要的操作，每 2～4h 翻身 1 次。

（2）病情危重者 24～48h 内禁食，48h 给予鼻饲流质；神清而无吞咽困难者给流质或半流质饮食。有高血压、心脏病患者给予低脂或低盐饮食。

（3）避免情绪激动，保持大便通畅。

四、健康教育

出血患者痊愈后不宜从事过重的体力劳动及剧烈的体育活动，生活有规律，避免情绪激动，定期检查，女性患者 1～2 年内应避免怀孕。

第五章　内分泌系统疾病的护理

第一节　腺垂体功能减退症的护理

腺垂体功能减退症是由于各种原因导致的腺垂体及周围组织、器官缺血坏死,从而导致激素分泌减少或缺乏所致的临床症候群。

一、病因与流行病学

(一)病因

(1)原发于垂体本身的病变:约占腺垂体功能减退症的80%。①垂体瘤:成人最常见病因。肿瘤多为良性,分为功能性(如GH瘤、PRL瘤、ACTH瘤)、和非功能性(可有激素前体产生,但无生物作用)两种。②垂体缺血性坏死:又称为希恩综合征,因女性围生期大出血导致,约占临床女性腺垂体功能减退症的65%。③蝶鞍区手术、创伤或放射性损伤。④其他:如垂体卒中、梗死、炎症、变性等。

(2)继发于中枢神经系统和下丘脑的病变:约占病因的20%。①下丘脑肿瘤。②下丘脑感染和炎症,如细菌、病毒、真菌等引起的脑膜炎、脑炎、流行性出血热、结核等。③下丘脑浸润性病变,如白血病、淋巴瘤等。④下丘脑肉芽肿,如结节病。

(3)长期使用糖皮质激素后突然停药。

(4)其他:如空泡蝶鞍、颞动脉炎、海绵窦处颈内动脉瘤等。

临床引起腺垂体功能减退的主要病因是垂体瘤及术后,垂体部位的放、化疗及外伤,产后出血。希恩综合征发生率随着医疗水平的不断提高和女性围术期保健水平的提升而逐年下降。

(二)流行病学

据国内较大系列病例分析,约95%的患者是女性,年龄多在20~40岁,病情的严重程度与垂体损害的程度有关。一般来说,垂体组织丧失达95%时,临床表现为重度,丧失75%为中度,丧失60%为轻度,丧失50%以下不致出现功能减退的症状。

二、发病机制及病理

(一)发病机制

肾上腺、甲状腺等腺体的内分泌功能受垂体分泌的促激素调控。各种原因导致垂体分泌促激素减少,使外周腺体激素分泌不足。腺垂体功能减退症主要表现为外周靶腺功能的不足。

(二)病理

(1)垂体肿瘤压迫浸润引起者可见瘤体和正常垂体组织被挤压。

(2)死于产后大出血休克者,腺垂体前下方可见大片缺血坏死,可扩展至全部腺垂体,腺垂体上方与柄部和神经垂体可不累及。

(3)抱病长久而亡者,垂体明显缩小,大部为纤维组织,除少许较大嗜酸粒细胞和少量嗜碱粒细胞外,显色细胞几乎绝迹。其他靶腺如甲状腺、肾上腺等呈不同程度萎缩,内脏也缩小,心脏呈黑色变性,生殖器官显著萎缩。

三、诊断

(一)病史

(1)女性患者产后大出血、休克、昏迷病史。

(2)患者既往罹患脑炎、颅咽管瘤等。

(3)患者曾接受垂体瘤放疗或手术治疗。

(4)患者既往有头痛伴视力下降、饮食改变、乏力、多饮多尿等。

(5)青少年有生长发育迟缓病史。

(二)临床表现

腺垂体多种激素分泌不足的现象逐渐出现,其顺序多先为泌乳素、促性腺激素、生长激素分泌不足,继而为促甲状腺激素,最后为促肾上腺皮质激素,有时肾上腺皮质功能减退可早于甲状腺功能减退。腺垂体功能减退可为单一垂体激素(常见的为促性腺激素和催乳素)系统的功能缺陷,也可为多种垂体激素系统的功能缺陷。

1.性腺功能减退

性腺功能减退常是最早出现的体征。妇女可有产后乳房不胀、无乳汁分泌、闭经、性欲减退或消失、乳房及生殖器明显萎缩,不育;男性常表现为第二性征和性功能改变,如阴毛减少,睾丸萎缩,性欲减退;儿童常表现为第二性征不发育。

2.甲状腺功能减退

成年患者常表现为代谢降低、活动能力减弱等,可表现为畏寒、贫血、毛发稀疏、皮肤干燥或水肿、反应迟钝、心率减慢、心电图可有心肌损害表现;儿童表现为生长发育迟缓。

3.肾上腺皮质功能减退

患者常表现为精神淡漠,血压偏低,软弱乏力,体重减轻,皮肤粗糙干燥、色素减退,消化道症状和发生低血糖。感染后易发生休克、昏迷。由于醛固酮分泌减少,且皮质醇不足引起排水能力减退导致水潴留,均可产生低钠表现。

4.希恩综合征患者

多有围生期大出血病史,全垂体激素缺乏症状,但无颅内占位性病变表现。

5.垂体内或其附近肿瘤压迫患者

常同时存在垂体激素系统功能缺陷和颅内压迫症状,严重者甚至出现垂体卒中(瘤体内出血)。

(三)实验室及其他检查

1.性腺功能测定

性激素(雌二醇、血睾酮)水平降低。

2.甲状腺功能测定

(1)总 T4($totalT_4$,TT_4)、游离 T4($freeT_4$,FT_4)降低。

(2)总 T_3(totalT_3,TT_3)、游离 T_3(freeT_3,FT_3)正常或降低。

3.肾上腺皮质功能测定

(1)血浆皮质醇浓度降低,但节律正常。

(2)24 小时尿 17-羟皮质激素及游离皮质醇含量减少。

(3)口服葡萄糖耐量试验显示血糖呈低平曲线改变。

4.腺垂体激素测定

FSH、LH、TSH、ACTH、PRL 及 GH 血浆水平低于正常低限。

5.垂体储备功能测定

垂体病变者 TRH、PRL,LRH 兴奋试验常无增加,延迟上升者常为下丘脑病变。

6.其他检查

X 线、CT、MRI。

(四)排除诊断

排除多发性内分泌腺功能减退症、神经性厌食、失母爱综合征等疾病。

四、治疗

(一)病因治疗

肿瘤患者除催乳素瘤一般先采用药物(如溴隐亭)治疗外,均宜首先考虑手术、化疗或放疗。

(二)激素替代治疗

多采用相应靶腺激素替代治疗,需长期,甚至终身维持,口服给药是替代治疗最好的方式。

五、主要护理问题

(一)活动无耐力

与肾上腺皮质、甲状腺功能减退有关。

(二)受伤的危险

与乏力、低血压有关。

(三)体温过低

与继发性甲状腺功能减退有关。

(四)有感染的危险

与患者进食差、肾上腺皮质功能减退有关。

(五)体液过多

与甲减导致组织间隙水肿有关。

(六)便秘

与甲状腺功能减退有关。

(七)性功能障碍

与促性腺激素分泌不足有关。

(八)自我形象紊乱

与疾病导致身体外貌发生改变有关。

（九）潜在并发症

垂体危象、低血糖、垂体卒中。

六、护理目标

（1）患者能维持正常的代谢和生活。

（2）患者不发生垂体危象。

七、护理措施

（一）基础护理

（1）腺垂体功能减退的患者往往体温较低，免疫力差，因此应为其提供温湿度适宜的病室环境，温度18～24℃、湿度50％～60％为宜。

（2）每日开窗通风以保证室内空气清新，同时应减少家属探视，避免交叉感染。

（3）室内光线不宜太强，同时避免病室及周围声音嘈杂，治疗检查安排合理，开关门动作轻，说话时降低音量、语气轻柔，尽量为患者提供安静舒适的睡眠环境和充足的睡眠时间。

（4）活动不便或卧床的患者应协助患者进食、洗漱、如厕，呼叫器和生活必需品放在伸手可及处。护士加强巡视，随时观察患者情况，必要时安排家属陪伴。

（二）饮食护理

（1）腺垂体功能减退的患者常表现软弱乏力、畏食、恶心、呕吐、体重减轻、食欲缺乏。护士应首先向患者及家属解释出现以上症状的原因和危害，取得理解后进一步指导患者正确合理的饮食。

（2）食物应以高热量、高蛋白、高维生素、清淡、易消化为主。进食优质蛋白如鱼肉、鸡肉等，烹饪时应避免煎炸，以蒸、煮为宜，如加入蔬菜、肉类的粥、面条等。适当进食新鲜蔬菜和水果，保证膳食纤维的摄入，以促进肠蠕动，预防便秘发生。

（3）进餐时不宜过饱，可少食多餐，但应定时进餐，必要时监测血糖，预防低血糖发生。

（4）家属应尊重患者平日的饮食喜好和习惯，为其提供色香味俱全的食物。低钠患者应限制水的摄入，必要时遵医嘱给予盐胶囊口服。低钾患者可多进食橘子、香蕉、绿叶蔬菜等富含钾的食物。

（三）运动指导

（1）垂体功能减退的患者往往精神淡漠，血压偏低，反应迟钝，记忆力和注意力减退，动作缓慢，对周围环境的感知能力下降，不能及时感知环境中的危险因素或因发生直立性低血压而造成患者意外。

（2）护理中要注意为患者提供安全的环境，保证室内、楼道地面没有水渍和过多的杂物；病号服长短适宜，活动时不穿拖鞋、凉鞋。

（3）当患者病情好转、可以适当活动时，护士可以和患者交流，共同制订合理的运动计划。运动量、时间和方式以适宜患者为前提，患者活动后应无心慌、气短等不适主诉，活动范围可由病室内开始，循序渐进。活动时间由5min、10min到30min逐渐增加，以走路为主。

（4）患者单独活动时，最好先借助工具或沿墙壁行走，防止患者体力下降时发生跌倒等意外。有低血糖病史的患者应随身携带糖块，避免低血糖发生。

(四)心理护理

(1)垂体前叶功能减低患者会由于病程长,不适感强烈,体力差,影响日常生活等原因产生焦虑、不愿与人交流、对外界事物缺乏兴趣等心理变化,对之前的工作和社会角色适应力下降,会感到力不从心,对前途丧失信心,护士要正确评估患者的心理状态,接受其表现的焦虑、恐惧或抑郁,关心、体贴、尊重、支持患者。

(2)性腺功能减退患者,会不同程度出现第二性征消退,生理周期改变和性欲减退、性交痛,女性出现阴道分泌物减少,男性存在勃起障碍等影响夫妻生活。尤其是男性青少年患者由于第二性征发育迟缓,导致容貌、声音、外部特征异于同龄人,往往会产生自卑、自闭、抑郁等不良情绪。

(3)患者心理上的变化会影响其对医疗护理工作的配合程度,因此护士在日常护理、治疗过程中应注意患者的心理情绪变化,在取得患者同意的情况下,选择隐蔽舒适的环境与患者一起分析、讨论压力的来源,通过对疾病的病因、治疗、预后的宣教,使患者对疾病有一定的了解,向患者讲解不良情绪对疾病的影响,指导患者采取合适的应对方法。真诚、耐心地与其沟通交流,不能歧视患者。取得患者信任,鼓励患者说出内心真实感受,以达到减轻心理压力的目的。

(4)男性患者可引导其多与男性医生、患者交流,请治疗效果好的患者现身说法,协助患者营造良好的病室氛围。探讨自己感兴趣的话题,提升自我认同感。

(5)动员患者的社会支持系统,如丈夫(妻子)和儿女的支持。

(五)病情观察和症状护理

1.病情观察

(1)观察患者神志、体重、睡眠、排便及活动状况。

(2)观察患者有无头痛、视野变化、视力变化。

(3)准确记录每日出入量。

(4)监测患者生命体征、血电解质、血糖变化。

2.注意保暖

甲状腺功能减退的患者常表现怕冷,要注意保暖。维持室内温度在 20~28℃、湿度在50%~60%,定时通风换气,使患者感觉舒适。要注意监测患者的生命体征变化,如体温偏低,可加盖棉被或用热水袋,但要注意防止烫伤。

3.皮肤护理

肾上腺皮质功能减退的患者皮肤粗糙干燥、色素减退、苍白、少汗、弹性差。因此应使用温水清洗以保持患者皮肤清洁卫生,同时避免使用碱性香皂等。干燥粗糙的皮肤涂抹润肤品保护,贴身衣物应选择棉质透气的材料,避免化纤类及穿紧身衣。日常活动中注意安全,防止受伤。

4.低血糖护理

腺垂体功能减退患者因疾病会导致神志淡漠、懒得交流、嗜睡等症状,发生低血糖时不易被觉察,因此有低血糖病史的患者应遵医嘱密切监测患者血糖水平,血糖低于 2.8mmol/L 时给予静脉推注 50% 葡萄糖 20~40mL,之后可协助患者进食或以 10% 葡萄糖静脉输液。腺垂体功能减退患者由于肾上腺皮质功能受损,因此需要输注氢化可的松 50~100mg 以用于升高血糖。向患者及家属介绍其他低血糖症状,如心慌手抖、出汗、饥饿感等。

(六)激素替代治疗的护理

垂体功能减退的患者多采用相应靶腺激素替代治疗,包括糖皮质激素、甲状腺素、性激素等。需长期甚至终生服药。护理中要注意以下 5 点。

(1)治疗过程中应先补充糖皮质激素,然后再补充甲状腺素,以免诱发肾上腺危象。

(2)遵医嘱正确服用激素类药物,服用方法模仿生理分泌节律,剂量随病情变化而调节,应激状态下需适当增加剂量。

(3)老年人冠心病、骨密度低的患者需服用甲状腺素时,宜从小剂量开始,缓慢递增剂量,以免增加代谢率而加重肾上腺皮质负担,诱发危象。同时要监测有无心绞痛等不良反应。

(4)正确留取标本,及时复查激素水平,指导临床治疗。

(5)注意观察药物的不良反应。在应用皮质激素时要观察患者的情绪变化,注意有无兴奋、烦躁以及夜间失眠症状,以便帮助医生随时调节药物剂量;同时观察患者有无反酸、胃痛及有无黑便等消化道出血征象;在应用优甲乐时应观察患者有无心悸、心前区疼痛的症状,指导患者及家属自己监测脉率的变化,如脉率、心率超过 100 次/分时,应立即报告医生,以便及早发现心力衰竭、心绞痛的发生。

(七)手术治疗的护理

对于垂体瘤压迫导致垂体功能低下的患者,除催乳素瘤一般先采用药物(如溴隐亭)治疗外均宜首先考虑手术、化疗或放疗。

1.术前护理

(1)术前指导和心理疏导。

(2)协助患者维持良好的饮食、休息、睡眠等。

(3)术前禁食 8～10h,禁饮 6～8h。

(4)根据术式不同做好术前准备。①经蝶切除微腺瘤手术:剃胡须、剪鼻毛,做好口腔、鼻腔的护理。②开颅手术:安置胃管,剃发。

2.术后护理

(1)卧位。①幕上开颅术患者:卧向健侧,避免切口受压。②幕下开颅术:早期取无枕卧位或侧俯卧位。③经口鼻蝶窦入颅术:半卧位,以利伤口引流。

(2)饮食:有吞咽困难、饮水呛咳者严格禁饮禁食,可采用鼻饲法供给营养,待吞咽功能恢复后逐渐练习进食。

(3)引流管的护理。①术后早期:创腔引流瓶高度与头部创腔保持一致,以保证创腔内有一定压力而避免脑组织移位。②48h 后:可略放低引流瓶以利于较快引出液体,减少局部残腔。③3～4 天后:一旦血性脑脊液转清,即可拔管。

(4)并发症的护理:密切观察患者的生命体征和症状,倾听患者的主诉,观察引流液的性质、颜色和量,及时发现颅内压增高、脑脊液漏、尿崩症等并发症并予以处理。

(5)基础护理:做好患者的生活护理,保持口腔、鼻腔的清洁卫生。

(八)出院指导

1.加强检查和教育,预防垂体功能减退症

(1)加强产前检查,积极防治产后大出血及产褥热。

(2)严密观察垂体瘤手术、放疗的患者,及时复查激素水平。

(3)指导患者保持情绪稳定,注意生活规律,避免过度劳累。

(4)预防外伤和感冒,少到公共场所或人多之处,注意皮肤的清洁卫生,以防发生感染;冬天注意保暖;更换体位时动作应缓慢,以免发生昏厥。

2.饮食指导

指导患者进食高热量、高蛋白、高维生素、易消化的饮食,少量多餐,以增强机体抵抗力。

3.用药指导

(1)教会患者认识所服用药物的名称、剂量、用法及不良反应,如肾上腺糖皮质激素过量易致欣快感、失眠;服用甲状腺素应注意心率、心律、体温、体重变化等。

(2)指导患者认识到随意停药的危险性,必须严格遵医嘱服用药物,不得随意停药和增减药量。当生活或身体发生大的变化时及时就诊,在医生指导下调整治疗方案。

4.观察与随访指导患者

定期随访,如果出现垂体危象的征兆,如感染、发热、外伤、腹泻、呕吐、头痛等情况时,应立即就医。外出时随身携带识别卡,以防意外发生。

八、垂体危象的处理和护理

(一)概述

垂体功能减退性危象是腺垂体功能减退症严重的并发症,简称垂体危象。

(二)诱因

严重感染、腹泻、呕吐、失水、饥饿、寒冷、急性心肌梗死、脑卒中、严重低血糖、手术、外伤、麻醉及使用镇静剂或催眠药等。

(三)临床表现

1.高热型

体温>40℃。因缺乏多种激素,以皮质醇为主,机体抵抗力降低,易并发感染而发生高热,患者易发生意识不清而致昏迷。

2.低温型

体温<30℃。此型多因甲状腺功能减退引起,甲状腺激素缺乏时,细胞内氧化速度减慢,基础代谢率降低,同时存在体温调节中枢功能紊乱而致体温下降。此病多发生在冬季,患者皮肤干冷、面色苍白,如遇寒冷可诱发昏迷、休克、心力衰竭、心律失常,也可伴有低钠、低血糖。

3.低血糖型

此型最为常见,且病情较严重,血糖可低于 2.8mmol/L。表现为头晕、饥饿感、出汗、心悸、面色苍白,也可有头痛、恶心呕吐、烦躁不安或神志迟钝。当血糖降至 2mmol/L 时,可影响大脑而出现神经系统症状,严重时可发生昏迷。

4.失钠型

胃肠道功能紊乱、手术、感染等所导致的钠丢失,加上皮质醇分泌不足,肾远曲小管重吸收减少,而促发继发性肾上腺皮质功能减退症危象,此型危象昏迷伴周围循环衰竭。

5.水中毒型

由于皮质醇缺乏,利尿功能减退,水分不能及时排出,可发生水潴留,细胞外液因稀释而呈低渗状态,水进入细胞内,造成水分过多,从而影响细胞正常代谢及其功能。

6.混合型

各种类型有相应的症状,突出表现为循环系统、消化系统和神经精神方面的症状,如高热、循环衰竭、休克、恶心、呕吐、头痛、神志不清、谵妄、抽搐、昏迷等严重危险状态。

(四)急救和护理

1.备齐急救物品

积极配合抢救。

2.一旦发生垂体危象

立即报告医生并协助抢救。

(1)迅速建立静脉通道,遵医嘱给予静脉注射 50% 的葡萄糖 40～60mL 以抢救低血糖,然后静脉滴注 5% 葡萄糖盐水 500～1000mL 加氢化可的松 50～100mg,以解除肾上腺功能减退危象。

(2)循环衰竭者快速补液,按抗休克原则治疗。

(3)感染败血症者及时抽取血培养,进行药敏试验和静脉使用抗生素抗感染。

(4)水中毒者加强利尿,可给予泼尼松或氢化可的松,同时限制饮水。

(5)低体温与甲状腺功能减退有关,可给予小剂量甲状腺素,并采取保暖措施使患者体温回升。高温者给予降温治疗。

(6)慎用麻醉剂、镇静剂、催眠药和降糖药等,以防止诱发昏迷。

3.保持呼吸道通畅

给予氧气吸入。

4.严密监测病情

(1)监测患者意识状态、生命体征的变化,注意有无低血糖低血压,低体温等情况。

(2)评估患者神经系统体征及瞳孔大小、对光反射的变化。

(3)准确记录 24h 出入量。

5.做好基础护理

(1)低体温者:注意保暖,使用暖水袋时热水温度不宜过高,以不超过 50℃ 为宜,可用毛巾包裹后使用,同时观察热敷部位皮肤,注意防止烫伤。

(2)高温者:给予温水擦浴或冰袋等物理降温,操作过程中防止着凉,冰袋可放在腋下、腹股沟等处,放置时间不宜过长,防止冻伤发生。体温高于 38.5℃ 时遵医嘱使用退热药,不能口服者可使用栓剂,及时帮助患者更换病号服。

(3)口腔护理:神志清醒的患者可协助其刷牙或漱口。昏迷的患者给予口腔护理时应注意患者头偏向一侧,纱球要拧干,避免发生呛咳。口腔护理过程中仔细观察患者口腔内皮肤、黏膜情况,发现有溃疡等应及时告知医生,给予相应的处理。

(4)皮肤护理。①预防压疮:昏迷患者应每 2h 更换体位,注意观察骨突处皮肤情况,耳郭、后脚跟处也不可忽略,可局部按摩或同时使用泡沫敷料予以保护,必要时可使用气垫预防压疮发生,如出现压红则不建议继续按摩。注意患者皮肤的清洁,尤其是褶皱处,如腋下、腹股沟等,要每天清水擦洗。发热患者使用退烧药也应及时擦洗。保证床单位的清洁、平整。协助患者翻身时避免拖、拉、拽等动作,以减少摩擦力和剪切力。消瘦的患者注意补充营养;水肿的患者遵医嘱给予利尿剂缓解,卧位时应保持头高脚低位,鞋袜不宜过紧。②皮肤干燥的患者避免使用碱性强的肥皂等清洁用品,并及时使用润肤乳,防止发生皲裂。大小便失禁的患者及时清理,做好会阴部及肛周皮肤的清洁工作,保证局部皮肤的干燥,观察有无皮肤发红、破溃等,必要时使用爽身粉或油剂保护皮肤。

(5)保持排尿通畅,防止尿路感染。使用尿管和行动不便的患者应每天会阴冲洗两次,同时观察会阴处皮肤有无异常,分泌物量和颜色、尿液有无混浊等。留置尿管患者应夹闭尿管定时开放,以保持膀胱括约肌功能。

(6)生活部分自理的患者可协助其床上进食;昏迷使用鼻饲管的患者应每天测量暴露管路的长度,妥善固定,防止脱出。鼻饲前抽吸胃液或听气过水声,确保管路位置正常、通畅。鼻饲液体温度适宜,速度不宜过快,可少食多餐。鼻饲结束后温水冲洗,妥善放置,并做好标记,防止与其他管路发生混淆。

(7)心理护理:做好患者及家属的安抚工作,消除紧张情绪,主动配合治疗和护理工作。

(8)其他:保证机体营养需求,保持水、电解质平衡,待患者清醒后鼓励进食。帮助患者尽早活动,并逐渐使患者恢复排便功能。

(五)出院指导

护士应做好出院指导工作,预防并发症和再次发生危象。

(1)坚持正规的激素治疗,不能随意减量或停药,发生感染或其他应急状态时及时就诊,在医生指导下调整用药。

(2)适当锻炼,增强体质,冬天注意保暖,避免发生感染。

(3)注意饮食和卫生,避免腹泻、呕吐、失水、饥饿。

(4)患者发生急性心肌梗死、脑卒中、严重低血糖、手术、外伤时要及时调整治疗方案。

(5)禁用或慎用麻醉剂、镇静剂、催眠药和降糖药等,以防诱发昏迷。

(6)患者出现高热、循环衰竭、休克、恶心、呕吐、头痛、神志不清、谵妄、抽搐、昏迷症状时要及时就诊和处理。

九、预防

(1)做好围产期管理,预防产后大出血。

(2)合理治疗垂体瘤。

(3)下丘脑、垂体疾病患者经常复查激素水平,及时正确进行激素替代治疗。

十、特别关注

(1)垂体危象的抢救和护理。

(2)健康教育。

十一、前沿进展

(1)垂体功能减退症的中医治疗:患者激素过敏或拒绝使用时可使用复方甘草酸单胺或甘

草煎剂替代。

（2）重视激素替代治疗中出现的精神症状，尤其是病程长、年龄大的患者。

（3）儿童患者易发生身材矮小、肥胖、血脂异常、非酒精性脂肪肝，甚至发生肝纤维化，所以应重视早诊断、早干预。

第二节　甲状腺肿的护理

甲状腺肿是甲状腺的常见疾病，是由多种原因导致的甲状腺体积和形态的代偿性肿大。按照美国甲状腺协会制订的标准，甲状腺分为散发性甲状腺肿、地方性甲状腺肿及代偿性甲状腺肿。甲状腺肿患病率低，受检查方法和评价标准的影响。

一、病因及流行病学

（一）病因

1.碘缺乏或碘相对不足

缺碘是引起地方性甲状腺肿的主要原因，但是过多摄碘也可阻碍碘的有机化，使甲状腺素合成发生障碍，引起甲状腺肿大。经期妇女、青春发育期、妊娠、哺乳等因碘相对不足也可导致本病。近年来有研究认为，碘的同族氟、溴等，也可致甲状腺肿，但还有待进一步研究。

2.摄入致甲状腺肿的物质过多

过多摄入某些含硫氰酸盐的食物，如白菜、大豆、萝卜等，或其他（如磺胺类、过氰酸钾、硫脲类等）具有抑制甲状腺素合成的药物，都可引起甲状腺肿大。

3.先天性甲状腺素合成障碍

患者体内缺乏某些酶影响甲状腺素的合成。

（二）流行病学

该病好发于女性，据统计，女性的发病率为 6.4% 而男性仅为 1.5% ，发病率可能更高。非缺碘地区人群超声普查发现，甲状腺结节的发现率为 $19\%\sim67\%$ ，其中绝大多数为结节性甲状腺肿，据统计，全球有 $4\%\sim10\%$ 的人口患有结节性甲状腺肿。该病诊断标准各国之间略有差异。我国规定甲状腺质量超过 $30g$ ，视诊和扪诊均可触及甲状腺时，称甲状腺肿。多种甲状腺疾病都可导致甲状腺肿。

二、发病机制及病理

（一）发病机制

1.甲状腺素分泌不足

各种原因导致患者甲状腺素分泌不足，促甲状腺素分泌增加，刺激甲状腺滤泡上皮细胞增生，形成新的滤泡。随着滤泡数目增多，甲状腺体积增大，出现甲状腺肿。

2.遗传因素的作用

流行病学的系统研究及双胞胎研究结果提示，遗传易感性在某些单纯性甲状腺肿的发病中起作用，某些细胞因子和生长因子促进或介导非毒性甲状腺肿的形成。

(二)病理

单纯性甲状腺肿的甲状腺组织学改变因病因或病期不同有不同差异。早期甲状腺呈弥散性轻或中度增生肿大、腺细胞肥大、血管增多,但保持原来轮廓不变。久病或病变反复缓解与加重,甲状腺组织则出现不规则的再生与增生,从而形成结节。

三、诊断

(1)流行病史资料对诊断地方性甲状腺肿意义明显。

(2)除甲状腺肿大的临床表现外,患者常无其他症状。

(3)实验室检查甲状腺功能一般正常。

四、治疗

(一)非手术治疗

包括随访观察、TSH 抑制治疗、^{131}I 治疗、囊内无水酒精注射等。随访是甲状腺结节非手术治疗的最重要的部分,甲状腺结节大部分为良性,仅有 5%～15% 可能合并甲状腺癌或恶变;补碘治疗主要适用于因缺碘所致的地方性甲状腺肿者,但对于病程长、年老或甲状腺结节已形成者治疗效果较差,而且有诱发甲亢或甲状腺乳头状癌的风险;目前多主张单纯性甲状腺肿用 TH 治疗,尤其是先天性甲状腺素合成障碍或无明显原因的甲状腺肿大;近 20 年来,^{131}I 开始用于治疗甲状腺结节,研究显示,^{131}I 能使结节体积明显缩小,1～2 年内腺体可缩至原来体积的 40%～60%;经皮无水酒精囊内注射是近年来兴起的一种治疗方法,多用于单纯性单发囊性结节,机制主要是利用酒精的组织毒性作用使甲状腺局部发生凝、坏死及小血管栓塞;近年来有学者报道,运用超声引导下经皮激光光凝技术治疗甲状腺单发结节效果良好。

(二)手术治疗

甲状腺手术适用于有局部压迫症状者。

五、主要护理问题

(一)自我形象紊乱

与甲状腺肿大有关。

(二)焦虑或恐惧

与甲状腺激素分泌过多、对术前准备、手术治疗和预后等缺乏了解有关。

(三)营养失调:低于机体需要量

与高代谢状态有关。

(四)潜在并发症

呼吸困难和窒息。

六、护理目标

(1)患者能维持正常的代谢和生活。

(2)患者能正确对待身体外表的改变。

七、护理措施

(一)病情观察

(1)评估患者甲状腺肿大的程度、质地及有无压迫症状,如声音嘶哑、呼吸困难、吞咽困难、面部肿胀等,如患者出现肿胀压迫症状要立即通知医生,以便及时手术。

（2）评估患者的情绪变化。

（3）评估患者药物治疗情况,向患者讲解本病相关知识,了解其以往进食药物或食物的种类,以便推断患者甲状腺肿大的原因。

（二）心理护理

（1）尊重和关心患者,鼓励患者表达心理感受,接受患者交谈中所呈现的焦虑和失落,使患者在表达感受的同时获得情感上的支持。

（2）确定患者对自身改变的了解程度及这些改变对其生活方式的影响,进行相关知识宣教,鼓励患者正确对待。

（3）动员患者的社会支持系统,说服患者的亲戚朋友体谅和关心患者,不要过多关注患者甲状腺肿大部位,鼓励患者与周边人的交往沟通,鼓励患者参加正常的社会交往活动。

（4）指导患者改善身体外观,如衣着合体和恰当的修饰等。

（三）相关治疗的配合和护理

单纯性甲状腺肿治疗的目的:①减轻局部压迫症状;②防止甲状腺肿加重;③美容。其治疗方案主要取决于病因。甲状腺轻度肿大且无局部压迫症状者,可定期门诊随访。

1.地方性甲状腺肿补碘治疗的护理

（1）指导患者摄入碘盐和含碘丰富的食物如海带、紫菜等。

（2）服用碘剂时用吸管,用凉开水冲服,避免水温过高。

（3）碘剂要避光保存。

2.口服甲状腺素制剂的护理

常用药有左甲状腺素钠和甲状腺片。

（1）坚持服用可使甲状腺肿明显缩小或消失,但停药后可复发,故应长期使用。

（2）老年人强调从小剂量开始,逐渐增加到最佳剂量,以免心脏负荷加重。

（3）注意服用时间和剂量准确。

3.甲状腺手术治疗的护理

手术不作为单纯性甲状腺肿的首选治疗手段。

（1）术前护理:①协助完善术前检查;②指导患者体位训练;③心理护理减轻焦虑。

（2）术后护理:①体位,取半卧位或头高卧位;②饮食,宜摄入清淡易消化饮食;③观察并发症,如局部出血、神经损伤等;④复查甲状腺功能,术后甲减的发生主要依赖甲状腺切除的程度。术后可给甲状腺激素治疗,防止甲状腺肿复发。

（四）出院指导

（1）疾病相关知识宣教:向患者讲解碘与本病的关系,强调根据病情来增加或减少碘盐的摄入。

（2）用药指导。

（3）修饰方法。

（4）定期门诊随访:定期门诊随访是非手术治疗患者最重要部分,随访内容除了询问病史、查体外,颈部彩超(甲状腺及颈部淋巴结)、甲状腺功能(TSH、FT_{30}、TF_3)检查必不可少。加强患者的心理护理,随访时间初次一般为 3～6 个月,以后每 6～12 个月,甚至 24 个月随访一次,随访中如怀疑有癌变者,应该再行超声检查,必要时行复发检查。有手术指征者,行手术治疗。

八、并发症的处理及护理

一般甲状腺肿患者无自觉症状,但巨大甲状腺肿者可因甲状腺肿压迫气管出现呼吸困难、缺氧、高碳酸血症等呼吸道梗阻的临床表现。部分患者尤其是年轻女性患者常因自我形象改变而影响睡眠,出现焦虑等,护士要注意观察。

(1)患者甲状腺肿的程度、肿大的速度,有无咽痛呼吸困难等变化。

(2)评估患者的情绪和精神状况,有无焦虑、失眠,必要时遵医嘱使用助眠药。

(3)对于焦虑的患者,应观察其焦虑感减轻的程度,有无焦虑的行为和语言表现。

九、预防

(1)地方性甲状腺肿:增加碘摄入,如进食含碘盐等。

(2)减少摄入含硫氰酸盐的食物和蔬菜,如白菜、大豆、萝卜等。

十、特别关注

甲状腺肿患者的护理措施及健康教育。

十一、前沿进展

(1)如何恰当评估甲状腺结节。

(2)甲状腺素药物干预的契机。

第三节　甲状腺功能亢进症的护理

甲状腺功能亢进症(简称甲亢)系由多种病因引起的甲状腺功能增强,甲状腺激素(TH)分泌过多所致的临床综合征。甲亢是一种常见病、多发病,按病因分为甲状腺性及垂体性,其中最常见的是弥散性甲状腺肿伴甲亢,约占全部甲亢的90%。

一、病因及流行病学

引起甲状腺功能亢进症的病因:Graves病、多结节性甲状腺肿伴甲亢(毒性多结节性甲状腺肿)、甲状腺自主性高功能腺瘤、碘甲亢、垂体性甲亢、绒毛膜促性腺激素(hCG)相关性甲亢。其中以Graves病最为常见,占所有甲亢的90%左右。Graves病的发病率约为0.5%,可发生于任何年龄,但常见于20~50岁的人群。女性易发生在青春期、妊娠期、更年期;男性多发生在青壮年,常伴有突眼。女性与男性之比为(5~10):1,女性患病率达2%,且有逐年增高的趋势。

二、发病机制及病理

(一)发病机制

1.遗传因素

本病病例发生的家庭聚集现象非常明显,与其同卵双胞间的关系显著一致。本病发生与人白细胞抗原(HLA抗原)显著相关,在不同人种的患者中,检测出HLA抗原的频率不同。遗传易感性方面,除HLA基因外,还有非HLA基因。

2.环境因素

环境因素(应激、感染、创伤、性腺激素)作为一种诱因作用于患者的免疫系统,使血中的肾上腺皮质激素急剧升高,改变 TS 或 TH 淋巴细胞的功能,增强免疫反应,加重甲亢的临床表现。其中精神刺激作用尤甚,强烈的、突发的精神刺激常常诱发甲亢发病。

3.自身免疫反应

(1)体液免疫:GD 患者血清中可检出甲状腺过氧化物酶抗体、抗甲状球蛋白抗体、TSH 受体抗体等多种甲状腺相关抗体。自身免疫性甲状腺病的特点也表现为甲状腺或残余的甲状腺癌内有淋巴细胞浸润。

(2)细胞免疫:GD 患者存在 T 细胞亚群紊乱。①外周血液中淋巴细胞绝对值和百分比增高。②淋巴组织增生。③肿大的甲状腺和眼球后组织有大量的淋巴细胞和浆细胞浸润,甲状腺局部有大量合成分泌甲状腺受体抗体的淋巴细胞浸润和积聚,同时 GD 患者甲状腺静脉血中甲状腺受体抗体活性较外周静脉血高。

(二)病理

1.甲状腺肿大

甲状腺多呈不同程度的对称性蝶形、弥散性肿大,质地柔软,血管丰富,充血扩张。滤泡间有淋巴样组织增生,可形成淋巴小结或出现淋巴组织生发中心。

2.胫前黏液性水肿

较少见,光镜下见皮肤组织有黏液蛋白样透明质酸沉积,电镜下可见大量微纤维伴糖蛋白及酸性糖胺聚糖沉积。

3.突眼

球后组织常有淋巴细胞、脂肪细胞、浆细胞浸润,纤维组织增多,眼肌水肿增大,黏多糖沉积和透明质酸增多,纤维纹理模糊、透明性变、断裂与破坏。

三、诊断

(一)临床表现

(1)T_3、T_4分泌增多综合征:患者表现为代谢增高、神经,精神兴奋性增加,多系统器官功能亢进和受损。

(2)甲状腺肿大。

(3)眼征:分浸润性突眼和非浸润性突眼。

(二)实验室检查

(1)甲状腺功能检查:T_3、T_4升高,TSH 下降。

(2)甲状腺摄^{131}I 率:增高,高峰前移。

四、治疗

(一)一般治疗

保持情绪稳定,合理休息和营养。

(二)抗甲状腺药物治疗

1.适应证

症状轻、甲状腺肿较轻的患者,年龄 20 岁以下,孕妇、年老体弱者,合并有严重心、肝、肾等疾病不宜选择手术治疗的患者,术前准备和术后复发的辅助治疗。

2.常用药物

硫脲类有丙硫氧嘧啶(PTU)、甲硫氧嘧啶(MTU),咪唑类有甲巯咪唑(MM)、卡比马唑(CMZ)。其机制为抑制合成甲状腺素。

(三)手术治疗

适用于甲状腺较大、长期口服药治疗无效、停药后易复发、对抗甲状腺药物有严重不良反应、不愿长期服药而盼望迅速控制病情者,以及结节性甲状腺肿、怀疑恶变者等。

(四)放射性碘治疗

适用于中度 GD 患者,年龄 30 岁以上患者,老年患者,不能用药物或手术治疗或治愈后易复发的患者。

(五)主要护理问题

1.营养失调,低于机体需要量

与基础代谢率高、吸收差有关。

2.活动无耐力

与基础代谢率增高、蛋白质代谢呈负氮平衡有关。

3.自我形象紊乱

与甲状腺肿大、突眼有关。

4.焦虑

与缺乏本病知识及甲亢所致神经系统兴奋有关。

5.潜在并发症

甲亢危象。

五、护理目标

(1)患者症状逐渐缓解,病情得到控制。

(2)患者了解疾病相关知识,积极配合治疗。

(3)心理状况稳定。

六、护理措施

(一)饮食和活动

1.饮食

给予高热量、高蛋白、高维生素、低碘的饮食。腹泻者限制含纤维高的食物,并注意补充液体。忌饮酒、咖啡、浓茶,以减少食物所引起的不良刺激。

2.活动

在病情允许的范围内适当活动,注意避免劳累,病情重者严格卧床休息。

(二)病情观察

(1)患者的生命体征、神志、体重、精神状态、饮食、睡眠、活动能力、大小便及出入量。

(2)甲状腺肿大的程度,有无压迫症状。

(3)突眼的程度和症状,是否存在视力下降等隐患。

（三）症状护理

1.高代谢症状的护理

甲亢患者由于 T_3、T_4 分泌增多,往往存在怕热、多汗、易饥多食、消瘦、乏力、脉速、紧张兴奋、多言易怒等症状。护理上要做到以下几方面。

(1)提供安静、整洁、安全、通风良好的环境,维持适当的温度和湿度,避免强光照射,减少陪伴探视,使患者感觉凉爽舒适。

(2)进食清淡易消化饮食,保证水分摄入,忌饮酒、咖啡、浓茶等兴奋性饮料。

(3)在病情允许的情况下适当活动,但要避免劳累,病情重者卧床休息,必要时予以吸氧。

(4)皮肤潮湿多汗者,勤换内衣,勤洗澡,保持皮肤清洁、干爽。

(5)腹泻者减少饮食中纤维素的摄入,适当增加饮水,注意保护肛周皮肤,避免肛周破损。

(6)医务人员和家属要耐心对待患者,注意自己的语言和行为,避免对患者形成不良刺激。

(7)保证患者有足够的睡眠,必要时遵医嘱使用辅助睡眠的药物。过度兴奋者做好安全护理。

2.甲状腺肿大的护理

甲亢患者甲状腺多呈不同程度的对称性蝶形、弥散性肿大,肿大的甲状腺质软,扪及震颤或血管杂音是诊断甲亢的重要体征。甲状腺肿大程度与甲亢轻重无明显关系,但易给患者尤其是女性患者造成心理负担。护理上要注意以下几点。

(1)向患者讲解疾病相关知识,使其对疾病有正确的认识。

(2)指导患者穿宽松高领衫可以适当修饰颈部和避免甲状腺受压。

(3)体检时避免用力触诊甲状腺。

(4)告知患者如果出现吞咽困难、局部疼痛等压迫症状应及时告诉医护人员。

（四）与治疗相关的护理

1.用药的护理

(1)指导患者正确按疗程足量服药:抗甲状腺药物治疗分为初始期、减量期和维持期 3 个阶段。所以护士应熟知药物的作用及不良反应,要向患者讲清疗程和用法,讲清随意停药和减量的危害,嘱患者用药期间勿私自变更药物剂量或停药,指导和鼓励患者正规服药。

(2)甲状腺药物一般不良反应发生率约 5%,包括荨麻疹及其他皮疹、皮肤瘙痒、关节痛或关节炎、发热、消化道不适、口腔异味等。症状轻者无须停药,减少剂量或抗组胺药物等药物对症治疗,不能缓解者应更换药物。

甲状腺药物严重并发症发生率 0.3% 包括粒细胞缺乏症、中毒性肝炎、血管炎等可直接威胁到患者的生命,必须立即停药。粒细胞缺乏:为致命性,多在初治 2 个月及复治 1 个月内发生,该期内需每周复查 WBC。高热、咽痛时要警惕粒细胞缺乏。停药指征:WBC$<3.0\times10^9$/L,粒细胞$<1.5\times10^9$/L。

(3)协助医生取血复查甲状腺功能、血常规和肝肾功能,并注意观察记录结果。

(4)其他服用 β 受体阻滞剂,如美托洛尔、普萘洛尔要监测患者的脉搏。

2.放射性碘治疗的护理

甲状腺细胞具有很强的吸收和浓缩碘化物的能力,口服一定量的 ^{131}I 被甲状腺大量吸收进入甲状腺组织,其放射出的有效射程仅 0.5～2mm 的 β 射线选择性地破坏甲状腺腺泡上皮而不影响邻近组织,被破坏后的腺体逐渐坏死,被无功能的结缔组织代替,使甲状腺的分泌功能降低,甲亢得以治愈。由于该疗法效果明显,疗程短,受到患者青睐。但并非所有甲亢都适用本疗法,护理上应注意:

(1)向患者讲明年龄小于 25 岁者,妊娠、哺乳期妇女,肝功能差,活动性肺结核,白细胞＜$3.0×10^9$/L,粒细胞＜$1.5×10^9$/L,中度浸润性突眼者,甲状腺危象,以往用过大量碘剂而甲状腺不能摄碘者禁用本疗法。

(2)向患者讲明虽然本疗法效果好,但少数患者仍可能发生甲亢未控制或发生甲减及其他不良反应。

(3)服药后要妥善处理患者的分泌物,以免污染环境。

(4)服药后注意监测患者甲状腺功能、肝肾功能、血常规等。

(五)心理护理

(1)评估患者心理状态并给予必要的关心,消除患者的自卑心理。

(2)动员患者的社会支持系统。

(六)出院指导

1.一般知识宣教教育

患者有关甲亢的临床表现、诊断性试验、治疗、饮食原则和要求以及眼睛的防护方法。

2.用药指导

强调抗甲状腺药物长期服用的重要性,服用抗甲状腺药物者应注意复查甲状腺功能、血常规和肝肾功能。

3.自我监测

每日清晨卧床时自测脉搏,定期测量体重,脉搏减慢、体重增加是治疗有效的重要标志。

4.预防并发症

上衣宜宽松,严禁用手挤压甲状腺以免甲状腺受压后甲状腺激素分泌增多,加重病情。出现高热、恶心、呕吐、大汗淋漓、腹痛、腹泻、体重锐减、突眼加重等甲亢危象应及时就诊。

5.门诊随访

初次治疗 4 周应复查血 T_3 与 T_4 水平,并据此调整药物。此后 1～2 个月门诊随访做甲状腺功能测定。当患者临床症状改善、甲状腺功能恢复正常后,逐渐药物减量维持 1～1.5 年后,如果患者血 TSH 一直维持在正常水平可考虑停药。

七、甲亢并发症的处理及护理

(一)甲状腺危象

甲状腺危象简称甲亢危象,是甲亢未能及时有效地得到控制的患者,甲状腺毒症极度加重、危及患者生命的严重并发症。本病病死率高。一般占住院甲亢患者总数的 1%～2%。本病女性高于男性,可发生于任何年龄阶段的人群,儿童少见。

1.诱因

(1)感染:以急性呼吸道感染最为常见。

(2)应激:精神极度紧张、过度劳累,高温、饥饿、过敏、心绞痛、低血糖、心力衰竭、高钙血症、肺栓塞、脑血管意外、分娩、妊娠等,均可导致甲状腺突然释放大量的甲状腺激素进入血液中,导致甲亢危象。

(3)外科手术:产钳引产、拔牙等小手术也可引起甲亢危象发生,特别是甲亢术前准备不充分的次全切手术。

(4)不适当停用碘剂药物:突然停用碘剂,原有的甲亢表现可迅速加重。

(5)放射性^{131}I治疗:重症甲亢^{131}I放疗中5%～10%患者可有甲亢加重,少数出现危象。

(6)其他:如过度挤压甲状腺、重症甲亢病例等。

2.发病机制

甲状腺危象发病机制未完全阐明,较多学者认为可能与下列因素有关。

(1)单位时间内甲状腺素入血过多:甲亢患者服用大量甲状腺激素;过度挤压甲状腺、甲状腺手术、不适当停用碘剂以及放射性碘治疗后,患者血中的甲状腺激素升高。

(2)肾上腺皮质功能减退:甲亢患者肾上腺皮质储备功能不足,一旦发生甲亢危象易致功能衰竭。甲状腺危象中不少因素和某些症状与肾上腺皮质危象相似。

3.诊断要点

(1)原有甲亢病史,且未得到及时有效的控制。

(2)临床表现。①体温升高:体温急骤升高,常在39℃以上,伴大汗淋漓、皮肤潮红。高热是甲亢危象的特征表现,是与重症甲亢的重要鉴别点。②中枢神经系统表现:精神变态、焦虑、震颤,极度烦躁不安、谵妄、嗜睡,甚至昏迷。③循环系统表现:心动过速,常达120次/分以上,与体温升高不成比例,可出现心律失常。④消化系统表现:食欲极差、恶心、呕吐频繁、腹痛、腹泻,伴大量出汗,易导致严重脱水,不少患者可有肝功能异常。⑤电解质紊乱:临床上,有很少患者的临床症状和体征不典型,突出特点是表情淡漠、嗜睡、木僵、反射降低、低热、明显乏力、心率慢、恶病质,最后昏迷,甚至死亡。

患者体温低于39℃和脉率在160次/分以下,多汗、烦躁、食欲减退、嗜睡、恶心以及大便次数增多等定位甲亢危象前期;而当患者体温超过39℃,脉率>160次/分,大汗淋漓、躁动、谵妄、昏睡或昏迷、呕吐或腹泻显著增多等症状时定为甲亢危象。

4.治疗

(1)快速抑制T_3、T_4的合成和分泌:甲亢危象的治疗根本在于抑制甲状腺激素的合成和释放。因PTU有抑制T_4向T_3转化,故为首选。首剂600mg,口服或由胃灌入,也可以用PTU300～400mg,每4h1次,必要时可直肠给药。症状控制后每日给予维持量(相当于PTU300～600mg/d,分次给药)。

(2)保护机体脏器,防止功能衰竭:发热患者,用退热剂或积极物理降温,如冰袋、电扇或空调等,必要时可人工冬眠。由于代谢明显增高,所以必须给氧治疗。因高热大量出汗或呕吐者易发生脱水及高钠状态,需及时补充水分及纠正电解质紊乱。有心力衰竭或肺充血者,应积极处理,用利尿剂和洋地黄制剂,对心房颤动、心率极度增快的患者,应当使用洋地黄制剂或钙离子通道阻滞剂。

(3)阻止TH释放:服用抗甲状腺药物1～2h后,加用碘化钾液,首剂30～60滴,以后5～10滴,每8h1次,口服或由胃管注入,或碘化钠0.5～1.0g加入5%葡萄糖盐水500mL中,缓慢静脉滴注 12~24h。病情好转后逐渐减量,危象消除即可停用。

(4)降低周围组织对甲状腺激素的反应:抗交感神经药物可减轻周围组织对儿茶酚胺的作用,常用的肾上腺素阻滞药为普萘洛尔,若无心功能不全时,40~80mg,每 6~8h 口服 1 次或静脉缓慢注入 2mg,能持续作用几小时,可重复使用。同时观察心率、血压变化,视病情好转后逐渐减量,危象消除即可改用常规剂量。

(5)拮抗应激:可用氢化可的松 100mg 或相应剂量的地塞米松加入 5％葡萄糖液中静脉滴入,每天可用 2~3 次,危象解除后可停用或改用泼尼松小剂量口服,维持数日后停药。

(6)抗感染预防并发症:合理使用抗生素控制感染,预防并发症的发生。

(7)支持和对症治疗:①吸氧,4~6L/min。②积极控制体温,可用冰袋,酒精擦浴,必要时冷生理盐水保留灌肠。③镇静药的使用,可选用地西泮(安定)10mg 肌内注射或静脉缓注,或用巴比妥钠 0.1g 肌内注射,必要时可行人工冬眠。④纠正水电解质紊乱,补液,一般补 5％葡萄糖盐水,24h 可输入 2000~3000mL,根据血钾、尿量合理补钾。

5.护理

(1)病情观察。①甲亢患者甲亢症状加重,出现严重乏力、烦躁、发热(>39℃)、多汗、心悸、心率达 120 次/分以上,伴食欲缺乏、恶心、腹泻等,应警惕发生甲亢危象。②密切观察生命体征和意识状态并记录,如发现谵妄、昏迷、躁动者,及时通知医生,及时抢救。③准确记录出入量。

(2)保证病室环境安静,患者绝对卧床休息,病室应备深色窗帘,避免一切不良刺激。

(3)积极抢救:严格按规定的时间和剂量给予抢救药物,并观察疗效。

(4)对症护理。①加强皮肤、口腔护理,定时翻身、预防压疮、肺炎的发生。②高热者积极降温,可采取冰敷或酒精擦浴。如采用人工冬眠者,应观察并记录降温效果。③烦躁者做好安全护理。④高流量吸氧,以保证血氧供应。

(5)生活护理。①给予足够的热量供给,选择高热量、高蛋白、高维生素的饮食,液体入量每日 3000mL 以上。②保持床铺、患者衣服干燥,及时更换潮湿衣服及床单。

(6)心理护理。①病情许可时,教育患者及其家属,告知感染、严重精神刺激、创伤等是诱发甲亢危象的重要因素,应避免。②指导患者进行自我心理调节,增强应对能力。家属、亲友要理解患者现状,多关心、爱护患者。③向患者讲解成功病例,树立战胜疾病的信心,消除其紧张自卑的心理。

(二)甲状腺功能亢进性心脏病

甲状腺功能亢进性心脏病(简称甲心病)是指甲状腺功能亢进时,过量的 TH 通过对心脏的直接毒性作用或间接影响,引起心脏扩大、心力衰竭、心律失常和心绞痛等一系列心血管症状和体征的一种内分泌代谢紊乱性心脏病。

1.诊断要点

(1)原有甲亢病史,且未得到及时有效的控制。

(2)临床表现。①心脏扩大:多为轻中度增大。X 线透视下可见扩大的心脏心搏快而有力。②心律失常:可表现为多种形式,如心房颤动、心房扑动、频发房性早搏等,以心房颤动最为常见,占 50％~70％。其特点常由频发房早发展到阵发心房颤动,最后发展到持续性心房颤动。心房颤动时心室率快,在120～130次/分以上。③心力衰竭:甲亢发生心力衰竭时,多以右心衰竭为主,也可发展为全心衰竭,但常四肢温暖,脉压差大。

2.治疗

(1)积极治疗甲亢。

(2)心力衰竭的治疗:使用小剂量的洋地黄,可多次使用,用短效剂型如毛花苷C、毒毛花苷K等。

(3)控制心律失常:心房颤动、快速心室率未有效控制易诱发心力衰竭。β受体阻滞剂有较好的疗效,也可用钙拮抗剂治疗甲亢心房颤动。

3.护理

(1)休息:休息是减轻心脏负荷的重要方法。①休息的方式和时间根据患者心功能情况而定,心功能一级者应避免重体力活动;心功能二级者应充分休息,可行中体力活动,适当增加午睡时间及夜间睡眠时间;心功三级者以卧床休息为主,可下床行大小便等轻体力活动;心功能四级者应绝对卧床休息。②对于长期卧床的患者应保持体位舒适,定时协助翻身,以避免压疮的发生。鼓励患者在床上做深呼吸及下肢被动性或主动性活动,以避免肺部感染、下肢静脉血栓形成及肌肉萎缩等并发症的发生。③帮助患者合理安排作息时间,白天适当活动,避免精神紧张和注意力过度集中,保证夜间充足睡眠。

(2)吸氧:给予持续吸氧,保持管道通畅、清洁。

(3)饮食。①少量多餐,清淡易消化。②限制钠盐的摄入量。每日钠盐摄入量应在5g以下(可口可乐饮料瓶盖计算,5g为半瓶盖)。其他含钠盐多的食物、饮料,如腌制食品罐头、香肠、味精、啤酒、碳酸饮料等也应限制。③监督患者的进食情况。

(4)用药的护理。①使用利尿剂应准确记录出入量、定期测量体重、监测血电解质的变化。②使用扩血管制剂时观察患者的血压,防止因血管扩张过度而致的低血压。③使用洋地黄制剂时应嘱患者按时、按量服用,如有漏服,下一次不可补服,以免过量而中毒。护士给药前要先测患者的心率,若<60次/分不能给药。注意询问患者有无主诉不适,发现洋地黄中毒的表现及时通知医生,协助处理。④尽量避免静脉给药,如必须静脉给药,应限制液体的滴数及输液总量。

(5)心理护理。①了解患者心理状态并给予关心,消除患者的紧张、焦虑、恐惧心理,关心体贴患者,给患者建立一个安全的治疗环境。②与患者多交流,树立战胜疾病的信心。

(三)甲状腺眼病

甲状腺眼病是伴有甲状腺功能异常的浸润性和炎症性眼部疾病,主要发生于Graves患者中,也可发生于甲状腺功能正常者及原发性甲减和桥本甲状腺炎的患者。

1.分类

(1)非浸润性突眼:占本病的大多数,一般为双眼突出,有时为单侧突出。患者多无自觉症状。眼征包括:突眼,突眼度一般<18mm(正常<16mm);瞬目减少;眼裂增大;双眼聚合能力欠佳;眼向上看时前额皮肤无皱褶;眼向下看时上端白色巩膜外露。这些眼征主要与甲亢时交感神经兴奋,眼外肌群和上睑肌群张力增高有关,甲亢控制后常自行恢复,预后良好。

(2)浸润性突眼:较少见,约占Graves病的5%,男性多于女性,不少患者伴有轻度甲亢,也有相当多的甲状腺功能正常者,称 Graves 眼病。发病与甲亢自身免疫异常导致眼球后组织水肿有关。患者表现为凝视、眼内异物感、畏光、流泪、眼痛、眼球突出等。突眼度一般在 19mm 以上,有时可高达 30mm,两眼突度可不等,或仅有一侧突眼。严重突眼者因结膜、角膜外露引起充血、水肿、溃疡、眼球炎,以致失明。

2.治疗

(1)一般治疗:高枕卧位,低盐饮食,适当使用利尿剂。水肿、充血者可使用糖皮质激素及抗生素眼液。异物感者滴甲基纤维素眼药水可减轻局部刺激症状。外出时可戴墨镜。眼睑闭合不全者可戴眼罩。

(2)糖皮质激素:一般用泼尼松,起始剂量要大,60~80mg/d,连续 1~3 个月,见效后逐渐减量,不能骤停,疗程一般为 3~6 个月甚至以上。

(3)甲亢治疗不宜用 ^{131}I 放疗或手术治疗。

(4)上述治疗无效者可使用环孢素、血浆置换疗法。

(5)少数患者,由于角膜及结膜的严重暴露,可采用暂时性眼睑缝合术或眶内减压手术。

(6)激光治疗对某些甲状腺眼病也有一定的效果。

3.护理

(1)保护眼睛。①戴深色眼镜,减少光线和灰尘的刺激。②睡前涂抗生素眼膏,眼睑不能闭合者覆盖纱布或眼罩,将角膜结膜发生损伤、感染和溃疡的可能性降至最低限度。③眼睛勿向上凝视,以免加剧眼球突出和诱发斜视。④定期眼科角膜检查以防角膜溃疡造成失明。

(2)减轻眼部症状。①0.5％甲基纤维素或 0.5％氢化可的松溶液滴眼。②高枕卧位和限制钠盐摄入可减轻球后水肿,改善眼部症状。③每日做眼球运动以锻炼眼肌,改善眼肌功能。

(3)减少不良刺激,合理安排生活。①保持居室安静和轻松的气氛,限制访视,避免外来刺激。②忌饮酒、咖啡、浓茶,以减少环境和食物中对患者的不良刺激。

(4)心理护理:取得患者家属及亲友的配合,安慰鼓励患者,消除不良情绪,提高对疾病的认知水平。

八、预防

(1)甲亢的发生有明显的遗传倾向,注意监测甲亢患者的直系亲属,当其出现易饥、多食、消瘦等甲亢症状时,及时查甲状腺功能明确诊断。

(2)应激是甲亢重要的诱发因素,故应作息规律,情绪稳定,避免劳累、情绪大起大落等应激情况发生。

九、特别关注

(1)甲状腺危象的抢救与护理。

(2)甲状腺眼病的护理。

第四节 甲状腺功能减退症的护理

甲状腺功能减退症简称甲减,是各种原因引起的甲状腺激素合成、分泌或生物效应不足所致的一组内分泌疾病。

一、病因及流行病学

本病病因较复杂,以原发于甲状腺本身疾病性甲减多见。普通人群的患病率 0.1%～2.0%(女性较男性多见,男女比例大致为 1∶10),其患病率随着年龄的增加而增加。

二、发病机制及病理

(一)发病机制

1.原发性甲减

甲状腺本身疾病所致,患者血清 TSH 均升高,主要见于以下 8 个方面。

(1)先天性甲状腺缺陷。

(2)甲状腺萎缩。

(3)弥散性淋巴细胞性甲状腺炎。

(4)亚急性甲状腺炎。

(5)甲状腺破坏性治疗(放射性碘,手术)后如放射性[131]Ⅰ核素治疗甲亢唯一的不良反应就是甲低、甲减。

(6)甲状腺激素合成障碍:先天性酶缺陷,缺碘或碘过量。

(7)药物、食物抑制:许多单价阴离子,如含 SCN^-、ClO_4^-、NO_3^- 的盐类、含硫氰基前提的食物均可抑制甲状腺摄碘,引起甲状腺肿和甲减。

(8)浸润性损害:淋巴性癌,淀粉样变性等。

2.继发性甲减

患者血清 TSH 降低,主要见于垂体病、垂体瘤、孤立性 TSH 缺乏、下丘脑综合征、下丘脑肿瘤、孤立性 TRH 缺乏、炎症或产后垂体缺血性坏死等原因。

3.周围性甲减

少见,为家庭遗传性疾病,外周靶组织摄取激素的功能良好,但细胞核内受体功能障碍或缺乏,故对甲状腺激素的生理效应减弱。

4.促甲状腺激素或甲状腺激素不敏感综合征

这是由于甲状腺对 TSH 有抵抗而引起的一种甲状腺功能减退症。

(二)病理

1.甲状腺

甲状腺萎缩,淋巴细胞和浆细胞浸润、纤维化。

2.垂体

TSH 细胞增生(原发性甲减),垂体萎缩(垂体性甲减)。

3.其他组织

皮肤角化,真皮层有黏多糖沉积;黏液性水肿,浆膜腔积液;骨骼肌、平滑肌、心肌间质水肿,肌纤维肿胀断裂;肾小球和肾小管基膜增厚,系膜细胞增生;动脉粥样硬化。

三、诊断要点

(一)临床表现

甲减按起病年龄分 3 型:呆小病或克汀病、幼年型甲减、成年型甲减。重者表现为黏液性水肿,昏迷者称为"黏液水肿性昏迷"。

1.成人型甲减

功能减退始于成人期,主要表现为低代谢症候群和黏液性水肿,严重者发生黏液性昏迷。中年女性多见,男女之比均为 1∶5。

2.呆小症

又名"呆小病"或"克汀病",功能减退始于胎儿期或出生后不久的新生儿,主要表现为大脑和体格发育迟缓和低代谢症候群。

3.幼年型甲减

功能减退始于发育前儿童者称为幼年型甲减,临床可表现为呆小病或黏液性水肿。

(二)实验室检查

1.甲状腺功能检查

基础代谢率常在 30% 以下;甲状腺摄碘率低于正常;血清 T_3、T_4 降低。

2.定位检查

(1)原发性甲减患者 TSH>20mU/L;继发性甲减患者 TSH 显著降低,可<0.5mU/L。

(2)TSH 兴奋试验:甲状腺摄[131]I 率明显升高提示为继发性甲减,如不升高,提示为原发性甲减。

(3)TRH 兴奋试验:血清 TSH 呈延迟增高反应提示病变可能在下丘脑水平;如无增高反应病变可能在垂体;如 TSH 基础值较高,TRH 注射后更高,则提示病变在甲状腺。

(4)其他:头颅平片、CT、磁共振或脑室造影检查。

四、治疗

(1)对症治疗:补充铁剂、维生素 B_{12}、叶酸等,食欲缺乏者适当补充稀盐酸。

(2)TH 替代治疗。

(3)病因治疗及预防。

五、主要护理问题

(一)便秘

与代谢率降低使胃肠蠕动减慢、活动量减少等因素有关。

(二)体温过低

与机体新陈代谢率降低有关。

(三)社交障碍

与精神情绪改变造成反应迟钝、冷漠有关。

(四)皮肤完整性受损

与皮肤组织粗糙脆弱及四肢水肿有关。

(五)营养失调:低于机体需要量

与代谢率降低、厌食、贫血有关。

(六)活动无耐力

与疲倦、软弱无力、反应迟钝有关。

(七)潜在并发症

黏液性水肿昏迷。

六、护理目标

(1)患者便秘症状减轻或消除。

(2)恢复正常排便次数和形态。

(3)能够保持良好的人际关系和人际交往。

(4)生命体征保持平稳,重要器官尽最大可能免受损害。

七、护理措施

(一)病情观察和症状护理

1.监测患者的生命体征变化

甲减患者由于甲状腺素分泌不足,往往存在低代谢综合征,患者表现为怕冷、低体温、行动迟缓、记忆力减退,注意力不集中、易疲乏等。护士要注意观察患者有无颤抖、发冷、皮肤苍白等低体温现象,以及心律不齐、心动过缓。同时要注意调节室温,适当保暖,以免患者受凉。若患者体温低于35℃,应考虑黏液性水肿昏迷,及时报告医师。

2.观察患者的神志和精神状态

甲减患者常常存在表情淡漠、反应迟钝、言语缓慢、音调暗哑、面颊及眼睑水肿,皮肤萎黄、粗糙、少光泽,毛发干燥、稀疏、脆、易脱落等黏液性水肿症状,所以要注意监测患者身体与精神、智力的变化,及时发现精神异常,如痴呆、幻想、木僵、昏睡等,及时报告医生,及时干预,确保患者安全。另外要注意皮肤护理,每日用温水擦洗皮肤并涂以润滑剂,防止皮肤干裂。观察患者皮肤有无发红、起水疱或破损等,避免造成压疮。给予皮肤护理,避免使用肥皂,洗完后用刺激性小的润肤油涂擦。

3.观察患者的活动能力

甲减患者常常感到疲乏无力,体检时可见肌肉萎缩、反射弛缓期延长,有的甚至出现关节腔、胸腹膜腔和心包积液及心脏扩大、血压升高、动脉粥样硬化及冠心病等,影响患者的活动能力。护士要指导和鼓励患者适当活动,对于活动能力和反应能力低下者,应注意保护,保证其活动范围内无障碍物,地面清洁、干燥,以防发生意外。

4.观察患者的进食和营养状况

甲减患者由于肠蠕动减慢,患者常常存在腹胀、便秘、厌食等,所以护士要注意指导患者进食高蛋白、高糖、高维生素、低脂饮食,食品烹饪时要注意清淡易消化,少食多餐以免加重肠道负担,准备饮食时还要考虑患者的喜好。多食蔬菜、水果以增加膳食纤维摄入,每日饮入2000～3000mL水,教会患者腹部按摩的方法,必要时给予缓泻剂、清洁灌肠以保持其大便通畅。同时教育患者每日定时排便,养成规律排便的习惯。注意观察患者大便次数、性质、量的改变,观察有无腹胀、腹痛等麻痹性肠梗阻表现。

(二)用药护理

(1)用药前后分别测脉搏,观察有无心悸、腹痛、心律失常、出汗、烦躁不安等药物过量的症状。

(2)观察患者的体重和水肿情况。

(3)甲状腺制剂需长期或终生服用,不能随意间断。

(三)心理护理

护士多与患者交谈,让患者倾诉自己的想法,鼓励患者家属及亲友来探视患者,与患者多沟通,理解其行为,提供心理支持。鼓励患者多参与社交互动,结交朋友。

(四)甲减筛查

甲减的临床表现缺乏特异性,轻型甲减易被漏诊,在临床上,有下列情况之一者,均要进行甲减的筛查。

(1)无法解释的乏力、虚弱或易于疲劳。

(2)反应迟钝、记忆力和听力下降。

(3)不明原因的虚弱浮肿或体重增加。

(4)不耐寒。

(5)甲状腺肿大。

(6)血脂异常,尤其是总胆固醇、LDL-C增高者。

(7)心脏扩大,心动过缓,尤其是伴有心肌收缩力下降和血容量增多时。甲减的筛查方法主要是检测血清 TSH 和 FT_4 水平。

(五)出院指导

(1)合理饮食根据病情来增加或减少含碘食品的摄入。

(2)适当体育锻炼,提高机体抵抗力。

(3)注意个人卫生,避免皮肤破损、感染和创伤。

(4)冬季注意保暖。

(5)解释终身服药的必要性,给患者说明按时服药,不可随意停药或变更剂量,解释其重要性及严重后果,指导患者定时到医院复查。

(6)指导及安排患者出院后的活动计划。鼓励家属多关心,给予支持。

八、黏液性水肿昏迷的处理和护理

黏液性水肿昏迷是甲状腺功能减退症未能及时得到诊治,病情发展的晚期阶段。其特点除有严重的甲状腺功能减退表现外,尚有低体温、昏迷,有时发生休克。老年女性多发,冬季多发。

(一)诱因

严重躯体疾病、TH 替代治疗中断、寒冷、感染、手术和使用麻醉镇静药物。

(二)临床表现

嗜睡、低体温、呼吸减慢、心动过缓、血压下降、四肢肌肉松弛、反射减弱或消失、昏迷、休克。

（三）治疗

（1）激素治疗静脉注射 $40\sim120\mu gLT_3$ 以后每 6h 注射 $5\sim15\mu g$，患者清醒后改为口服。无注射剂者给予 T_4 片每次 $25\sim50\mu g$ 或甲状腺片每次 $30\sim60mg$，经胃管给药，每 $4\sim6h$ 给予 1 次，清醒后改为常规替代治疗。

（2）纠正水、电解质紊乱。

（3）病因治疗。

（四）护理

（1）备齐抢救用物，积极配合抢救。

（2）严密观察病情变化。

（3）注意保暖。

（4）病情缓解后做好健康教育：给患者解释黏液性水肿昏迷发生的原因，如未经治疗的黏液性水肿，易发生在老年妇女和冬季等。讲解其表现，如低血压、心动过缓、体温降低等，使患者学会自我观察。指导患者慎用安眠、镇静、止痛、麻醉药等。避免情绪紧张，避免各种应激情况。

九、预防

（一）防止病因、避免诱因

告知患者发病原因及注意事项，如地方性缺碘的患者使用碘盐；注意个人卫生，尤其在冬季；服用甲状腺素药物者定期门诊随访，遵医嘱调整药物剂量；药物所致者减量或停药；减少公共场所出入预防创伤或感染；慎用催眠、镇静、止痛、麻醉药物。

（二）自我检测

向患者讲解黏液性水肿昏迷发生的原因及表现，如出现低血压、心动过缓、体温低及时就诊。

十、特别关注

（1）甲状腺功能减退症的护理。

（2）健康教育。

（3）预防。

第五节　亚急性甲状腺炎的护理

亚急性甲状腺炎又称肉芽肿甲状腺炎、巨细胞性甲状腺炎，是一种与病毒感染有关的自限性甲状腺炎，一般不遗留甲状腺功能减退症。

一、病因及流行病学

本病病因与病毒感染有关，如流行病毒、腺病毒、腮腺炎病毒和柯萨奇病毒，可以在患者甲状腺组织或者患者血清发现这些病毒。多数患者于上呼吸道感染后发病，发病率 4.9/10 万人/年，以 $30\sim50$ 岁女性多见。

二、发病机制及病理

(一)发病机制

在疾病早期,甲状腺滤泡细胞破坏,使已合成的 T_3、T_4 释放入血,血中 T_3、T_4 水平升高,导致甲状腺毒症。疾病后期,多数患者的甲状腺滤泡结构和功能恢复正常,仅极少数发展为甲减。

(二)病理

甲状腺呈轻至中度肿大,常不对称,病变可局限于甲状腺的一侧或双侧累积,质地较硬。镜下病变呈广泛或灶性分布,早期可见滤泡破坏,典型病变为较多组织细胞和多核巨噬细胞围绕胶质形成肉芽肿。疾病后期,炎症逐渐消退,可形成不同程度的纤维化及滤泡区域再生。随着疾病的好转,上述病理变化完全恢复。

三、诊断要点

(一)临床表现

起病前 1～3 周常有病毒性咽炎、腮腺炎、麻疹或其他病毒感染的症状。典型病例呈现甲状腺毒症期、甲减期和恢复期三期表现。甲状腺区发生明显的疼痛,可放射至耳部,吞咽时疼痛加重。可有全身不适、食欲减退、肌肉疼痛、发热、多汗等。

(二)实验室检查

视疾病的不同阶段而不同。甲状腺毒症期:血清 T_3、T_4 升高,TSH 降低,血沉增快;甲状腺 ^{131}I 摄取率降低,呈"分离现象"。甲减期:血清 T_3、T_4 正常或降低,TSH 升高,^{131}I 摄取率逐渐恢复。恢复期:血清 T_3、T_4、TSH、^{131}I 摄取率恢复正常。

四、治疗

本病为自限性病程,预后良好。轻型患者仅需应用非甾体抗炎药,如阿司匹林、布洛芬、吲哚美辛等;中、重型患者可给予泼尼松每日 20～40mg,可分 3 次口服,能明显缓解甲状腺疼痛,1～2 周后逐渐减量,疗程 2～3 个月。少数患者有复发,复发后泼尼松治疗仍然有效。针对甲状腺毒症表现可给予普萘洛尔;针对一过性甲减者,可适当给予左甲状腺素替代。发生永久性甲减者罕见。

五、主要护理问题

(一)发热

与病毒感染及甲状腺激素释放入血引起的甲状腺毒症有关。

(二)疼痛

与甲状腺滤泡细胞破坏有关。

(三)焦虑

与缺乏本病知识担心预后有关。

六、护理目标

(1)患者症状逐渐缓解,病情得到控制。

(2)患者了解疾病相关知识,积极配合治疗。

(3)心理状况稳定。

七、护理措施

(一)发热的护理

(1)遵医嘱给予抗菌药物抗感染,鼓励患者多饮水。

(2)密切监测体温,并做好记录。体温达38.5℃以上者给予物理降温和解热镇痛剂口服。

(3)出汗时,应注意保暖,防止受风,预防受凉感冒,同时用干毛巾擦面、胸、背或全身,并及时更换内衣裤,保持清洁卫生。

(4)保持口腔的清洁,饭后要漱口,防止食物残渣发酵腐败引起口臭和牙龈病变。

(二)颈前区疼痛的护理

(1)提供安静、舒适、通风的环境,减少不良刺激。

(2)经常巡视病房,听取患者的主诉,告诉患者颈前区疼痛为此疾病的常见表现,并表示理解,提高患者对疼痛的耐受性。

(3)勿用手按压颈部疼痛部位,必要时给予应用镇痛剂。

(三)亚急性甲状腺炎不同时期的护理

1.甲状腺毒症期

由于炎症时甲状腺滤泡被破坏,过多的甲状腺激素释放到血液中,导致全身组织代谢增强,因而出现怕热、多汗、心慌、食欲亢进、消瘦、情绪激动及全身乏力等甲亢的表现。护理时应注意以下几方面。

(1)给予高蛋白、高热量、高维生素和含钾、钙丰富的饮食,多饮水,保证营养物质供给。

(2)告知患者卧床休息,减少能力消耗。

(3)避免吃含碘丰富的食物,如海带、紫菜等,以免促进甲状腺激素合成。

(4)减少肠道刺激,限制纤维饮食。

(5)避免刺激性语言,多与患者交谈,仔细耐心做好疏导工作,解除患者焦虑和紧张情绪。

(6)避免强光和噪声的刺激,忌饮兴奋性饮料,如咖啡、茶。

2.甲减期

当炎症消除、甲状腺组织不再破坏、甲状腺激素也不再大量进入血液循环时,甲状腺功能亢进症状也随之消失,进入甲状腺功能正常阶段,在甲状腺实质细胞尚未修复前,血清甲状腺激素浓度可降至甲状腺功能减退水平。因而引起心动过缓、反应迟钝、表情淡漠、疲倦、怕冷、腹胀、便秘等甲状腺功能减退症临床表现。护理工作有以下几方面。

(1)提供少量多餐的低热量、低钠、多维生素、高蛋白饮食,细嚼慢咽有助于消化。

(2)每天定时排便,安排适度的运动,如散步等,每天饮入足够的水分,2000~3000mL,建立正常的排便习惯,必要时给予软便剂或缓泻剂。

(3)注意保暖,提供温暖舒适的环境。

(4)慎用安眠、镇静、止痛药,避免感染和创伤。

3.恢复期

此期患者症状逐渐好转,甲状腺肿大逐渐缩小,也有部分病例遗留小结节,以后缓慢吸收。如果治疗及时,可完全恢复,变成永久性甲状腺功能减退症患者占极少数。病情缓解后,尚有复发可能。此期应指导患者正规化治疗,按时服药、定期检测甲状腺功能。增强抵抗力,防止上呼吸道感染、腮腺炎。定期复诊。

(四)用药护理

(1)服用肾上腺糖皮质激素的指导:临床上常用泼尼松治疗,指导患者做到如下几点。①遵医嘱按时服药,剂量要正确。②饭后服用,以免刺激胃肠道。③长期服用时定期监测血糖、血电解质和大便有无潜血,有无骨质疏松。

(2)服用解热镇痛药的指导:临床上常用布洛芬,指导患者做到如下几点。①发热、疼痛时遵医嘱服用。②用药期间注意定期检查肝、肾功能。③空腹服药,若胃肠道反应剧烈时可以和食物、牛奶同时服用。

(3)服用肾上腺受体拮抗剂的指导:临床上常用普萘洛尔。应注意监测心率、心律,防止出现窦性心动过缓、房室传导阻滞。长期服用时告知患者可影响脂质代谢,并可导致低血压,注意监测血压、血脂的变化。

(五)心理护理

本组患者均存在精神紧张、焦虑不安心理,是由于患者对疾病的认识不够,缺乏相关方面的知识,易导致局促不安、寝食难安,会反复向医护人员和患同种疾病的患者咨询与自己疾病相关的信息,患者心理压力大,对疾病的预后缺乏信心。因此,护理时应重视患者潜在的积极性,消除其紧张、敌对情绪,增强战胜疾病的信心。

(六)出院指导

(1)适当体育锻炼,提高机体抵抗力。

(2)注意个人卫生,避免呼吸道感染。

(3)冬季注意保暖。

(4)指导及安排患者出院后的活动计划。鼓励家属多关心,给予支持。

参考文献

[1]宋丽娜.现代临床各科疾病护理[M].北京:中国纺织出版社有限公司,2022.

[2]王秀萍,马显华,李慧贤,等.临床内科疾病诊治与护理[M].西安:西安交通大学出版社,2022.

[3]高敏敏,滕晓辉,高玉娟,等.临床护理技术与专科实践[M].哈尔滨:黑龙江科学技术出版社,2022.

[4]栾彬,李艳,李楠,等.现代护理临床实践[M].哈尔滨:黑龙江科学技术出版社,2022.

[5]吴雯婷.实用临床护理技术与护理管理[M].北京:中国纺织出版社有限公司,2021.

[6]陈凌,杨满青,林丽霞.心血管疾病临床护理[M].广州:广东科技出版社,2021.

[7]张国欣,张莉,柳朝晴.消化内科常见疾病治疗与护理[M].北京:中国纺织出版社有限公司,2021.

[8]王辰因.临床护理基础理论与实践[M].西安:西安交通大学出版社,2021.

[9]李瑞,刘雪莲,杨瑛.泌尿外科专科护理服务能力与管理指引[M].沈阳:辽宁科学技术出版社,2021.

[10]刘庆芬,顾芬,顾纪芳.常见疾病预防护理知多少[M].上海:上海交通大学出版社,2021.

[11]卢友兰.常见疾病护理技术与临床应用[M].北京:科学技术文献出版社,2021.

[12]周保国,黄坤,李宗莉,等.临床心血管外科疾病诊疗与护理[M].北京:科学技术文献出版社,2021.

[13]张翠华,张婷,王静,等.现代常见疾病护理精要[M].青岛:中国海洋大学出版社,2020.

[14]张书霞.临床护理常规与护理管理[M].天津:天津科学技术出版社,2020.

[15]尉伟,郭晓萍,杨继林,等.常见疾病诊疗与临床护理[M].广州:世界图书出版广东有限公司,2020.

[16]孙云焕.内分泌科临床护理实践[M].哈尔滨:黑龙江科学技术出版社,2020.

[17]梁淑伟.实用临床常见病护理与护理研究[M].长春:吉林科学技术出版社,2020.

[18]李娜.内科护理技术规范[M].长春:吉林科学技术出版社,2020.

[19]盖群.全科临床护理技术[M].长春:吉林科学技术出版社,2020.

[20]艾翠翠.现代疾病护理要点[M].长春:吉林科学技术出版社,2019.